Replantationszentren in der Bundesrepublik Deutschland
(ohne Anspruch auf Vollständigkeit)

Duisburg, Tel.: 0203/76881
Berufsgenossenschaftliche Unfallklinik Duisburg

Erlangen, Tel.: 09131/853296
Chirurgische Universitätsklinik Erlangen, Handchirurgische Abteilung

Hamburg, Tel.: 040/739611
Berufsgenossenschaftliche Unfallklinik Hamburg-Bergedorf

Homburg/Saar, Tel.: 06841/162618
Chirurgische Universitätsklinik Homburg/Saar, Unfallchirurgische Abteilung

Ludwigshafen/Rhein, Tel.: 0621/68101
Berufsgenossenschaftliche Unfallklinik Ludwigshafen, Abteilung für schwere Verbrennungen, plastische und Handchirurgie

München, Tel.: 089/41402090
Klinikum rechts der Isar der Technischen Universität München, Abteilung für plastische und wiederherstellende Chirurgie

Tübingen, Tel.: 07071/606274
Berufsgenossenschaftliche Unfallklinik Tübingen, Abteilung Handchirurgie

Ulm, Tel.: 0731/1792241
Chirurgische Universitätsklinik Ulm, Handchirurgische Abteilung

---

Je kürzer die Zeit zwischen Amputation und Replantation, desto besser die Erfolgsaussichten!
Daher: schnellstmöglicher Transport (Hubschrauber)
Vorher: Telefonkontakt mit Replantationsklinik

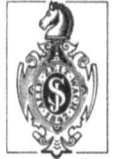

H. R. Mittelbach St. Nusselt

Die verletzte Hand

Ein Vademecum
für Praxis und Klinik

Fünfte, neu bearbeitete Auflage

Mit 215 Abbildungen in 355 Einzeldarstellungen
von Johannes Mittelbach †

Springer-Verlag Berlin Heidelberg GmbH 1983

Priv.-Doz. Dr. med. Hans Reiner Mittelbach
Chefarzt der chirurgischen Abteilung
des Städtischen Krankenhauses
6780 Pirmasens

Dr. med. Steffen Nusselt
Chefarzt der chirurgischen Abteilung
des Kreiskrankenhauses
6508 Alzey

CIP-Kurztitelaufnahme der Deutschen Bibliothek
Mittelbach, Hans Reiner:
Die verletzte Hand: e. Vademecum für Praxis u. Klinik/
H. R. Mittelbach; St. Nusselt. Mit 215 Abb. in 355
Einzeldarst. von Johannes Mittelbach. – 5. neu bearb.
Aufl. – Berlin; Heidelberg; New York: Springer 1983.
ISBN 978-3-540-12168-8   ISBN 978-3-662-06695-9 (eBook)
DOI 10.1007/978-3-662-06695-9

NE: Nusselt, Steffen

Das Werk ist urheberrechtlich geschützt. Die dadurch begründeten Rechte, insbesondere die der
Übersetzung, des Nachdruckes, der Entnahme von Abbildungen, der Funksendung, der Wiedergabe
auf photomechanischem oder ähnlichem Wege und der Speicherung in Datenverarbeitungsanlagen
bleiben, auch bei nur auszugsweiser Verwertung vorbehalten. Die Vergütungsansprüche des
§ 54, Abs. 2 UrhG werden durch die „Verwertungsgesellschaft Wort", München, wahrgenommen
© Springer-Verlag Berlin Heidelberg 1977, 1979, 1983
Ursprünglich erschienen bei Springer-Verlag Berlin Heidelberg New York 1983.

Die Wiedergabe von Gebrauchsnamen, Handelsnamen, Warenbezeichnungen usw. in diesem Werk
berechtigt auch ohne besondere Kennzeichnung nicht zu der Annahme, daß solche Namen im Sinne
der Warenzeichen- und Markenschutz-Gesetzgebung als frei zu betrachten wären und daher von
jedermann benutzt werden dürften.
Produkthaftung: Für Angaben über Dosierungsanweisungen und Applikationsformen kann vom
Verlag keine Gewähr übernommen werden. Derartige Angaben müssen vom jeweiligen Anwender im
Einzelfall anhand anderer Literaturstellen auf ihre Richtigkeit überprüft werden.

Geleitwort

Bis heute hat noch längst nicht in allen Krankenhäusern ein Handchirurg als Spezialist seine Lebensstellung gefunden. So hat sich auch noch nichts daran geändert, daß für jeden handverletzten Patienten der erstbehandelnde Chirurg Schicksal bedeutet. Es besteht deshalb sowohl für den lernenden als auch für den fertigen Chirurgen eine Notwendigkeit, sich möglichst breite diagnostische und therapeutische Grundkenntnisse der Handchirurgie anzueignen. Viele Akutsituationen der Handchirurgie sind gar nicht so kompliziert, wie manche meinen, andere Probleme wiederum sind nicht zu meistern, ohne sich zuvor intensiver mit ihnen beschäftigt zu haben. Wenn Allgemeinchirurgen, die aus persönlicher Zuneigung und mit Erfolg Handchirurgie betreiben, diese Materie einmal übersichtlich und praktikabel darstellen, so dürfte das ein besonders nützliches und fruchtbares Buch abgeben. 5 Auflagen in 10 Jahren sprechen für sich selbst!

Mein früherer Oberarzt Mittelbach hat es auf sich genommen – gestützt auf eine gründliche Ausbildung bei Hilgenfeldt in Bochum und aufbauend auf einer 10-jährigen Erfahrung mit dem großen Operationsgut der Ludwigshafener Chirurgischen Klinik – trotz stärkster Inanspruchnahme aus der Praxis für die Praxis dieses „Vademecum" zu schreiben und weiter zu entwickeln. Für den praktisch tätigen Chirurgen, insbesondere aber für den Assistenzarzt, werden hier die wesentlichen Gesichtspunkte der Behandlung von Handverletzungen übersichtlich dargestellt. Die didaktisch geschickte und unorthodoxe Ausbreitung der Materie sowie einfache und einprägsame Zeichnungen, die lange Textbeschreibungen ersetzen, gestatten dem Leser schnelles Orientieren. Das Buch ist aber auch so angelegt, daß es nicht nur als „Kochbuch" zum Nachschlagen, sondern Allgemeinchirurgen auch als Lektüre zum Vertiefen in die Materie dienen kann. Bewußt wurde all zu Spezialistisches weggelassen. Auf Grund eigener Erfahrungen in Klinik, Praxis und Lehrtätigkeit bin ich der Meinung, daß dieses Buch Allgemeinchirurgen ein hervorragender Wegweiser ist und bleiben wird.

Ludwigshafen/Rhein, Frühjahr 1983 *Heinz Gelbke*

Vorwort zur fünften Auflage

Sicher sind heute weitaus mehr Operateure mit der Chirurgie der Hand vertraut, als dies zum Zeitpunkt des Erscheinens der 1. Auflage dieses Buches vor 11 Jahren der Fall war. Es gibt jetzt handchirurgische Spezialabteilungen, die für jeden Verletzten in erreichbarer Entfernung liegen. Das hat aber nichts daran geändert, daß die Mehrzahl der frischen Handverletzungen zunächst zum Allgemeinchirurgen kommt. Damit müssen aber auch weiterhin jüngere, oft unerfahrene Mitarbeiter handchirurgische Probleme lösen, die nicht selten gerade im Nachtdienst auf sie zukommen.

Wenn die 4. Auflage des Buches – entstanden damals unter Mitarbeit meines früheren Oberarztes Nusselt – innerhalb von 3 Jahren vergriffen war, so ist dies sicher als Beweis dafür zu werten, daß seine Grundkonzeption als „Kochbuch" für Anfänger bis heute seinen Zweck erfüllt.

Natürlich entwickelt sich auch die Handchirurgie weiter. So bedurfte die nunmehr vorliegende 5. Auflage einer gründlichen Überarbeitung, bei der wiederum Anregungen und Kritik unserer Mitarbeiter, vor allem aber auch von Handspezialisten aus dem In- und Ausland dankbar verwertet werden konnten. Trotzdem wurde sorgsam darauf geachtet, den Rahmen „Kochbuch" nicht zu sprengen, in dem auch weiterhin nur die Dinge beschrieben sind, die sich in eigener praktischer Beschäftigung mit Handverletzungen als praktikabel und erfolgreich auch für weniger Erfahrene erwiesen haben.

Unser Dank gilt dem Springer-Verlag und hier besonders Herrn Lewerich, der nach einer englischen Ausgabe eine 5. deutsche Ausgabe anregte und ermöglichte.

Pirmasens, Frühjahr 1983 *H. R. Mittelbach*
St. Nusselt

Vorwort zur ersten Auflage

Marc Iselin meint, daß eine zertrümmerte Hand oder eine besonders schwere Handverletzung nicht mehr in das Arbeitsgebiet des Allgemeinchirurgen gehört, weil dieser insbesondere als Jüngerer nicht die notwendigen Kenntnisse besitzt, um beurteilen zu können, was später daraus wird. Man ist geneigt, dem beizupflichten, wenn man feststellen muß, daß dem angehenden Chirurgen im Nachtdienst hierzulande selten bauchchirurgische Probleme, sehr wohl aber selbst kleinere Handverletzungen Kopfschmerzen bereiten können. Das ist nicht nur eine Frage mangelnden Interesses, sondern vor allem auch ungenügender oder lustloser Ausbildung, weil ja die Versorgung von Handverletzungen bis heute zur „kleinen Chirurgie" zählt. Daher der Ruf nach dem Spezialisten. Er ergeht zu Recht. Dennoch darf bezweifelt werden, daß ausschließlich der Spezialist das Problem Handchirurgie zu lösen vermag. Denn aus organisatorischen und menschlichen Gründen wird heute wie in absehbarer Zukunft zumindest die Mehrzahl der frischen Handverletzungen in die Behandlung des Allgemeinchirurgen kommen, das heißt aber in die Hand des meist jüngeren, relativ unerfahrenen Assistenten, der damit irgendwie fertig werden muß. So räumt denn auch *Iselin* einschränkend ein, daß es zur Zeit nützlicher sei, den Allgemeinchirurgen zu lehren, was Handchirurgie ist, als Handspezialisten auszubilden, „die sich unter dem Einfluß innerer Berufung und äußerer Umstände von selbst heranbilden" und die, diese Bemerkung sei gestattet, dann auch eine materielle Existenzbasis haben wollen!

Der angehende Chirurg also muß lernen, eine Handverletzung richtig und vollständig zu untersuchen. Das ist bei den komplexen Strukturen der Hand gar nicht so einfach! Er muß sich viele Techniken zur Versorgung der einzelnen anatomischen Substrate erarbeiten. Er muß differenzieren lernen, was sofort versorgt werden muß und was Zeit hat. Er muß wissen, welche Möglichkeiten später wiederherstellende Eingriffe eröffnen. Dafür sind vielleicht Handspezialisten notwendig. Er darf deshalb nicht wichtige Gebilde bei der Erstversorgung opfern. Er sollte aber andererseits auch erkennen, was geopfert werden muß, um Restfunktionen nicht zu gefährden. Er muß Mut gemacht bekommen, eigene Fantasie zu entwickeln, um gelegentlich auch einer ungewöhnlichen Situation erfolgreich begegnen zu können. Er muß begreifen, daß an der Hand Funktion über äußere Form geht, und er muß lernen, seine eigenen Grenzen zu erkennen. Dabei wird er sehr schnell merken, daß das alles nicht ohne profunde allgemeinchirurgische Kenntnisse geht.

Dieses Buch soll diesen Gesichtspunkten Rechnung tragen. Es gründet sich auf fünfzehnjährige Erfahrung eines Allgemeinchirurgen, in dem die Liebe zur Handchirurgie in jüngeren Jahren geweckt wurde. Es wendet sich daher auch an den angehenden Chirurgen, der mehr oder weniger vorbereitet mit Handverletzungen konfrontiert wird. Er möge es sich zum Nachtdienst in die Kitteltasche stecken! Der Verlag hat dem Rechnung getragen. Ihm sei Dank dafür!

Der „Spezialist" dagegen kann dieses Büchlein beiseite legen. Ihm wird es nicht nur nichts Neues bringen, er wird sogar das eine oder andere nicht vollständig vorfinden oder einiges ganz vermissen. Dieser Hinweis sei insbesondere im Hinblick auf die Tatsache gestattet, daß im Augenblick unter dem Eindruck der Fortschritte auf handchirurgischem Gebiet und unter dem allgemeinen Trend zu größerer Operationsfreudigkeit konservative und einfache operative – darum risikoärmere – Behandlungstechniken zu Unrecht in Vergessenheit zu geraten drohen.

Das Buch möchte als eine Art „Kochbuch" verstanden sein, in dem man also nur Dinge beschrieben finden wird, die sich in eigener praktischer Beschäftigung mit handchirurgischen Fragen als praktikabel und erfolgreich auch für weniger Erfahrene erwiesen haben. Aus didaktischen Gründen konnte dabei in den einzelnen Kapiteln auf die Wiederholung handchirurgischer Grundregeln nicht verzichtet werden. Die Literaturhinweise sind bewußt knapp gehalten. Der Interessierte wird sich daran trotzdem ausreichend weiter orientieren und nötigenfalls in der Bibliography of Surgery of the Hand der American Society for Surgery of the Hand erschöpfend informieren können.

Mit dieser Arbeit danke ich meinem ersten Lehrer, Prof. *Hilgenfeldt,* Bochum, dem Pionier der Handchirurgie im deutschsprachigen Raum, der mich auf dem Boden der Allgemeinchirurgie handchirurgisch „sehen" lehrte, und meinem jetzigen Chef, Prof. *Gelbke,* Ludwigshafen/Rhein, der mir uneingeschränkte Möglichkeiten bot, Gesehenes zu verwerten und Vorgestelltes in die Tat umzusetzen, wozu sich eine große allgemeinchirurgische Klinik ganz besonders eignet, in der glücklicherweise noch Unfall- und Wiederherstellungschirurgie pfleglich betrieben werden.

Ludwigshafen/Rhein, Weihnachten 1971 *H. R. Mittelbach*

Inhaltsverzeichnis

Geleitwort V
Vorwort zur fünften Auflage VII
Vorwort zur ersten Auflage IX

1	**Funktionelle Anatomie und Diagnostik in der Handchirurgie**	1
1.1	Funktionelle Anatomie der Hand	2
1.1.1	Stütz- und Bewegungsapparat	3
1.1.2	Sensibilität	6
1.2	Diagnostik in der Handchirurgie	8
1.2.1	Untersuchungsgang bei frischer Verletzung	9
1.2.2	Untersuchungsgang zur Vorbereitung von Wiederherstellungsmaßnahmen und Gutachten	11
2	**Die konservative Phase in der Handchirurgie**	19
2.1	Die konservative Phase in der akuten Handchirurgie	19
2.1.1	Verband und Ruhigstellung	19
2.1.2	Aktive Übungsbehandlung	21
2.2	Die konservative Phase in der Wiederherstellungschirurgie der Hand	22
2.2.1	Aktive Übungsbehandlung	22
2.2.2	Quengelbehandlung	22
2.2.3	Elektrotherapie	24
2.3	Berufliche Rehabilitation	25
3	**Die handchirurgische Operation**	27
3.1	Blutleeres Operationsfeld	27
3.1.1	Technik der Oberarmblutleere	28
3.1.2	Technik der Oberarmblutsperre	28
3.1.3	Blutleere oder Blutsperre?	29
3.1.4	Fingerblutsperre	29
3.2	Instrumentarium	30
3.3	Adäquater Zugang	30
3.4	Schonende Gewebebehandlung	32

4 Anästhesie in der Handchirurgie ... 34
4.1 Technik der Leitungsanästhesien ... 36
4.1.1 Oberst-Leitungsanästhesie an der Fingerbasis ... 36
4.1.2 Mittelhandleitungsanästhesie ... 37
4.1.3 Leitungsanästhesie am Handgelenk ... 37
4.1.4 Subaxilläre Leitungsanästhesie ... 39
4.1.5 Supraklavikuläre Plexusanästhesie ... 41
4.1.6 Intravenöse Leitungsanästhesie ... 42
4.2 Wahl des Betäubungsverfahrens ... 43
4.3 Therapie toxischer Reaktionen bei Lokalanästhesie ... 43
4.3.1 Kreislaufversagen ... 43
4.3.2 Respiratorische Insuffizienz ... 44
4.3.3 Krämpfe ... 44
4.4 Therapie allergischer Reaktionen bei Lokalanästhesie ... 45

5 Versorgung der offenen Handverletzung ... 46
5.1 Richtiges Verhalten vor der Operation ... 46
5.1.1 Sofortversorgung, „aufgeschobene Erstversorgung" oder „Dringlichkeit mit aufgeschobener Operation"? ... 47
5.1.2 Schwere Kombinationsverletzungen – globale Erstversorgung oder mehrzeitige Wiederherstellung? ... 49
5.2 Richtiges Verhalten während der Operation ... 50
5.2.1 Allgemeine Hinweise ... 50
5.2.2 Wundausschneidung – Messer oder Schere? ... 50
5.2.3 Wundausschneidung – wann braucht nicht, wann muß ausgeschnitten werden, wo liegen die Grenzen? ... 51
5.2.4 Primäre Naht – verzögerte Primärnaht ... 51
5.2.5 Antibiotika – ja oder nein? ... 53
5.2.6 Wundverschluß durch plastische Maßnahmen ... 53
5.3 Richtiges Verhalten nach der Operation ... 60

6 Amputationen an der Hand ... 64
6.1 Versorgung der Haut ... 66
6.2 Versorgung der Knochen ... 68
6.3 Versorgung der Sehnen ... 68
6.4 Versorgung der Gefäß-Nerven-Bündel ... 68
6.5 Daumenamputation ... 69
6.6 Amputation im Langfingermittelglied ... 70
6.7 Amputation im Langfingergrundglied ... 70
6.8 Exartikulation eines oder mehrerer Finger ... 71
6.9 Karpo-metakarpale Amputation ... 77

6.10	Exartikulation im Handgelenk und Unterarmamputation	77
6.11	Replantation abgetrennter Gliedmaßenabschnitte	77
7	**Fingerendgliedverletzungen**	81
7.1	Subunguales Hämatom	81
7.2	Verlust des Nagels	82
7.3	Nagelverstümmelung	83
7.4	Endgliedbrüche	83
7.5	Hämatom der Fingerbeere beim Kind	84
7.6	Defektwunden	85
7.7	Strecksehnenverletzungen am Endglied	91
7.7.1	Offene Strecksehnendurchtrennung ohne Knochenbeteiligung	91
7.7.2	Offene Strecksehnenverletzung mit Knochenbeteiligung	92
7.7.3	Frischer gedeckter Strecksehnenabriß ohne Knochenbeteiligung	92
7.7.4	Frischer gedeckter Strecksehnenabriß mit Knochenbeteiligung	94
7.7.5	Veraltete Streckzügelverletzungen	94
7.8	Verletzung der tiefen Beugesehne im Endgliedbereich	95
7.9	Traumatische Epithelzyste	98
8	**Weichteilverletzungen der Streckseite**	100
8.1	Handgelenksstrecker	103
8.2	Durchtrennung der Langfingerstrecker zentral der Connexus intertendinei	104
8.3	Durchtrennung der Strecksehnen im Bereich des Grundgelenkes	104
8.4	Durchtrennung der Dorsalaponeurose im Bereich des Grund- und Mittelgliedes	105
8.5	Strecksehnenverletzungen mit begleitenden Knochenverletzungen	108
9	**Weichteilverletzungen der Beugeseite**	111
9.1	Beugesehnenchirurgie	111
9.2	Nervenchirurgie	117
9.3	Die Stellung des Anfängers, des Erfahrenen und des Spezialisten in der Behandlung von Beugesehnen- und Nervenverletzungen an der Hand	118
9.4	Behandlungstaktik für den täglichen Routinebetrieb	119
9.5	Operationstechniken	120
9.5.1	Die Verletzung liegt im „Niemandsland" der Langfingerbeugeseite	120

9.5.2	Die Verletzung liegt in der Hohlhand außerhalb des Niemandslandes, im Daumenballen- oder Kleinfingerballenbereich	123
9.5.3	Die Verletzung liegt im Bereich des Handgelenkes	124
10	**Kapselbandschäden der Fingergelenke**	**129**
10.1	Anatomie	129
10.2	Klinik	129
10.2.1	Diagnose	130
10.2.2	Behandlung	131
10.2.3	Fazit	136
11	**Knochenbrüche an Fingern und Mittelhand**	**138**
11.1	Versorgung der frischen Fraktur	141
11.1.1	Endgliedfrakturen	141
11.1.2	Mittel- und Grundgliedfrakturen der Langfinger	141
11.1.3	Frakturen des Daumens	146
11.1.4	Frakturen des II.–V. Mittelhandknochens	146
11.1.5	Frakturen des I. Mittelhandknochens	149
11.1.6	Karpometakarpale Brüche und Verrenkungen des II.–V. Strahles	151
11.2	Wiederherstellungsmaßnahmen bei deform verheilten Finger- und Mittelhandbrüchen, Pseudarthrosen und Sehnenblockaden nach Frakturen	152
11.2.1	Brüche mit Gelenkbeteiligung	152
11.2.2	Schaftbrüche des Mittel- und Grundgliedes	154
11.2.3	Mittelhandbrüche	155
11.2.4	Pseudarthrosen	155
11.2.5	Sehnenblockade	156
12	**Brüche und Verrenkungen der Handwurzelknochen**	**159**
12.1	Allgemeines	159
12.2	Spezielle Röntgendiagnostik	160
12.2.1	Kahnbein	160
12.2.2	Zentrale Handgelenksaufnahmen nach Hart, Gaynor und Barthold zur Darstellung des Karpalkanals und der Guyon-Loge	161
12.3	Behandlung	162
12.3.1	Frischer und verzögert heilender Kahnbeinbruch sowie Kahnbeinpseudarthrose	162
12.3.2	Brüche der übrigen Handwurzelknochen	167
12.3.3	Luxationen und Luxationsfrakturen	168

13	**Daumenverletzungen**	175
13.1	Amputation	175
13.2	Knochenbrüche	176
13.3	Gelenkverletzungen	177
13.3.1	End- und Grundgelenk	177
13.3.2	Sattelgelenk	177
13.4	Durchtrennung der Sehne des M. extensor pollicis longus	178
13.5	Durchtrennung der Sehne des M. flexor pollicis longus	179
13.6	Narbige Adduktionskontraktur des Daumens	180
13.7	Daumenersatz	181
13.7.1	Indikation	181
13.7.2	Qualitäten eines Ersatzdaumens	183
13.7.3	Möglichkeiten der Ersatzdaumenbildung	183
14	**Nervendruckschäden an der Hand**	186
14.1	Lokalisation des Druckschadens	186
14.1.1	N. medianus	186
14.1.2	N. ulnaris	187
14.1.3	N. radialis	187
14.2	Diagnose	187
14.3	Indikation zur Operation	188
14.4	Therapie	188
14.4.1	N. medianus	189
14.4.2	N. ulnaris	190
14.5	Nachbehandlung	192
15	**Ersatzplastiken bei irreparablen Nervenschäden**	194
15.1	Allgemeine Indikation	194
15.2	Spezielle Indikationen zu relativ einfachen motorischen Ersatzoperationen	194
15.3	Spezielle Indikationen zu sensiblen Ersatzoperationen	195
15.4	Kontraindikationen	196
15.5	Möglichkeiten zur Ersatzplastik	196
15.5.1	Motorische Ausfälle	196
15.5.2	Sensible Ausfälle	198
15.6	Grenzen der Ersatzplastik	200
16	**Schwere Quetschverletzung der Hand**	202
16.1	Schwere offene Handquetschung	202
16.1.1	Sofortversorgung	202
16.1.2	Wiederherstellungsmaßnahmen	204
16.2	Schwere geschlossene Handquetschung	204

17	**Fremdkörperverletzungen**	206
17.1	Diagnose	206
17.2	Indikationen und Kontraindikationen zu operativer Entfernung von Fremdkörpern	206
17.3	Therapie	207
17.3.1	Fremdkörper ohne manifeste Infektion	207
17.3.2	Infizierte Fremdkörper	207
17.3.3	Spezielle Fremdkörperverletzungen	208
18	**Infektionen an der Hand**	211
18.1	Pyogene Infektion	211
18.1.1	Diagnose	212
18.1.2	Behandlung	212
18.2	Primär phlegmonöse Infektion	223
18.3	Differentialdiagnostische Überlegungen	224
18.4	Wiederherstellungschirurgie nach Handinfektionen	225
18.4.1	Haut	225
18.4.2	Knochen	226
18.4.3	Gelenke	226
18.4.4	Sehnen	226
18.4.5	Nerven	227
18.4.6	Bildung sekundärer Greifformen nach Fingerverlusten	227
19	**Thermische, chemische und elektrische Verletzungen**	229
19.1	Diagnose	230
19.2	Therapie	232
19.2.1	Allgemeine Hinweise	232
19.2.2	Vorgehen bei partieller Hautnekrose	235
19.2.3	Vorgehen bei totaler Hautnekrose	237
19.3	Vorgehen bei besonderen chemischen Hautschäden mit Verbrennungscharakter	239
19.3.1	Einwirkung von Fluorwasserstoff als Beispiel einer Kolliquationsnekrose	240
19.3.2	Einwirkung von Äthylenimin als Beispiel einer chemischen Hautschädigung mit schweren toxischen Allgemeinerscheinungen	242
19.4	Erfrierung	242
19.5	Operative Wiederherstellung nach Verbrennungen	243
19.5.1	Haut	243
19.5.2	Fingermittelgelenke	244
19.5.3	Strecksteifen der Langfingergrundgelenke	244

19.5.4	Sehen	244
19.5.5	Fingerverluste	245
20	**Handverletzungen bei Kindern**	**246**
20.1	Alter	246
20.2	Wachstum	246
20.3	Kooperationsunfähigkeit	247
20.4	Verband und Immobilisation	247
21	**Sudeck-Erkrankung (Extremitätendystrophie)**	**249**
21.1	Diagnose	250
21.2	Behandlung	250
21.3	Prognose	252
22	**Das Kompartment-Syndrom an Hand und Arm**	**253**
22.1	Diagnose und Differentialdiagnose	253
22.2	Prophylaxe	254
22.3	Behandlung des drohenden Kompartment-Syndroms	254
22.4	Behandlung des ausgebildeten Kompartment-Syndroms	255
22.4.1	Konservative Behandlung	255
22.4.2	Operative Behandlung	255
22.5	Nachbehandlung	256
22.6	Prognose	256
23	**Begutachtung der verletzten Hand**	**257**
24	**Zur Aufklärungspflicht des Arztes**	**261**
25	**Bücher und Monographien zur Handchirurgie**	**263**
26	**Sachverzeichnis**	**265**

1 Funktionelle Anatomie und Diagnostik in der Handchirurgie

Auch in der Handchirurgie haben die Götter die Diagnose vor die Behandlung gesetzt. Das wird oft vergessen. Der relativ einfache Zugang zu den vielfältigen, auf engstem Raum zusammengedrängten, funktionell bedeutsamen Strukturen verleitet dazu, bei frischen offenen Verletzungen Diagnostik erst bei der operativen Versorgung zu treiben und die zu treffenden Maßnahmen dann „nach den vorgefundenen Umständen" auszurichten. Geschlossene Verletzungen werden nicht selten mit einem Blick auf das vielleicht unauffällige Röntgenbild überhaupt als Bagatelle abgetan. Ein solches Verhalten gefährdet aus Ignoranz die Funktion der Hand, die auch durch zeitraubende und kostspielige Wiederherstellungsmaßnahmen nicht immer zurückgewonnen werden kann.

Handchirurgie ist nur scheinbar „kleine Chirurgie", sonst gäbe es keine „Handspezialisten". Da aber heute wie in absehbarer Zukunft das Gros aller Handverletzungen zunächst nicht in die Hand des Spezialisten kommt – daran ändern auch die später zu besprechenden Möglichkeiten, einen Eingriff aufzuschieben, nichts –, sollte jeder chirurgisch Tätige sich *vor* der Versorgung einer Handverletzung wichtige morphologische Einzelheiten der Hand ins Gedächtnis zurückrufen und sich auch nicht scheuen, einen anatomischen Atlas zur Hand zu nehmen, um zu einer exakten präoperativen Diagnose zu kommen. Nur so lassen sich schwerwiegende Fehler vermeiden. Gründliche morphologische Kenntnisse sind unerläßlich. Warum sonst liest man immer wieder in Befundberichten „Verletzung der oberflächlichen Strecksehne des Zeigefingers", oder warum werden Nervenläsionen oder geschlossene Bandverletzungen immer noch so häufig übersehen?

Die Kenntnis der Morphologie der Hand genügt jedoch nicht, um erfolgreich Handchirurgie betreiben zu können. Ebenso wichtig ist das Verständnis für das Zusammenspiel der verschiedenen morphologischen Strukturen, für die Funktion der Hand als Greif- und Tastorgan des Menschen.

1.1 Funktionelle Anatomie der Hand

Stütz- und Bewegungsapparat einerseits und Sensibilität andererseits machen in ihrer Koordination die Hand zum Greif- und Tastorgan.
Alle Stellungen, die die Hand zum Greifen eines Gegenstandes einnimmt, lassen sich auf zwei Grundformen zurückführen, den Präzisionsgriff und den Kraftgriff *(Napier).*

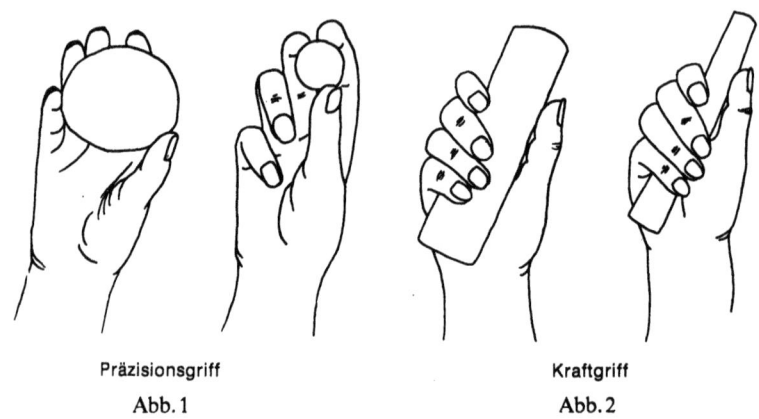

Präzisionsgriff   Kraftgriff
Abb. 1   Abb. 2

Der *Präzisionsgriff* (Abb. 1) erfaßt ein Objekt zwischen den Beugeseiten, vorzugsweise den Fingerbeeren, der Langfinger mit dem Daumen in Opposition und Abduktion als Gegenhalt. Dabei wird das Handgelenk in mittlerer Streckung stabilisiert. Die Zahl der beteiligten Langfinger ist abhängig von der Größe des Objektes. Auf die Mitwirkung des Daumens kann nicht verzichtet werden.

Beim *Kraftgriff* (Abb. 2) wird das Objekt nur von den teilweise gebeugten Langfingern gehalten. Daumen und Daumenballen liegen dabei mehr oder weniger adduziert in der Hohlhandebene und kontrollieren die Richtung, in die die Kraft geleitet werden soll. Das Handgelenk wird bei ulnarer Abwinkelung in Mittelstellung fixiert.

Sensibilität an allen beteiligten Fingern ist zur richtigen Ausführung des Präzisionsgriffes, beim Kraftgriff mindestens am Daumen als Präzisierungselement unabdingbar.

Beide Greifformen können nicht auf die Mitwirkung des Daumens verzichten. Daraus ergibt sich die zentrale Stellung, die der erste Fingerstrahl als einziger Gegengreifer zu den vier Langfingern im Rahmen der Handchirurgie einnimmt.

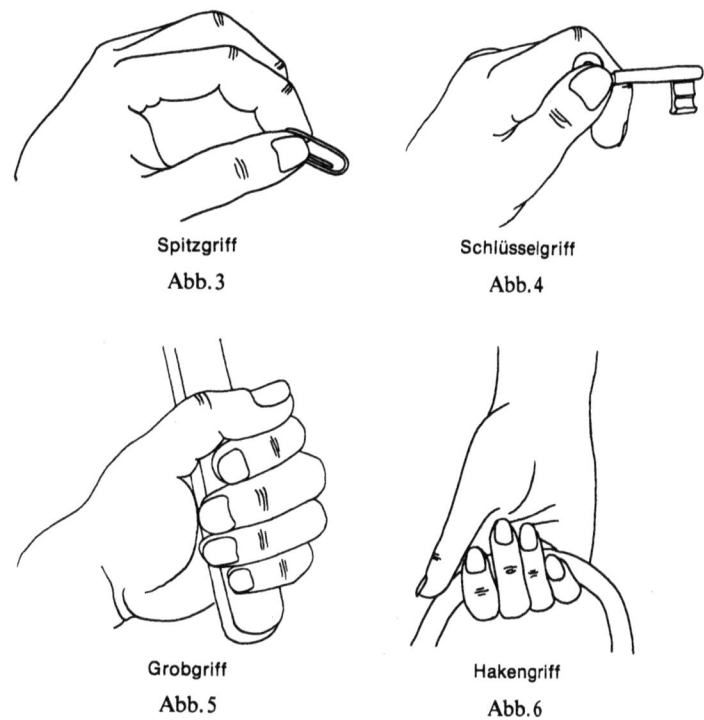

Spitzgriff
Abb. 3

Schlüsselgriff
Abb. 4

Grobgriff
Abb. 5

Hakengriff
Abb. 6

Brauchbarer für praktische Zwecke ist die Einteilung nach *zur Verth* in vier primäre Greifformen: Spitzgriff, Schlüsselgriff, Grobgriff, Hakengriff (Abb. 3–6).

Hier wird zugleich etwas ausgesagt über verbliebene oder durch Wiederherstellungsmaßnahmen wiedergewonnene Funktionen und damit auch etwas über den Gebrauchswert der Hand.

1.1.1 Stütz- und Bewegungsapparat

Betrachtet man die *Napier*-Grundformen des Griffes, so wird erkennbar, daß sich um eine zentrale fixierte Einheit der Hand – distale Handwurzelknochenreihe, II. und III. Mittelhandknochen – drei mehr oder weniger bewegungsfähige Elemente gruppieren, nämlich der Daumenstrahl, der Zeigefinger sowie die funktionell zusammenarbeitenden Finger 3–5 mit den Mittelhandknochen IV und V (Abb. 7).

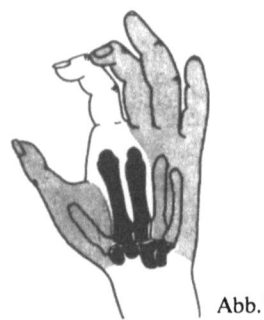

Abb. 7

Fixierte zentrale Einheit des Stützapparates

Ihre Skelettanteile – distale Karpalknochenreihe, die Mittelhandknochen II und III – besitzen dank straffen Bändern nur ein geringes Bewegungsausmaß. Die ganze Einheit wird durch die an den Mittelhandknochen II und III ansetzenden wichtigsten Handgelenksmuskeln (Flexor carpi radialis, Extensores carpi radialis longus und brevis) je nach Bedarf bewegt oder fixiert und damit zur Operationsbasis für die mobilen Teile der Hand.

Die Karpalknochen bilden den transversalen Handwurzelbogen, der vom Retinaculum flexorum zusammengehalten wird. Von ihm aus nimmt der longitudinale Handbogen seinen Ursprung, der über die Mittelhandknochen II und III die Phalangen einbezieht.

Dem statischen transversalen Handwurzelbogen steht der dynamische transversale Mittelhandbogen gegenüber, der dann entsteht, wenn sich die vom N. medianus innervierten Thenarmuskeln und die vom N. ulnaris versorgten Hypothenarmuskeln kontrahieren und dank der lockeren Karpometakarpalgelenke IV und V sowie der Lig. metacarpea transversa profunda eine Annäherung des Daumens und Kleinfingerballens herbeiführen.

Dynamische Elemente des Stützapparates

Daumenstrahl
Neun Muskeln, fünf kurze und vier lange, ermöglichen es dem Daumen, seiner zentralen Stellung beim Greifakt gerecht zu werden:

Kurze Daumenmuskeln:

M. interosseus dorsalis I
M. adductor pollicis

Lange Daumenmuskeln:

M. extensor pollicis longus
M. extensor pollicis brevis

M. abductor pollicis brevis M. abductor pollicis longus
M. flexor pollicis brevis M. flexor pollicis longus.
M. opponens pollicis.

Seine weitreichende Beweglichkeit verdankt der Daumenstrahl dem Sattelgelenk, welches das Herumschwenken des Daumens aus der Adduktion in die volle Opposition zuläßt, wobei neben M. opponens pollicis und dem oberflächlichen Kopf des M. flexor pollicis brevis der M. abductor pollicis brevis der wichtigste Motor ist. Diese Muskeln werden vom N. medianus innerviert, während die übrigen kurzen Daumenmuskeln vom N. ulnaris versorgt werden.

Zeigefinger
Er wird dank der relativen Unabhängigkeit seiner Bewegungen durch drei kurze und vier lange Muskeln zum wichtigsten Mit- und Gegenspieler des Daumens.

Finger 3–5 samt den Mittelhandknochen IV und V
Sie bilden dank der vom N. ulnaris innervierten Hypothenarmuskeln (M. flexor digiti minimi, M. abduktor digiti minimi, M. opponens digiti minimi) das eigentliche Gegenüber des Daumens beim Grobgriff.

Die Tätigkeit der Langfinger wird einerseits durch die langen Strecker (M. extensor digitorum sowie M. extensores indicis und digiti minimi) und Beuger (M. flexor superficialis und profundus) und andererseits durch die kurzen Mm. interossei und Mm. lumbricales gesteuert. M. extensor digitorum und M. flexor digitorum profundus III–V können jeweils nur gemeinsam wirken, da die Sehnen zusammenhängenden Muskelbäuchen entspringen. Die übrigen Muskeln verleihen dem zugehörigen Finger darüber hinaus ein gewisses Maß unabhängiger Beweglichkeit.

Wenn wir von Streckern und Beugern sprechen, so müssen wir uns darüber im klaren sein, daß diese scheinbar klar definierten anatomischen Begriffe unter dem Blickwinkel der funktionellen Anatomie der Hand ein anderes Gesicht bekommen:

Handgelenksbeuger, Fingerstrecker und Fingerabduktoren sind Synergisten,
  Handgelenksstrecker, Fingerbeuger und Fingeradduktoren sind Synergisten,
  Interossei und Lumbricales sind gleichzeitig Fingerbeuger (Grundgelenk) und Fingerstrecker (Mittel- und Endgelenk).

Gelenke

Die zahllosen unterschiedlichen Positionen des Handskeletts, die es einzunehmen gilt, um allen Anforderungen an den Greifakt zu genügen, werden durch seine feine Gliederung ermöglicht.

Im Radiokarpalgelenk, in dem die zentrale Karpalknochenreihe mit dem durch einen Diskus über der Elle verbreiterten unteren Speichenende artikuliert, liegt ein weiter Bewegungsspielraum. Den vergleichsweise lockeren Bandverbindungen zwischen Os scaphoideum, Os lunatum und Os triquetrum, die eine gewisse Eigenbeweglichkeit zulassen, und der Bewegungsmöglichkeit der Karpometakarpalgelenke IV und V steht der straffe Block der zentralen fixierten Einheit des Stützapparates gegenüber.

Eine Sonderstellung nimmt das erste Karpometakarpalgelenk ein, welches als Sattelgelenk dank seiner großen Beweglichkeit das „Schlüsselgelenk" des Daumens ist.

Die Fingergelenke – Metakarpophalangealgelenke, proximale und distale Interphalangealgelenke – sind im Prinzip gleich gebaut. Das Fingergrundgelenk entspricht von der Form her einem Kugelgelenk, dessen Bewegungsausmaß durch den Bandapparat eingeengt wird. Seine Kollateralbänder sind exzentrisch angeordnet, so daß sie in Beugestellung straff gespannt, dagegen in Streckstellung leicht erschlafft sind, so daß sie dann zur Schrumpfung neigen, wenn sie in dieser Stellung ruhiggestellt werden (Abb. 8 a–c). Über den Bandapparat hinaus erfolgt die Stabilisierung dieser Gelenke auch noch durch die Mm. interossei, die dieser Funktion notfalls auch ohne Mithilfe des Bandapparates gerecht werden können.

Mittel- und Endgelenk sind Scharniergelenke, bei denen durch den äußerst straffen Kapselbandapparat sowie die Anheftung der Seitenbänder im Drehmittelpunkt der Phalangenköpfchen in keiner Gelenkstellung eine Seitenbeweglichkeit möglich ist. Die Fibrocartilago palmaris beschränkt in allen Gelenken in unterschiedlichem Ausmaß die Überstreckbarkeit.

1.1.2 Sensibilität

Oberflächensensibilität

Normales Hautgefühl – taktile Gnosis – mit dem feinen Unterscheidungsvermögen für unterschiedliche Berührungsqualitäten, für Oberflächenstrukturen, Formen und Konsistenzen gibt der Hand als Tastorgan einen Platz unter den Sinnesorganen. Das reine Greiforgan befähigt erst durch die verfeinerten sensiblen Qualitäten zum „Begreifen" im weitesten Sinne. Daumen, Zeige- und Mittelfinger – vom N. medianus versorgt – überragen in ihrer Bedeutung

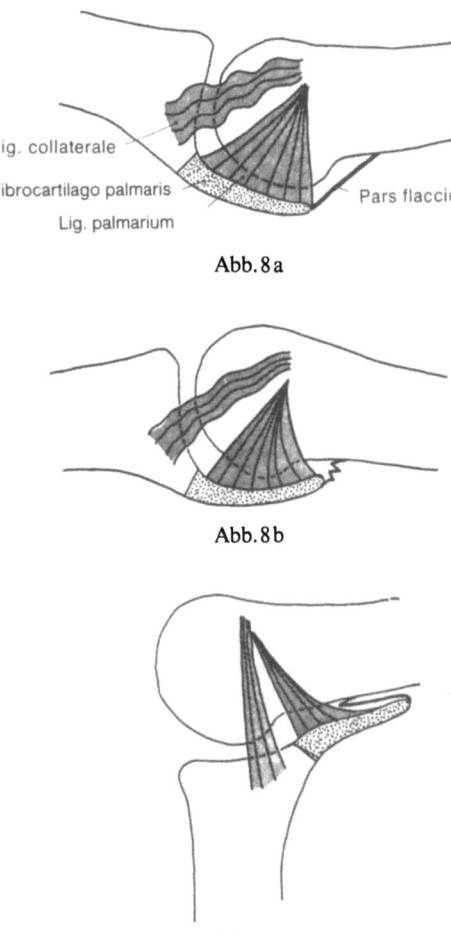

Abb. 8a

Abb. 8b

Abb. 8c

für den Tastsinn den in seiner funktionellen Rolle allerdings nicht zu unterschätzenden, vom N. ulnaris innervierten, ulnaren Handteil. Radialissensibilität kommt erst bei einem Medianusausfall zum Tragen, wenn mit den oft erstaunlich weitreichenden radialissensiblen Oberflächenanteilen an Daumen und Zeigefinger sekundäre Greifformen gebildet werden (Abb. 9a, b).

8 Funktionelle Anatomie und Diagnostik in der Handchirurgie

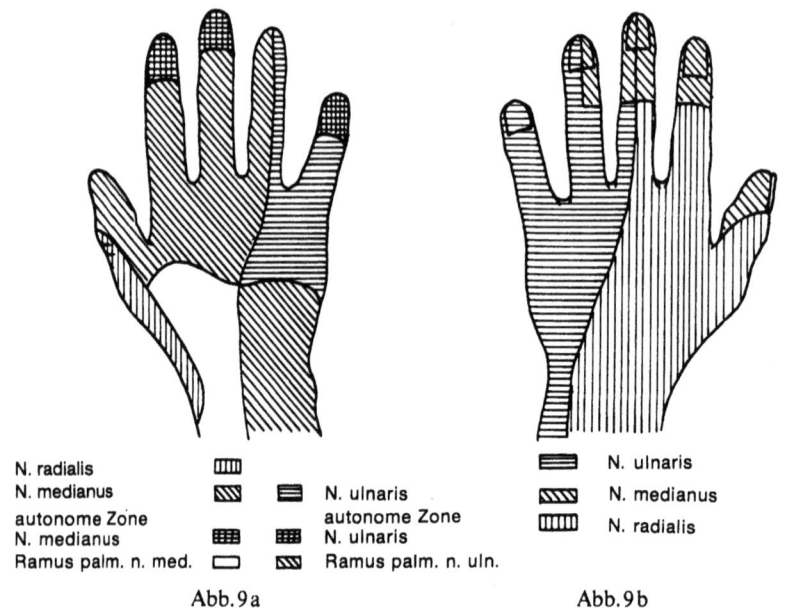

N. radialis ⟨⟨⟨⟩⟩⟩
N. medianus ⟨⟨⟨⟩⟩⟩
autonome Zone
N. medianus ⟨⟨⟨⟩⟩⟩
Ramus palm. n. med. ⟨⟨⟨⟩⟩⟩

N. ulnaris ⟨⟨⟨⟩⟩⟩
autonome Zone
N. ulnaris ⟨⟨⟨⟩⟩⟩
Ramus palm. n. uln. ⟨⟨⟨⟩⟩⟩

N. ulnaris ⟨⟨⟨⟩⟩⟩
N. medianus ⟨⟨⟨⟩⟩⟩
N. radialis ⟨⟨⟨⟩⟩⟩

Abb. 9a   Abb. 9b

Tiefensensibilität

Gleichermaßen wichtig für die Funktion der Hand ist die Tiefensensibilität, die nicht nur die Position der Gelenke signalisiert, sondern auch einen Anteil an der Vermittlung des Organgefühls hat. Auf dessen Bedeutung für Ersatzoperationen, wie *Hilgenfeldt-Daumen* und *Littler-Zrubecky-Lappen,* sei hier nur hingewiesen.

1.2 Diagnostik in der Handchirurgie

Bei genauer Kenntnis der normalen Topographie und funktionellen Anatomie der Hand schützt Systematik im Untersuchungsgang vor unzureichender oder falscher Diagnose.

Vorteilhaft ist, daß praktisch alle Prüfungen durch *einen* Untersucher erledigt werden können, wenn man von der Röntgenuntersuchung und dem neurologischen Konsiliarius absieht.

> Grundsätzlich wird nicht eine Verletzung an der Hand untersucht, sondern die Hand wird auf Verletzungen untersucht.

Exakte schriftliche Befunddokumentation ist eine unumgängliche medizinische wie juristische Notwendigkeit. Sie ist nur dann genau, wenn sie während der Untersuchung niedergelegt und durch Skizzen über Gliedverluste, Wunden oder Narben sowie Röntgenaufnahmen ergänzt wird. Die Verwendung eines Diktiergerätes erleichtert diese Aufgaben ebenso wie die Anfertigung von Funktionsfotos (Polaroid).

1.2.1 Untersuchungsgang bei frischer Verletzung

Allgemeine Vorgeschichte

Stoffwechselkrankheiten, Durchblutungsstörungen, frühere Unfälle, Beruf und Anforderungen am Arbeitsplatz, Rechts- oder Linkshändigkeit, Tetanusimpfschutz.

Spezielle Vorgeschichte

Unfallhergang, Unfallmechanismus.

Röntgenuntersuchung der ganzen Hand (Standardebenen)

Knochenverletzungen, Verrenkungen, unfallunabhängige Erkrankungen.

Haut und Wunde

Schnitt-, Riß-, Quetschverletzung, Wundtiefe, Hautdefekte, Art und Grad der Verschmutzung, Durchblutungsverhältnisse.

Sehnen

Durchtrennungen können bereits an der ruhenden Hand durch abweichende Fingerstellungen im Vergleich zu gesunden Nachbarfingern oder zur unverletzten Seite erkannt werden.

- *Funktionsprüfung:*
 Einfache aktive Beugung und Streckung jedes einzelnen Gelenkes. Verdacht auf Funktionsausfall erfordert eingehendere Examination.

> **Merke: Wackelbewegungen sprechen nicht für eine intakte Sehne, nur volle Funktion ist beweisend!**

Nerven

- Prüfung der *Sensibilität* an den Fingerkuppen. Operative Nervenrevision ist bei allen Verletzungen in Nervennähe unumgänglich. Die Angaben des Verletzten sind oft unsicher!
- Prüfung der *Motorik* ist unbedingt erforderlich bei Verletzungen der Hohlhand, des Handgelenkes und des Unterarmes.
- *Medianusausfall:*
Ausfall der palmaren Abduktion des Daumens (Abb. 10a, b).

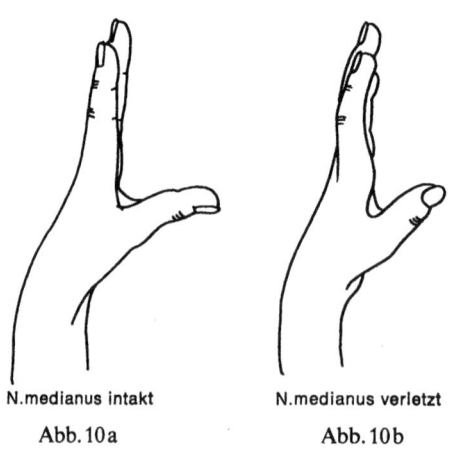

N.medianus intakt   N.medianus verletzt

Abb. 10a   Abb. 10b

- *Ulnarisausfall:*
Ausfall der Adduktion des Daumens und der Langfingerspreizung (Abb. 11 a, b).

Gelenkstabilität

Die Prüfung muß mit beiden Händen unter Stabilisierung des körpernahen Gelenkanteiles erfolgen. Hierzu kann Lokalanästhesie erforderlich sein.

Spezielle Röntgenuntersuchungen

Gelenkaufnahmen mit Zahnfilm, zentrale Handgelenkaufnahmen, Schichtaufnahmen.

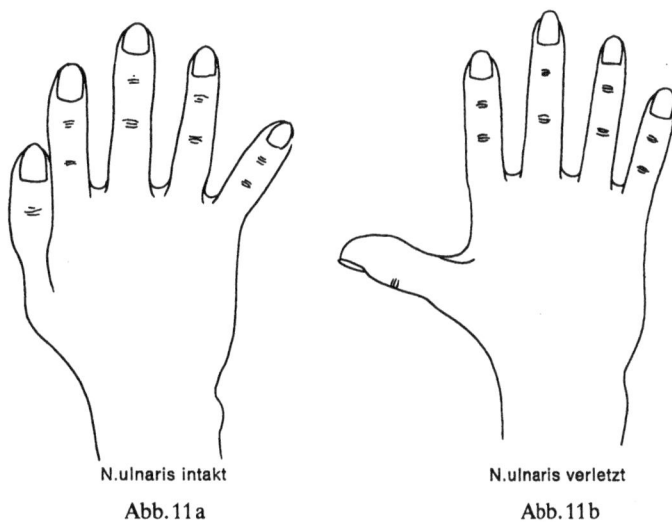

N.ulnaris intakt
Abb. 11 a

N.ulnaris verletzt
Abb. 11 b

Prüfung der Vitalität des Gewebes
Vitalfärbung (Kap. 19).

1.2.2 Untersuchungsgang zur Vorbereitung von Wiederherstellungsmaßnahmen und Gutachten

Alle Untersuchungen erfolgen für den ganzen Arm im Vergleich zur gesunden Seite.

Allgemeine Vorgeschichte

Spezielle Vorgeschichte
ergänzend bisheriger Behandlungs- und Heilverlauf

Betrachtung
- Narben
- Deformitäten
- Durchblutung
- Schwellung
- Muskelminderung
- Beschwielung
- Schweißabsonderung.

Betastung
- Druckschmerz (Wiederholung unter Ablenkung)
- Passive Bewegungen zur Prüfung auf Schmerzhaftigkeit.
- Puls (A. radialis), Kapillarpuls (Fingernagel).

Prüfung der Motorik

Sie gibt nicht nur Aufschluß über Sehnendurchtrennungen, sondern auch über Nervenschäden, ischämische Kontrakturen, Gelenkverhältnisse. Narbenkontrakturen müssen abgegrenzt werden. Meßwerte festhalten!

Technik der Bewegungsprüfung
- Aktiver Faustschluß (M. flexores digitorum superficialis und profundus, tiefe Beugesehnen allein; Abb. 12).
- Beugung jedes einzelnen Fingers, während die übrigen Finger zur Ausschaltung der Profundussehnen in Streckstellung fixiert werden (oberflächliche Beugesehne allein; Abb. 13a, b).

- *Binnenmuskelkontraktur:*
  Bei Beugung des Grundgelenkes werden Mittel- und Endgelenk aktiv beugbar, bei Fixierung des Grundgelenkes in Streckstellung ist keine passive Beugung des Mittel- und Endgelenkes zu erzielen.

- *Volkmann-Kontraktur:*
  Ausgleich der Fingerbeugung bei zunehmender Handgelenksbeugung.

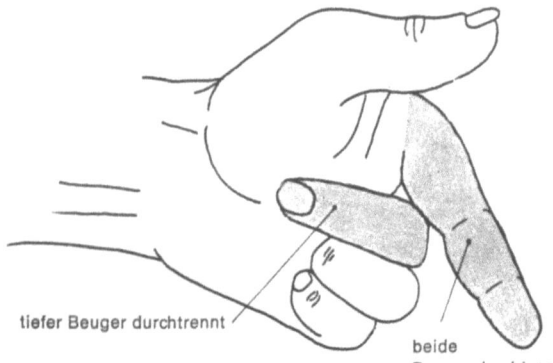

Abb. 12

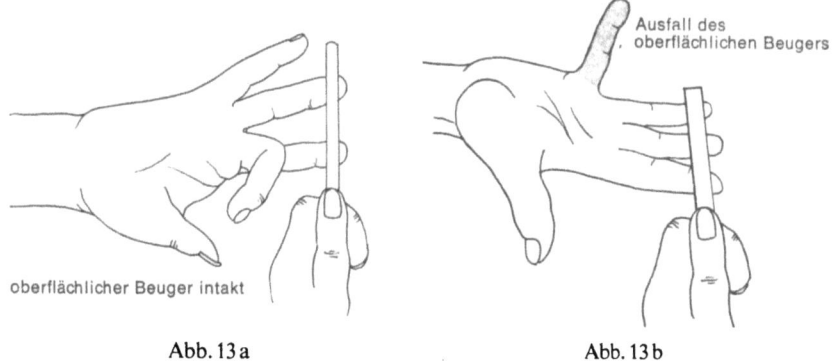

Abb. 13a Abb. 13b

Typische Ausfälle bei Sehnendurchtrennungen
- M. flexor digitorum superficialis: fehlende Mittelgelenksbeugung (nur prüfbar bei Ausschaltung der Profundusaktion).
- M. flexor digitorum profundus: fehlende Endgelenksbeugung.
- M. flexores digitorum profundus und superficialis: fehlende Beugung in Mittel- und Endgelenk (Grundgelenk wird durch die M. interossei gebeugt!).
- M. extensor digitorum eines Fingers: geringer Streckausfall im Grundgelenk (Juncturae tendinum der Nachbarfinger übernehmen einen Teil der Streckung).
- M. extensor digitorum mehrerer Finger: Streckausfall in den Grundgelenken bei freier Mittel- und Endgelenksstreckung (durch M. interossei und M. lumbricales!).
- M. flexor pollicis brevis: unvollständige Grundgelenksbeugung.
- M. flexor pollicis longus: fehlende Endgelenksbeugung.
- M. extensor pollicis brevis: manchmal unvollständige Grundgelenksstrekkung.
- M. extensor pollicis longus: fehlende oder kraftlose Endgelenksstreckung, der Daumenstrahl kann nicht über die Ebene der übrigen Mittelhandknochen gehoben werden.
- M. abduktor pollicis brevis: fehlende palmare Abduktion (Cave Verwechslung mit Medianuslähmung!).
- M. abduktor pollicis longus: keine Abspreizung in der Hohlhandebene (= Streckung im Daumensattelgelenk).

Typische Ausfälle bei Nervenschädigung
Störungen der Sensibilität und Trophik, Atrophien einzelner Muskelgruppen. Man achte auf Ersatzgriffe (Trickbewegungen).

- *N. medianus:*
  Ausfall der vollen Drehung des Daumenstrahles bei der Opposition, Ausfall der vollen palmaren Abduktion. Schwurhand bei hoher Medianuslähmung.

- *N. ulnaris:*
  Die Langfinger können in Streckstellung nicht an- und abgespreizt werden. Ausfall der Adduktion des im Endgelenk gestreckten Daumens. Krallenhand bei hoher Ulnarislähmung.

- *N. radialis:*
  Ausfall der Langfingerstreckung in den Grundgelenken, des Daumens im Endgelenk. Fallhand bei hoher Radialislähmung.

Technik der Sensibilitätsprüfung
Größter Zeitaufwand, da kleine Unterschiede unter Umständen mehrfach genau nachkontrolliert werden müssen. Eine Beurteilung der Sensibilität auf dem Boden subjektiver Angaben des Verletzten, Überprüfung von Berührungsschmerz, Wärme und Kälte ist ungenau, daher für handchirurgische Zwecke unbrauchbar.

- *Zweipunktediskriminierung (Zweipunktunterscheidungsvermögen):*
  An den Fingern wird mit einer Büroklammer oder einem Tastzirkel geprüft, in welchem Abstand der Verletzte noch beide Spitzen fühlt. Dabei muß der Finger zur Untersuchung auf der Tischplatte fixiert werden, um einen Gegendruck des Verletzten auszuschalten. Man fängt mit großem Spitzenabstand an und verkleinert ihn langsam (Abb. 14).

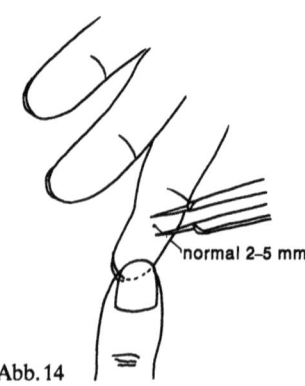

Abb. 14

Normalwerte:
Fingerkuppe   2– 5 mm
Grundgliedbeugeseite   6–10 mm
Streckseite   12–15 mm.

Taktile Gnosis ist nicht vorhanden, wenn das Zweipunktunterscheidungsvermögen über 12–15 mm Abstand liegt. Dann haben wir lediglich noch eine Schutzsensibilität. Übereinstimmende Angaben sind bei 7 von 10 Untersuchungsgängen zu fordern.

– *Aufleseprobe:*
Kleine Gegenstände werden mit und ohne Kontrolle der Augen aufgelesen. Die taktile Gnosis ist beeinträchtigt, wenn besonders ohne Augenkontrolle das Erkennen der Gegenstände sowie die Geschicklichkeit und Geschwindigkeit beim Auflesen zu wünschen übriglassen. Trickbewegungen beachten!

– *Ninhydrinprobe („objektive Sensibilitätsprüfung" nach Moberg):*
Bei Unterbrechung der Nervenleitung fehlt infolge des gemeinsamen Verlaufs der sympathischen und sensiblen Nervenfasern nicht nur die taktile Gnosis, sondern auch die Schweißabsonderung, so daß ein betroffener Handabschnitt sicht- und fühlbar trocken ist.
Nach Handwaschung, um Schweißspuren von anderen Fingern zu entfernen, werden die Fingerbeeren auf Papierstreifen aufgedrückt, die Finger werden mit Bleistift (!) umrandet.
Der Streifen wird mit 1%iger Ninhydrinlösung in Azeton, die mit einigen Tropfen Essigsäure angesäuert ist (nur 2 Wochen haltbar!), gefärbt und im Brutschrank bei 110 °C 3–5 min entwickelt. Später kann er in 1%iger Kupfernitratlösung in Azeton und Aqua destillata im Verhältnis 95:5, versetzt mit 5 Tropfen konzentrierter Salpetersäure, fixiert werden. Das ist für die Dokumentation wichtig.
Die Fingerabdrücke zeigen die Schweißpunkte rötlich gefärbt. Anzahl und Verteilung der Punkte lassen Rückschlüsse auf Nervenschäden zu (Abb. 15).

Beachte: In längerem zeitlichen Abstand zur Verletzung stellt sich die Schweißsekretion ohne Rückkehr der taktilen Gnosis zumindest teilweise wieder ein. Die Probe eignet sich daher nur bedingt zur Beurteilung des Erfolges wiederherstellender Eingriffe am Nerven.

16 Funktionelle Anatomie und Diagnostik in der Handchirurgie

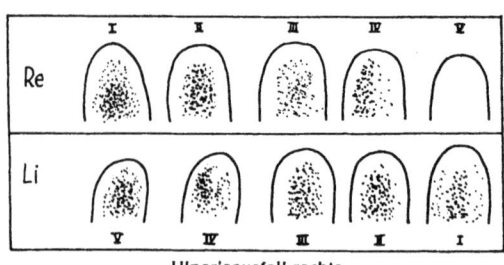

Ulnarisausfall rechts

Abb. 15

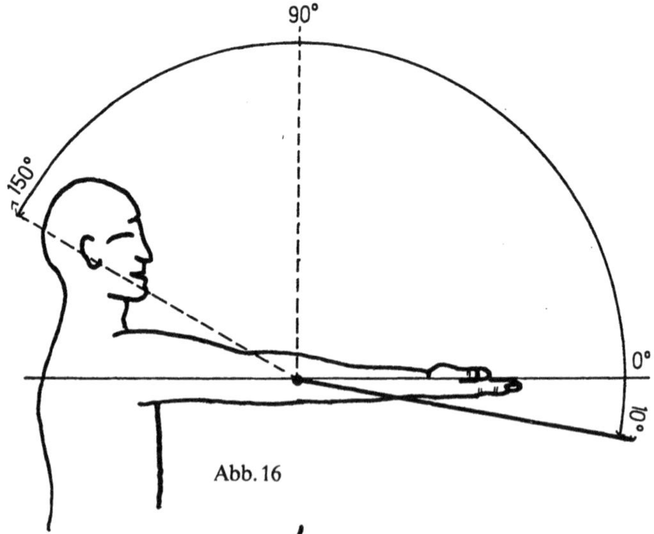

Abb. 16

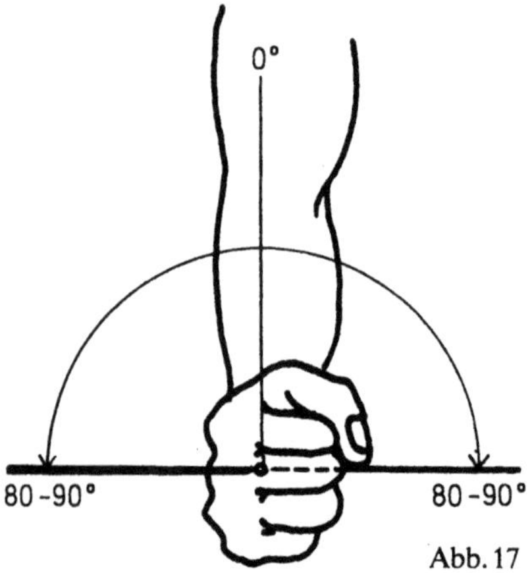

Abb. 17

Gelenksteifen ergründen
- Alte Nervenverletzung
- Sehnenverwachsungen (Änderung des Bewegungsausmaßes distaler Gelenke bei Stellungsänderung proximaler Gelenke)
- Seitenbandschrumpfung
- Ischämische Kontraktur.

Umfangmessung
Meßstellen:
- 15 cm oberhalb des Epicondylus humeri radialis.
- 10 cm unterhalb des Epicondylus humeri radialis am hängenden Arm.
- Mittelhand ohne Daumen über den Mittelhandköpfchen.
- Ellbogengelenk und Handgelenk nur bei direkter Gelenkverletzung.

Gelenkmeßtechnik
Im Ellbogengelenk wird bei rechtwinklig nach vorn gehobenem Arm gemessen, 0-Stellung ist das gerade gestreckte Gelenk (Abb. 16).

Die Unterarmdrehbewegungen werden von der Mittelstellung aus bei rechtwinklig gebeugtem Ellbogengelenk und am Körper anliegendem Oberarm gemessen, der Bewegungsausschlag wird in Grad, von der Mittelstellung gleich 0° ausgehend, angegeben (Abb. 17).

Am Handgelenk wird der Winkel zwischen III. Mittelhandknochen und Elle gemessen und in Grad, von der Mittelstellung gleich 0° ausgehend, angegeben (Abb. 18a, b).

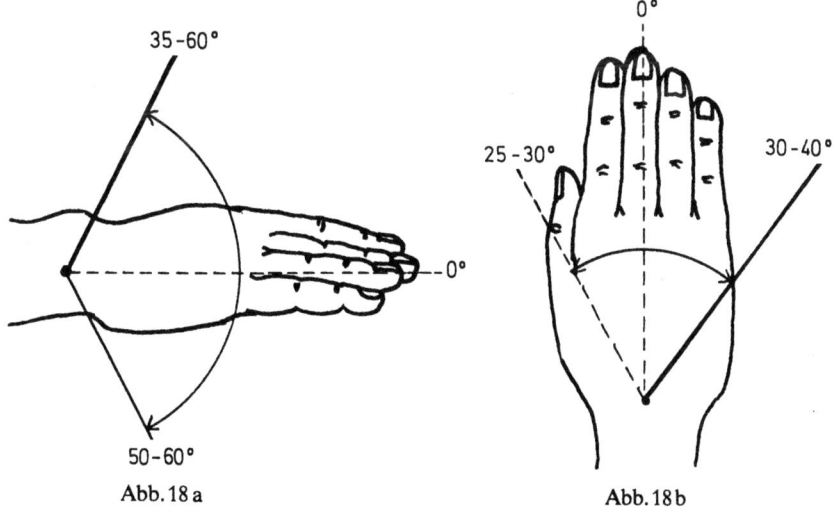

Abb. 18a Abb. 18b

Die Fingergelenke werden mit streckseitig angelegtem kleinen Winkelmesser vermessen. Ausgangsstellung ist volle Streckung gleich 0°. Diese Messung ist nur sinnvoll, wenn sie als Beurteilungsgrundlage von Behandlungsmaßnahmen am einzelnen Gelenk herangezogen werden soll.

Ein Parameter für die Beweglichkeit aller drei Langfingergelenke ist der Fingerkuppen-Hohlhand-Abstand – dies aber nur dann, wenn nicht die kürzeste Distanz der Fingerkuppen zur Hand schlechthin, sondern der Abstand zur queren Hohlhandbeugefalte gemessen wird.

Röntgenuntersuchung
Standardebenen, Spezialprojektionen, Schichtaufnahmen.

Literatur

Buck-Gramcko, D.: Untersuchung einer erkrankten oder verletzten Hand. Chir Praxis *11*, 261 (1967)
Buck-Gramcko, D.: Funktionelle Anatomie der Hand. Chir Praxis *11*, 99 (1967)
Buck-Gramcko, D.: Objektive Sensibilitätsprüfung. Chir Plast Reconstr *8*, 12 (1970)
Close, R., Kidd, C. C.: The function of the muscles of the thumb, the index and the long fingers. J Bone Joint Surg [Am] *51*, 1601 (1969)
Dick, W.: Die Diagnose der Fingersehnenverletzungen. Chir Praxis *1*, 79 (1957)
Durst, J.: Modifizierte chemische Methoden zum Nachweis der objektiven Sensibilität. Monatsschr Unfallheilk *74*, 224 (1971)
Lanz, U.: Variationen des N. medianus im Bereich des Karpalkanals. Handchirurgie *7*, 159 (1975)
Littler, W.J.: The physiology and dynamic function of the hand. Surg Clin North Am *40*, 259 (1960)
Lona, Ch.: Intrinsic-extrinsic musclecontrol of the hand in power grip and precision handling. J Bone Joint Surg [Am] *52*, 853 (1970)
Millesi, H.: Fermentreaktion und Vitalitätsprüfung. Chir Plast Reconstr *8*, 43 (1970)
Napier, J. R.: The prehensile movements of the human hand. J Bone Joint Surg [Br] *38*, 902 (1956)
Stack, H. G.: A study of muscle function in the fingers. Ann R Coll Surg Engl *33*, 307 (1963)
Struppler, A.: Das Elektromyogramm in der Beurteilung peripherer Nervenverletzungen. Langenbecks Arch Chir *301*, 885 (1962)
Tempest, M. N.: Intravenöse Farbstoffinjektion zur klinischen Beurteilung der Lebensfähigkeit von Gewebe. Chir Praxis *3*, 265 (1961)
Wintsch, K.: Die Topographie des Medianusquerschnittes. Chirurg *37*, 268 (1966).

2 Die konservative Phase in der Handchirurgie

Form, Sensibilität und Motilität befähigen unsere Hand zu den physiologischen Leistungen, wie wir sie kennen. Es ist nur zu verständlich, daß unter dem Eindruck einer frischen Verletzung Fragen der operativen Wiederherstellung in den Mittelpunkt des Interesses rücken. Nichtsdestoweniger ist der operative Akt nur *ein* Pfeiler des Fundamentes, auf dem die Handchirurgie aufbaut, neben dem jedoch

- die sinnvolle Ruhigstellung des verletzten Gliedmaßenabschnittes,
- das aktive Training aller unverletzten Finger- und Armgelenke sowie
- die zielbewußt gesteuerte aktive Wiedergewinnung der Motilität der durch die Verletzung unmittelbar in Mitleidenschaft gezogenen Gelenke

gleichberechtigt treten müssen.

Messer, Gips und Bewegung in sinn- und planvoller Koordination *(Zrubecky)* sind von grundlegender Bedeutung für den letzten Erfolg in der Handchirurgie. In weiterem Sinne gehören noch die Bemühungen um die Wiedereingliederung des Verletzten in das Arbeitsleben zur konservativen Phase. Sie sind auch mit eine ärztliche Angelegenheit.

Die drei von den vier Grundpfeilern der Therapie von Handverletzungen beziehen sich also auf die unblutige Phase. Das allein schon unterstreicht deren Bedeutung, auch wenn die Darstellung von Techniken, die man in der operativen Phase kennen muß, einen ungleich breiteren Raum einnimmt. Aus diesem Grunde seien die für die konservative Phase wichtigen Grundsätze und Techniken vorausgeschickt, ohne die es eine erfolgreiche operative Behandlung nicht geben kann.

2.1 Die konservative Phase in der akuten Handchirurgie

2.1.1 Verband und Ruhigstellung

Jeder Verband sollte so klein wie möglich, aber so groß wie nötig angelegt werden. Unnötige Ruhigstellungen unverletzter Gliedmaßenabschnitte sind zu vermeiden!

Die frisch verletzte Hand wird, von Ausnahmen abgesehen, in Faustschlußposition, zumindest aber in Funktionsstellung, d.h. bei mittlerem Spannungszustand des Kapselbandapparates der Gelenke ruhiggestellt (Abb. 19). Nur so wird das Muskelgleichgewicht erhalten, nur so lassen sich Bandschrumpfungen und damit Kontrakturen vermeiden, deren spätere Beseitigung mehr als problematisch sein kann. Seltene Ausnahmen bestätigen nur diese Regel. Diese Tatsache ist zwar allgemein bekannt, nichtsdestoweniger wird immer wieder gegen dieses Grundprinzip verstoßen, insbesondere wenn das Verbinden dem Pflegepersonal überlassen wird. *Das Anlegen eines Verbandes ist aber grundsätzlich eine ärztliche Leistung!*

Rachenspatelverbände oder gerade Kramer-Schienen haben an der Hand nichts zu suchen, scheinen aber unausrottbar zu sein! Schnürende Verbände müssen vermieden werden (Abb. 20).

Zirkuläre Gipsverbände müssen zur Vermeidung von Durchblutungsstörungen – bis auf den letzten Faden *(Böhler)* – aufgeschnitten werden. Gipsverbände, die nicht der Ruhigstellung der Finger dienen, müssen streckseitig wenigstens die Fingergrundgelenke überragen, damit kein Handrückenödem auftreten kann, beugeseitig dürfen sie die distale Hohlhandbeugefalte nicht überschreiten, damit die Grundgelenke der Langfinger gebeugt werden können (Abb. 21). Gips- und Schienenverbände, die der Ruhigstellung von Langfingern dienen, werden besser streckseitig angelegt. Das vermeidet am leichtesten eine unbemerkte Ruhigstellung der Gelenke in unerlaubter Streckung.

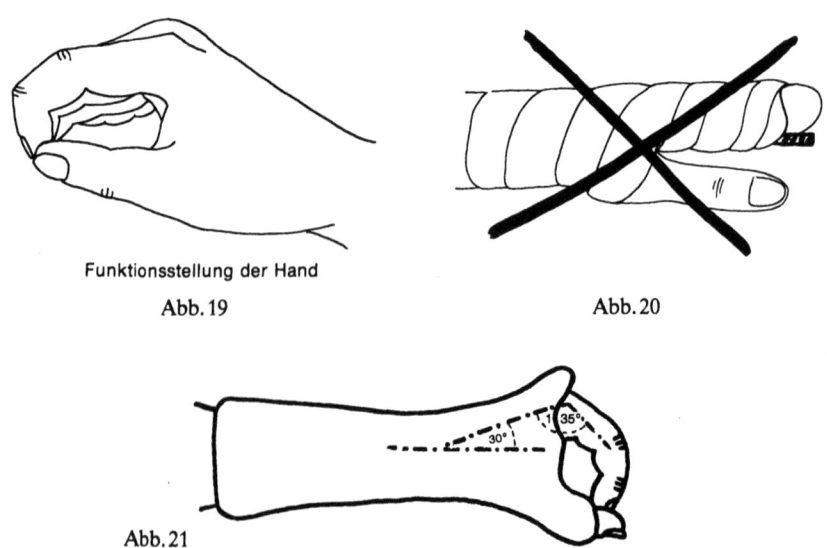

Funktionsstellung der Hand

Abb. 19 Abb. 20

Abb. 21

Was über die Gipsverbände gesagt wurde, gilt natürlich in gleicher Weise für die verschiedenen Arten der neuerdings auf den Markt drängenden Kunststoffverbände.

Keine Mitella! Sie wird nicht zu Unrecht als Leichentuch des Schultergelenkes bezeichnet (Abb. 22). Diese Prinzipien gelten sinngemäß für die postoperative Phase nach wiederherstellenden Eingriffen.

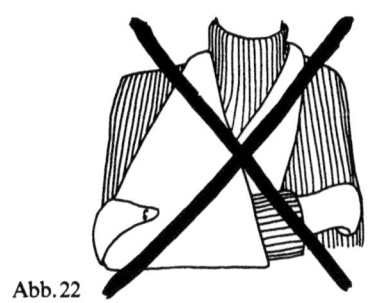

Abb. 22

Mitella – Leichentuch des Schultergelenkes

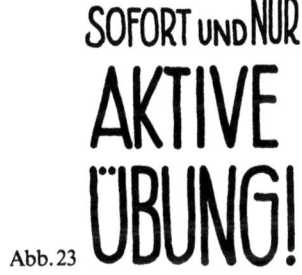

Abb. 23

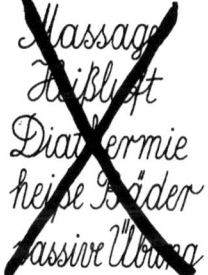

2.1.2 Aktive Übungsbehandlung

Damit lassen sich die gefürchtete Dystrophie, Gelenksteifen und Kontrakturen in vielen Fällen vermeiden. Alle nicht ruhiggestellten Finger- und Armgelenke müssen vom ersten Tage an konsequent mit ihrem vollen Bewegungsausmaß durchbewegt werden. Es hat sich bewährt, den Verletzten anzuhalten, seine Übungen zu jeder vollen Stunde abzuhalten. Keine Übung darf Schmerzen verursachen, medikamentöse Schmerzdämpfung in den ersten Tagen ist daher wünschenswert. Überwachung der Übungsbehandlung ist notwendig, damit der Verletzte angehalten wird, aktiv den ersten schmerzhaften Widerstand allmählich zu überwinden. Massage und lokale Wärmeanwendung in irgendeiner Form haben in der konservativen Behandlungsphase frischer Handverletzungen nichts zu suchen! (Abb. 23).

2.2 Die konservative Phase in der Wiederherstellungschirurgie der Hand

Hier sind neben chirurgischen Gesichtspunkten auch psychologische Momente zu beachten! Jede Wiederherstellungsoperation ist nicht nur bei versteiften Gelenken und durchblutungsgestörten Händen illusorisch, sondern auch dort, wo der Wille des Verletzten zur Rehabilitation fehlt oder wo mangelnde Intelligenz oder Einsicht jedes Übungsprogramm illusorisch machen muß! Fehlinnervationen – eine konservative Domäne – muß man rechtzeitig von echten Versteifungen abgrenzen. Richtige psychologische Führung des Verletzten hin zur Wiederherstellungsoperation ist daher unerläßlich. Sie muß bereits bei der Erstbehandlung einsetzen, sonst kommt sie gewöhnlich zu spät. Wiederherstellungsoperationen an schwer geschädigten Händen sollten daher auch auf die Verletzten beschränkt werden, die selbst um eine operative Wiederherstellung bitten.

2.2.1 Aktive Übungsbehandlung

Kontrollierte, konsequent durchgeführte aktive Übungsbehandlung aller Gelenke der verletzten Gliedmaßen und insbesondere des verletzten Handabschnittes bessern nicht nur die Gelenkfunktion, sondern auch die Durchblutungsverhältnisse im Sinne eines echten Gefäßtrainings.

Passive Übungen dagegen sind meist schmerzhaft, führen nur zu Schwellungen, Durchblutungsminderung und damit zur Verschlechterung der Beweglichkeit. Sie sind auch in der konservativen Phase der Wiederherstellungschirurgie der Hand schädlich!

2.2.2 Quengelbehandlung

Reicht die eigene Muskelkraft des Verletzten nicht aus, eine Dehnung verkürzter Kapselbandapparate herbeizuführen, so muß sie durch redressierende Quengelverbände, nicht durch brachiale Gewalt Dritter erfolgen. „Masseure" gehören in der Chirurgie der Geschichte an. Heute gibt es nur noch Krankengymnastinnen oder Beschäftigungstherapeuten! Der Zug eines

Quengels darf keine Schmerzen verursachen und muß so schonend und zart sein, daß die der Zugrichtung entgegengesetzte aktive Bewegung in vollem Umfange ausgeführt werden kann.
Standardquengelapparate werden industriell hergestellt. Für individuelle Bedürfnisse müssen gelegentlich Quengelapparate nach Maß gefertigt werden mit dem Nachteil, daß sie oft erst dann geliefert werden, wenn die Situation bereits überholt ist. Für den Routinebetrieb sind Sonderanfertigungen entbehrlich. Soweit man sich auf die Wiedergewinnung von Standardfunktionen beschränken kann, genügen folgende einfache Maßnahmen:

Beugung der Langfinger

Beugehandschuh, der auf eine Idee von *Krukenberg* zurückgeht, heute aber besser als *Moberg-Handschuh* bekannt ist. Den kann sich jeder Patient selbst aus einem Lederhandschuh, Hosenknöpfen und Drogistengummi anfertigen (lassen) (Abb. 24).

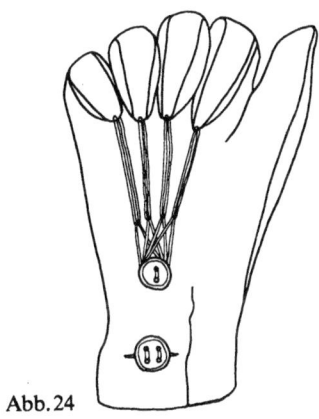

Abb. 24

Streckung der Langfinger und Abduktion des Daumens

Gipsschiene mit eingegipster Kramer-Schiene. Der Zug feiner Gummizügel (Drogistengummi) wird durch Filzschlaufen auf die Finger übertragen. Durch entsprechende Schlaufenanordnung können an jedem Fingergelenk Zug und Gegenzug angelegt werden (Abb. 25).

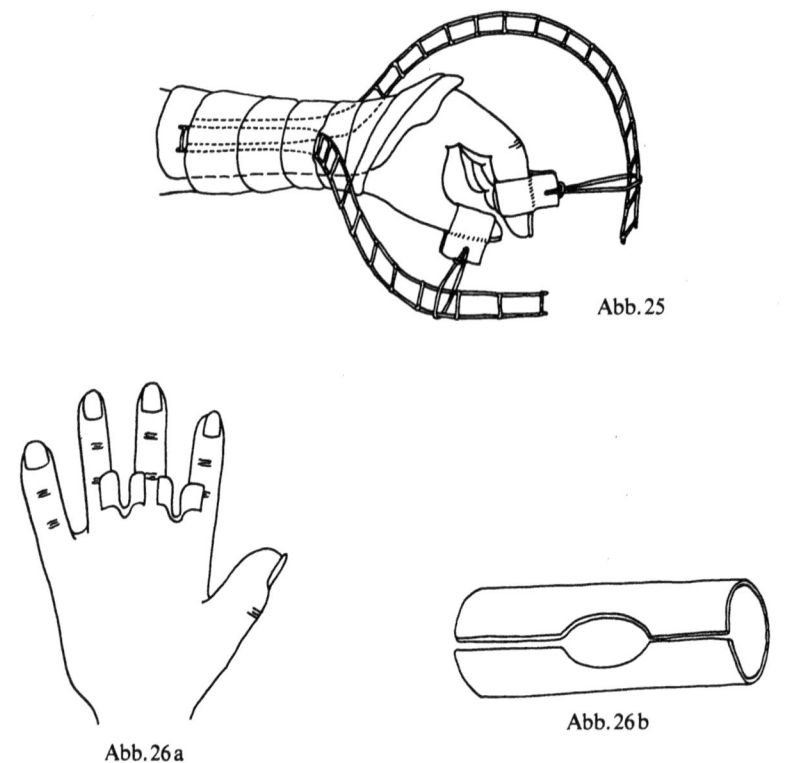

Abb. 25

Abb. 26 a

Abb. 26 b

Fingerabspreizung

Ein einseitig längs gespaltener und mit einem ovalen Fenster versehener Gummischlauch wird abgeknickt zwischen je zwei einander zugekehrte Langfingergrundglieder eingeklemmt (Abb. 26 a, b).

2.2.3 Elektrotherapie

Motorische Nervenverletzungen verlangen vor dem wiederherstellenden Eingriff eine gezielte Elektrotherapie, um die Erfolgsorgane funktionstüchtig zu erhalten, nach dem Eingriff sind sie unterstützendes Moment in der Gebrauchsunterweisung für die Ersatzfunktion.

2.3 Berufliche Rehabilitation

Schwere Handverletzungen hinterlassen oft Funktionsstörungen, die eine Wiederaufnahme der gewohnten oder erlernten Tätigkeit unmöglich erscheinen lassen. Das muß der Arzt rechtzeitig vorhersehen, damit die Bemühungen um eine chirurgische und berufliche Rehabilitation beim Verletzten noch in die „Phase bereitwilligen Entgegenkommens" fallen. Wenn der Patient erst „Berufsrentner" geworden ist, so kommt alle Mühe zu spät.

Die chirurgische Rehabilitation kann auf konservativem Wege durch Training und auf operativem Wege durch Bildung von Ersatzfunktionen trotz schwerster Ausfälle durchaus zur vollen oder teilweisen Wiedereingliederung in den alten Arbeitsplatz führen. Eine beschäftigungstherapeutische Unterweisung ist hierzu wünschenswert.

Leider wird die berufliche Rehabilitation nur zu oft von dem Begriff der Umschulung „überschattet". Für einen Jüngeren mag das Umsteigen in einen anderen Beruf nach einer schweren Verletzung nur von Vorteil sein und auch gemeistert werden. Für den Älteren, und hierbei gehören in dieser Situation auch schon Vierzigjährige, erweisen sich Umschulungsversuche nicht selten als schwierig, wenn nicht gar als Fehlschlag. Es ist hier nicht der Ort, die Gründe dafür zu untersuchen. Sie sind mannigfaltig und liegen außerhalb des chirurgischen Arbeitsbereiches. Die Erfahrung lehrt aber, daß eine einfache Umsetzung am Arbeitsplatz für alle Teile – Patient, Arzt und Kostenträger – in vielen Fällen zu einer befriedigenderen Lösung führt als die Umschulung. Alle derartigen Maßnahmen müssen frühzeitig und nicht erst bei Abschluß der Behandlung in die Wege geleitet werden. Der Chirurg ist gut beraten, wenn er sich ein wenig über die Bedingungen am Arbeitsplatz seiner Verletzten unterrichtet und dann in Zusammenarbeit mit dem Arbeitsamt oder den Berufshelfern der gesetzlichen Unfallversicherungsträger mithilft, den richtigen Weg zur beruflichen Rehabilitation zu finden.

Literatur

Carstensen, E., Giebel, M. G.: Senkt aktive Bewegungstherapie die Häufigkeit der Sudeck'-schen Dystrophie nach Extremitätenfrakturen? Dtsch Med Wochenschr *86,* 2114 (1961)
Chadab, P., Geldmacher, J.: Das posttraumatische Ödem der Hand. Med Welt (Stuttg) *19,* 972 u. 1144 (1968)
Dederich, R.: Über die Unzweckmäßigkeit von Massage und fremdtätigen Bewegungsübungen in der Nachbehandlung von Verletzungen. Monatsschr Unfallheilkd *62,* 226 (1959)
Hauberg, G.: Physikalische Therapie in der Orthopädie. Therapiewoche *12,* 181 (1962)
Lob, A.: Wiedereingliederung von Handverletzten in den Arbeitsprozeß. Hefte Unfallheilkd *75,* 114 (1963)

Moberg, E.: Dressings, splints und postoperative care in hand surgery. Surg Clin North Am *44,* 941 (1964)

Neef, H., Richwien, R.: Die chirurgische Bedeutung der posttraumatischen Fehlinnervation der Hand. Zentralbl Chir *89,* 219 (1964)

Nigst, H.: Moderne Aspekte der Nachbehandlung von Handverletzungen. Landarzt *43,* 164 (1967)

Ostendorf, U.: Die konservative Phase der Handchirurgie. Orthopäde *5,* 57 (1976)

Pap, K.: Behandlung der Fingerkontrakturen durch Diafixation. Zentralbl Chir *89,* 510 (1964)

Rulffs, W.: Die physikalische Therapie der funktionsgestörten Hand. Münch Med Wochenschr *107,* 2184 (1965)

Seyfarth, H.: Gesichtspunkte zur Nachbehandlung von Fingersehnentransplantaten. Chir Praxis *2,* 321 (1958)

Zrubecky, G.: Operative und konservative Behandlung der Kontrakturen der Fingergelenke. Verh Dtsch Ges Orthop *46,* 337 (1958)

Zrubecky, G.: Die konservative Phase in der Handchirurgie einschließlich Bandverletzungen. Z Orthop *99,* 238 (1964).

3 Die handchirurgische Operation

Bunnell hat die sogenannte atraumatische Technik in die Handchirurgie eingeführt und damit die operativen Ergebnisse wesentlich verbessern helfen. Grobe Instrumente und gewebeschädigendes Operieren führen zu überschüssiger Narbenbildung, die gerade an der Hand erhebliche Funktionsstörungen nach sich ziehen kann. Neben einer ausreichenden Anaesthesie sind daher zur Durchführung aller Eingriffe an der Hand

ein blutleeres Operationsfeld,
feinste Instrumente,
ein adäquater Zugang

unbedingte Voraussetzungen für schonendste Gewebebehandlung.

3.1 Blutleeres Operationsfeld

Ein blutüberströmtes Operationsgebiet macht die Identifizierung der feinen, funktionell wichtigen anatomischen Gebilde unmöglich. Die Folge sind übersehene Verletzungen oder iatrogene Zerstörungen erhaltener Strukturen. Dauerndes Tupfen traumatisiert die empfindlichen Gewebe, insbesondere die Gleitflächen der Sehnen, und führt zu verhängnisvollen Narbenbildungen. Selbst grobe Verschmutzungen werden nicht erkannt.
  Ein blutfreies Operationsfeld ist also erforderlich, nicht nur bei ausgedehnten frischen Wunden oder bei großen Wiederherstellungsoperationen, sondern schon bei kleinen Verletzungen.

> **Alle Eingriffe an der Hand müssen daher in Blutleere oder Blutsperre durchgeführt werden.**

3.1.1 Technik der Oberarmblutleere

Der Arm wird von den Fingerspitzen aufsteigend bis zum Oberarm mit einer Esmarch-Binde unter mäßiger Spannung ausgewickelt. Eine Blutdruckmanschette wird über dem Ende der Esmarch-Binde angelegt und bis zu einem Druck von 50 mm Quecksilber über dem aktuellen systolischen Blutdruck, maximal 300 mm Hg aufgeblasen. Im Handel erhältliche Apparate zur konstanten Überwachung und Aufrechterhaltung des Druckes erleichtern die technische Durchführung der Blutleere. Eine Esmarch-Binde oder gar ein Gummischlauch zur Abschnürung bergen die Gefahr einer Armnervenschädigung in sich. Sie sind daher als unbrauchbar abzulehnen (Abb. 27 a–c). Nervenlähmungen nach nicht pneumatischen Blutsperren gelten nach heutiger Rechtsprechung als „Kunstfehler".

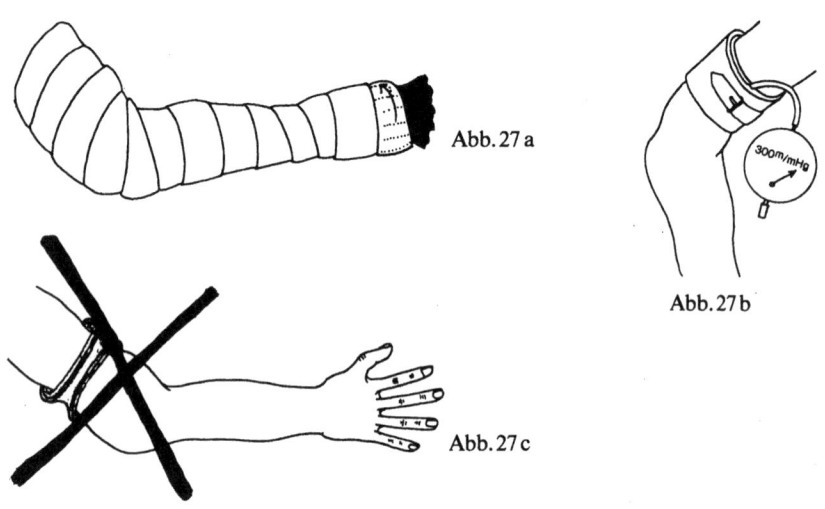

Abb. 27 a

Abb. 27 b

Abb. 27 c

3.1.2 Technik der Oberarmblutsperre

Senkrechtes Hochhalten und Ausstreichen des Armes über 2–3 min, manuelle Kompression der A. brachialis, dann schnelles Aufblasen der vorher locker angelegten Blutdruckmanschette bis zum erforderlichen Druck von maximal 300 mm Hg.

3.1.3 Blutleere oder Blutsperre?

Das Anlegen einer Blut*leere* ist aus Gründen der Keimverschleppung grundsätzlich bei infektiösen Prozessen kontraindiziert. Die Blut*sperre* bringt ein ähnlich blutfreies Operationsfeld wie die Blutleere, hat aber den Vorteil, daß größere Gefäße, deren Durchtrennung im Zuge der Operation unvermeidlich ist, durch eine Restfüllung leichter erkannt und präliminar versorgt werden können. Bei richtiger Durchführung ist daher die Oberarmblutsperre vorzuziehen. Beide können gefahrlos auch für ältere Menschen bis zu 90 min beibehalten werden. Dauert der Eingriff länger, so muß der Blutstrom für einige Minuten freigegeben werden, ehe die Blutsperre neu angelegt wird.

3.1.4 Fingerblutsperre

Nur hier ist eine Gummischlauchabschnürung erlaubt! Der Arm wird einige Minuten senkrecht hoch gehalten. Dann wird um die Fingerbasis ein dünner Gummischlauch vorsichtig angezogen und streckseitig mit einer groben Klemme gefaßt. Zuvor wird der Finger ausgestrichen (Abb. 28).

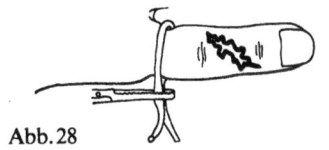

Abb. 28

Auch die Fingerblutsperre ist nicht ohne Gefahren. Wird sie zu straff angezogen, über 15 min ausgedehnt oder bei älteren, bereits durchblutungsgestörten Menschen angelegt, so kann es zur Gangrän kommen.

Nach Aufhebung der Blutsperre tritt mit der reaktiven Hyperämie eine mehr oder weniger starke Blutung auf. Es ist falsch, dann instrumentelle Blutstillungsmaßnahmen zu ergreifen! Die Blutung steht unter Hochhebung des Armes und milder Kompression innerhalb weniger Minuten, wenn eine Stauung durch eine primär zu fest angelegte Blutdruckmanschette oder durch die Abdecktücher vermieden wird. Nur größere Gefäße bedürfen dann noch einer gezielten Versorgung und Ligatur mit Catgut 6/0, Abdrehen mittels feiner Klemme oder Mikrokoagulation.

3.2 Instrumentarium

Die sonst in der Chirurgie üblichen Wundhaken, Pinzetten und Gefäßklemmen sind für handchirurgische Zwecke zu grob. Sie quetschen das Gewebe und führen dadurch zu unerwünschten Narbenbildungen. Handchirurgisches Spezialinstrumentarium wird in großer Zahl angeboten. Es erleichtert die Arbeit, ist aber nicht unbedingt erforderlich. Unerläßlich sind jedoch feine Pinzetten, feine Gefäßklemmen, feine Scheren, feine Nervenhäkchen, dazu sehr scharfe feine Skalpelle. Darüber hinaus wird ein Instrumentarium für die Knochenchirurgie benötigt, welches mindestens Bohrmaschine, Säge, Luer-Zange, feine Rasparatorien und Kirschner-Drähte von 0,8–1,4 mm Durchmesser sowie Seitenschneider und Flachzange enthält. Schließlich wird feines (4/0–6/0) atraumatisches, nichtquellendes Nahtmaterial (Stahldraht, Kunstfaser) mit Nadelhaltern, die der Nadelgröße entsprechen, benötigt. Für die Sehnenchirurgie bieten sich fertig gelieferte Lengemann-Nähte sowie doppelt atraumatisch armierte Fäden an.

Gerade für den Routinebetrieb einer Unfallambulanz denke man daran, daß mit feinen Instrumenten jede Wunde versorgt werden kann, daß aber mit den üblichen Instrumenten an der Hand Schaden angerichtet wird!

3.3 Adäquater Zugang

Die engen nachbarschaftlichen Beziehungen anatomischer Strukturen, die für die Funktion von Hand und Fingern unerläßlich sind, verlangen im Verletzungsfalle aus diagnostischen und therapeutischen Gründen eine so breite Freilegung, daß weder eine Verletzung übersehen werden kann noch eine Verwechslung zwischen verschiedenen anatomischen Gebilden möglich ist. Im Bereiche der Hand haben sich eine Anzahl von Zugangswegen als praktisch eingebürgert. Sie verschaffen eine optimale Übersicht über das Operationsgebiet, lassen Nebenverletzungen vermeiden und stellen sicher, daß es durch Beachtung von Gelenkfalten und Hautspaltlinien nicht zu späteren Narbenkontrakturen kommen kann, die sich gewöhnlich dann einstellen, wenn der Schnitt Gelenkfalten und Spaltlinien rechtwinklig kreuzt und durch Bewegungen unter Zug und Schub gesetzt wird.

Erlaubt sind

- alle Schnittführungen, die in Richtung der Spaltlinien der Haut und der Gelenkfalten oder im spitzen Winkel bis zu 60° zu ihnen verlaufen;
- am Finger dorsolaterale Längsschnitte, die sich entlang den dorsalen Enden der Gelenkbeugefalten orientieren (Abb. 29).

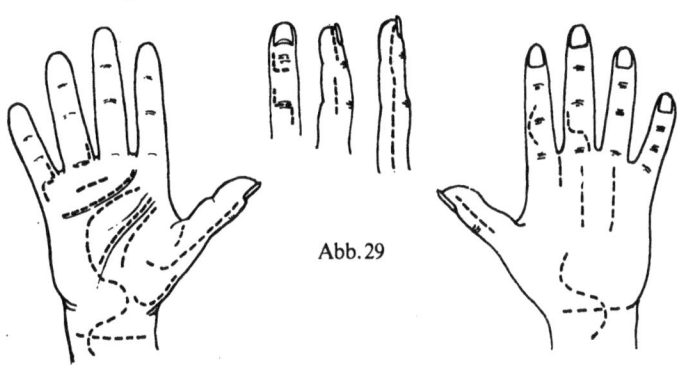

Abb. 29

Verboten sind

- alle Schnittführungen, die Gelenkfalten und Hautspaltlinien senkrecht kreuzen;
- alle Schnitte, die die Interdigitalfalten durchtrennen (Abb. 30).

Diesen Grundsätzen haben auch Schnitterweiterungen zu folgen, die sich im Zuge der Versorgung einer frischen Verletzung als notwendig erweisen.

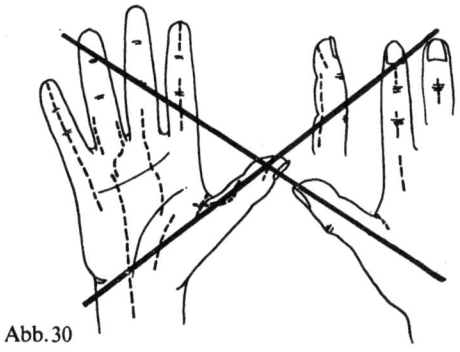

Abb. 30

3.4 Schonende Gewebebehandlung

Ob man die Hand während der Operation in eine Bleihand oder einen der sonst noch angebotenen Apparate einspannt, mag dem Geschmack des Operateurs überlassen bleiben. Am besten ist auf jeden Fall die Mithilfe eines Assistenten, der das Operationsfeld in die jeweils erforderliche Position bringt, wobei der Arm seitlich ausgestreckt auf einen Zusatztisch zu liegen kommt. Der Zusatztisch darf keinesfalls höher sein als die Ebene des Operationstisches.

> **Radialisdruckschaden am Oberarm vermeiden!**

Die gerade in der Handchirurgie erforderliche „ruhige Hand" des Operateurs ist angesichts der oft langdauernden Eingriffe am besten gewährleistet, wenn Operateur und Mitarbeiter sitzen.

Jede unnötige Berührung der Wundflächen hat zu unterbleiben. Aus diesem Grunde werden alle Fäden instrumentell geknotet. Haltefäden zum Offenhalten der Wunde sind besser als Haken. Schon *Lexer* sprach davon, daß er „allein sein wollte in der Wunde".

Ein blutfreies Operationsfeld macht das Tupfen weitgehend überflüssig. Wenn getupft werden muß, so hat das ausschließlich mit feuchten Tupfern (Ringerlösung, physiologische Kochsalzlösung) zu geschehen. So ist die Gewebsschädigung noch am erträglichsten.

Austrocknung des Operationsfeldes ist schädlich. Reichliche Berieselung mit Ringerlösung ist daher von Zeit zu Zeit notwendig. Sie führt gleichzeitig eine mechanische Reinigung der Operationswunde von eingedrungenen Keimen herbei.

Gefäßunterbindungen führen zu unerwünschten Fremdkörpergranulationen, andererseits müssen postoperative Hämatome im Interesse einer ungestörten Wundheilung unbedingt vermieden werden. Blutstillung durch Torsion des Gefäßes mit einer feinen Gefäßklemme ist theoretisch wohl am besten, aber in praxi nicht immer ausreichend. Gefäßversorgung durch Ligatur mit Dexon 6/0 oder auch Catgut 6/0 ist daher nicht immer zu umgehen, wenn man nicht auf die Mikrokoagulation nur der Gefäßlichtung durch elektrischen Strom zurückgreifen will.

Literatur

Bruner, J. M.: The zig-zag volar-digital incision for flexor tendon surgery. Plast Reconstr Surg *40*, 571 (1967)
Buck-Gramcko, D.: Handchirurgie in der Praxis. Allgemeine Operationstechnik und postoperative Behandlung. Chir Praxis *11*, 419 (1967)
Bürkle de la Camp, H.: Neuzeitliche Fragen der operativen Handchirurgie. Langenbecks Arch Chir *287*, 498 (1957)
Verdan, C.: Basic principles in surgery of the hand. Surg Clin North Am *47*, 355 (1967).

4 Anästhesie in der Handchirurgie

Völlige Schmerzausschaltung und gegebenenfalls sogar Aufhebung der Willkürmotorik für die gesamte Operationsdauer sind erste Voraussetzungen für das Gelingen des Eingriffes an der Hand. Die Wahl der Anästhesieform ist weitgehend vom Alter und Zustand des Patienten, von den örtlichen, personellen und technischen Anästhesiemöglichkeiten und nicht zuletzt von organisatorischen Erfordernissen abhängig. Sie wird schließlich durch die Lokalisation des Operationsgebietes und die Notwendigkeit des Operierens in Blutleere bestimmt.

Organisatorische Gründe, aber auch die oft lange Operationsdauer bei Eingriffen an der Hand können die Indikation zur Allgemeinnarkose einschränken. Dieser Nachteil wird dadurch aufgewogen, daß die obere Gliedmaße wie kaum ein anderes Gebiet des menschlichen Körpers immer selektiver oder vollständiger Leitungsbetäubung zugängig ist. Gerade bei den in der Mehrzahl ambulant zu behandelnden Handpatienten ist sie die Anästhesieform der Wahl, da sie zu jeder Zeit und praktisch bei jedem Verletzten vorgenommen werden kann und komplikationsarm, insbesondere arm an Spätkomplikationen ist.

> **Narkose und Lokalanästhesie machen den Patienten ungeeignet zum Führen von Kraftfahrzeugen!**

Die örtliche Betäubung durch Umspritzen einer Wunde ist zu verwerfen, sobald nach Lokalisation (Hohlhand, Handgelenk), Unfallanalyse und Befund Verletzungen wichtiger tiefliegender anatomischer Gebilde zu vermuten oder möglich sind. Diese Betäubungsform läßt nämlich weder eine ausreichende Wundinspektion noch eine den Regeln entsprechende Versorgung zu. Darüber hinaus kann sie durch Aufschwemmung des Gewebes Anlaß zu Zirkulationsstörungen sein und so Wegbereiter einer Infektion werden. Das gleiche gilt in der Handchirurgie bei Frakturen für die Injektion des Anästhetikums in das Bruchhämatom.

Das gewählte Lokalanästhetikum soll folgende Forderungen erfüllen:
- geringe Toxizität
- gute Gewebsverträglichkeit
- rascher Wirkungseintritt
- lange Wirkungdauer.

Für die Praxis entsprechen z. B. Scandicain und Xylocain, für langdauernde Eingriffe Carbostesin diesen Forderungen.

Komplikationsmöglichkeiten mit Allgemeinreaktionen können sich einerseits aus Unverträglichkeit gegenüber dem Anästhetikum und bei versehentlicher intravasaler Injektion, andererseits bei Nichtbeachtung der Kontraindikationen für adrenalinhaltige Lösungen von Lokalanästhetika und schließlich bei Überschreitung der zulässigen Grenzdosen ergeben.

Absolute Kontraindikationen für adrenalinhaltige Lösungen:
- intravenöse Injektion
- Glaukom
- paroxysmale Tachykardie
- hochfrequente absolute Arrhythmie.

Relative Kontraindikationen für adrenalinhaltige Lösungen:
- hohes Alter
- Arteriosklerose
- Hypertonie
- Diabetes mellitus
- arterielle Durchblutungsstörungen (toter Finger, Claudicatio intermittens).

Grenzdosen für Lokalanästhetika mit und ohne Vasokonstriktor am Beispiel von Xylocain, Scandicain und Carbostesin:

Konzentration	Xylocain ohne Vasokonstriktor	Xylocain mit Vasokonstriktor
2 %	10 ml	25 ml
1 %	20 ml	50 ml
0,5%	40 ml	100 ml

Konzentration	Scandicain ohne Vasokonstriktor	Scandicain mit Vasokonstriktor
2 %	15 ml	25 ml
1 %	30 ml	50 ml
0,5%	60 ml	100 ml

Carbostesin mit und ohne Vasokonstriktor:
0,5 %   30 ml
0,25% 60 ml

Lokal kann es zur Gangrän kommen, wenn bei Oberst-Anästhesie oder Mittelhandleitungsbetäubung adrenalinhaltige Lösungen oder zu große Mengen eingespritzt werden. Nervenreizerscheinungen mit Hyp- und Parästhesien können nach allen Leitungsbetäubungen vorkommen. Sie sind häufiger bei den zentralen Anästhesieformen und stets passagerer Natur. Sie entstehen meist durch Anstechen eines Nerven und lassen sich durch Verwendung feiner Kanülen auf ein Minimum reduzieren.

> **Merke: Dosierung und Konzentration eines Lokalanästhetikums immer so niedrig wie möglich wählen.**
> **Geduldiges Zuwarten bis zum Wirkungseintritt spart Anästhetikum.**

4.1 Technik der Leitungsanästhesien

An Methoden der Leitungsanästhesie stehen uns zur Verfügung:

4.1.1 Oberst-Leitungsanästhesie an der Fingerbasis

Einstich beiderseits an der Streckseite der Grundgliedbasis. Mit je 1 ml der 2%igen Lösung ohne Adrenalinzusatz werden jederseits die dorsalen und palmaren Fingernerven von einem Einstich aus umspritzt (Abb. 31 a, b). Wir-

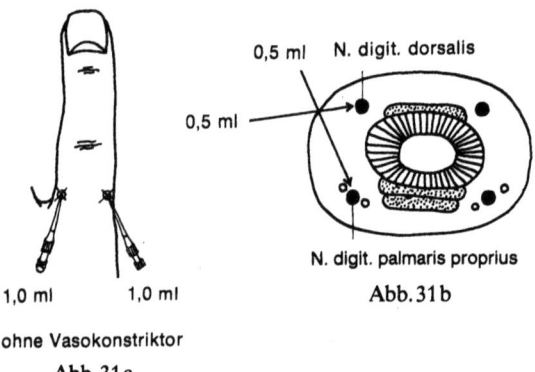

Abb. 31 a (ohne Vasokonstriktor) — 1,0 ml   1,0 ml
Abb. 31 b — 0,5 ml N. digit. dorsalis; 0,5 ml; N. digit. palmaris proprius

kungseintritt nach 2–4 min. Damit können aseptische Eingriffe am Mittelgelenk und den distalen zwei Fingergliedern ausgeführt werden.

Oberst-Anästhesie und Fingerblutsperre erfüllen ihren Zweck nur, wenn sie mit „Sinn und Verstand" angewendet werden. **Ein Zuviel an Anästhetikum kann ebenso zur Gangrän des Fingers führen wie eine zu straff angezogene oder über 15 min aufrecht erhaltene Fingerblutsperre mit Gummischlauch.**

4.1.2 Mittelhandleitungsanästhesie

Einstiche vom Handrücken her beiderseits des Mittelhandknochens dicht unterhalb des Köpfchens. Blockade der dorsalen und nach Durchstechen der Zwischenknochenräume der palmaren Nerven mit jederseits 2 ml der 2%igen adrenalinfreien Lösung (Abb. 32). Wirkungseintritt nach 5 min. Diese Betäubung eignet sich für Eingriffe vom Grundgelenk an distalwärts. Bei Mehrfingerverletzungen empfiehlt sich die Wahl einer zentraleren Anästhesieform.

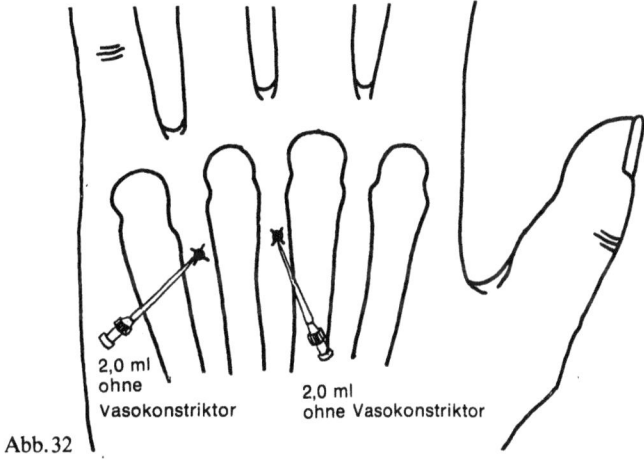

Abb. 32

2,0 ml ohne Vasokonstriktor

2,0 ml ohne Vasokonstriktor

4.1.3 Leitungsanästhesie am Handgelenk

Man kann selektiv den Mittel- oder Ellennerven, aber auch beide zusammen ausschalten und unter Einbeziehung der dorsoradial gelegenen sensiblen Äste des Speichennerven eine Anästhesie der ganzen Hand herbeiführen (Abb. 9a, b). Diese Betäubungsform eignet sich insbesondere für Eingriffe an mehreren Fingern gleichzeitig, wenn das Anlegen einer Blutsperre an den Grundgelenken noch möglich ist. Operationen im Bereich der Mittelhand erfordern wegen der notwendigen Blutsperre eine zentrale Betäubung.

Medianusblockade

Leitgebilde für den Mittelnerven ist die Sehne des M. palmaris longus. Einstich radial der Palmarissehne und zentral der Handgelenksbeugefalten, subkutanes Depot zur Ausschaltung des hier abzweigenden sensiblen R. palmaris nervi mediani; richtige Lage der Nadel zur Ausschaltung des Nerven wird beim Tieferführen durch sensible Sensationen in den ersten drei Fingern erkannt. Zur Anästhesie sind 3 ml der 1%igen Lösung mit Adrenalin erforderlich (Abb. 33). Die Ausschaltung der Radialisäste erfordert weitere 3 ml. Wirkungseintritt nach 5–6 min (Abb. 34).

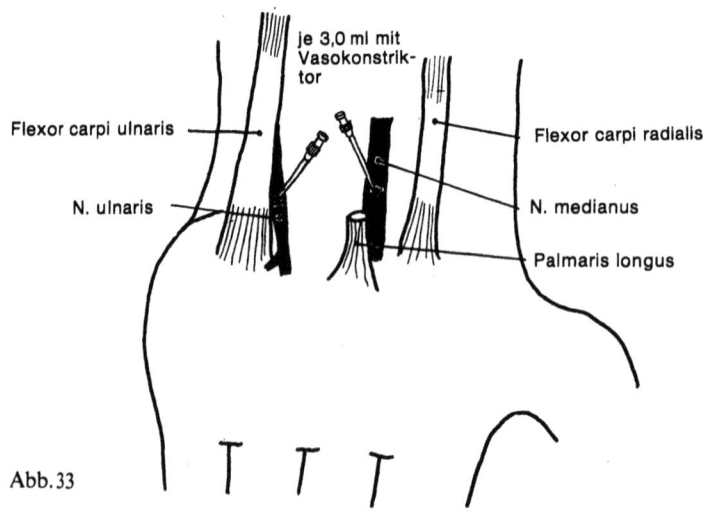

Abb. 33

Ulnarisblockade

Leitgebilde ist hier die Sehne des M. flexor carpi ulnaris. Einstich radialwärts dieser Sehne in Höhe des Ellenköpfchens, bis Parästhesien am Kleinfinger ausgelöst werden. Den dorsalen Ulnarisast erreicht man von der gleichen Einstichstelle aus, wenn man die Kanüle seitlich neben dem Ellenköpfchen zur Streckseite führt. Zur Betäubung beider Äste sind jeweils 3 ml der 1%igen

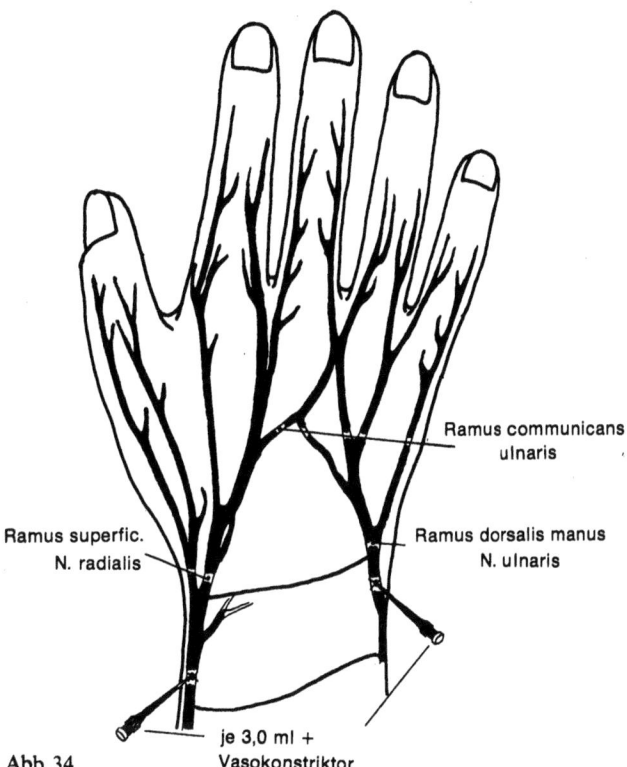

Abb. 34

adrenalinhaltigen Lösung erforderlich. Auch hier tritt die volle Wirkung nach 5–6 min ein (Abb. 33, 34).

Eine selektive Ulnarisanästhesie läßt sich außerdem durch Applikation von 3 ml der 1%igen Lösung mit Adrenalinzusatz 2 cm proximal des Sulcus nervi ulnaris hinter dem Epicondylus ulnaris am Ellenbogengelenk herbeiführen. Hierbei tritt die Wirkung nach etwa 10 min ein (Abb. 35).

4.1.4 Subaxilläre Leitungsanästhesie

Ausgangs der Achselhöhle etwa in Höhe des Deltoideusansatzes liegen die drei großen Armnerven in der Muskelrinne noch beisammen. Leitgebilde ist hier die immer noch gut tastbare A. brachialis.

40 Anästhesie in der Handchirurgie

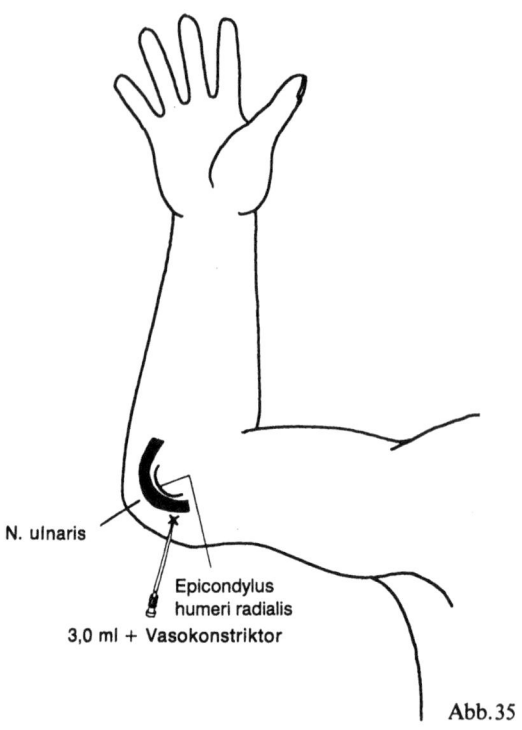

N. ulnaris

Epicondylus humeri radialis

3,0 ml + Vasokonstriktor

Abb. 35

Der Patient befindet sich in Rückenlage, den Arm im Schultergelenk um 90° gehoben und im Ellbogengelenk rechtwinklig gebeugt. Der Brachialispuls wird getastet, mit geringem Fingerdruck wird das Gefäß-Nerven-Bündel gegen den Oberarmknochen leicht fixiert. Einstich über der Arterie (Abb. 36a). Jeweils 10 ml der 1%igen Anästhesielösung mit Adrenalinzusatz werden ventral und dorsal der Arterie im Gefäß-Nerven-Bündel plaziert, nachdem man sich von der sicher extravasalen Lage der Kanüle überzeugt hat (Abb. 36b). Das vorherige Auslösen von Parästhesien überzeugt den Operateur von der richtigen Lage der Nadel innerhalb der Bindegewebshülle, die die Gefäße und Nerven umgibt. Wirkungseintritt nach 30–45 min. Diese Form der Leitungsanästhesie gestattet Eingriffe an Unterarm und Hand etwa bis 2½ h Dauer in Blutsperre oder Blutleere bei völliger Ausschaltung der Willkürmotorik (s. aber 3.1.3!). Nachspritzen zur Verlängerung der Anästhesie ist möglich, besser ist die Verwendung von Carbostesin als Depotanästhetikum. Der Stauschlauch verhindert das Abfließen des Betäubungsmittels in der Bindegewebshülle nach distal.

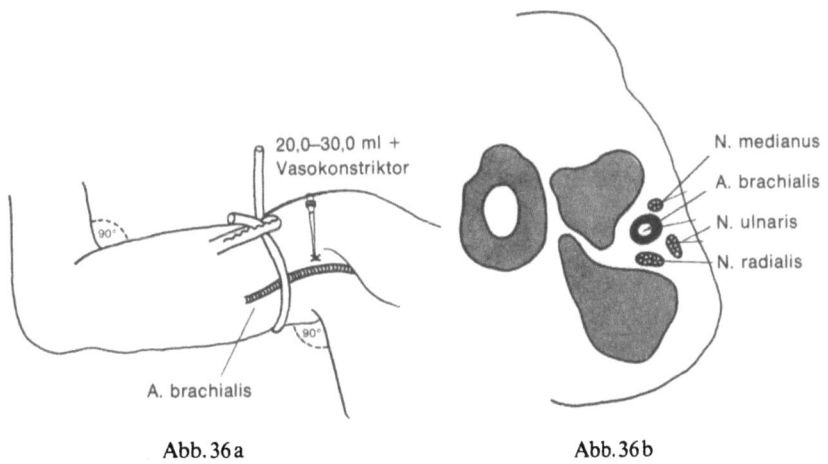

Abb. 36 a   Abb. 36 b

Zusätzliche Ringblockade der Hautnerven am Sitz der Blutleermanschette mit 15 ml 0,5%iger adrenalinhaltiger Lösung ist zu empfehlen. Gelegentlich sind am Unterarm zusätzliche Nervenblockaden erforderlich. Dieser Nachteil wird aber voll dadurch aufgewogen, daß bei dieser Form der Leitungsbetäubung auch dem weniger Geübten kaum durch eine Komplikation der Operationsplan durchkreuzt werden kann. Ist eine längere Operationsdauer vorherzusehen, so empfiehlt sich die präliminare Verabfolgung einer Prämedikation.

4.1.5 Supraklavikuläre Plexusanästhesie

Sie sollte wegen der Gefahr des Pneumothorax, aber auch anderer Allgemeinreaktionen (Atemstillstand) dem Geübten in der Klinik vorbehalten bleiben. **Sie darf nie doppelseitig angelegt werden.**

Die Anästhesie des Plexus brachialis erfolgt dort, wo er über die erste Rippe hinwegzieht. Der Patient befindet sich in Rückenlage, sein Kopf ist nach der entgegengesetzten Seite gewendet. Einstich mit ca. 5 cm langer Nadel von kranial her in einem Winkel von 80° 1 cm oberhalb und knapp lateral der Klavikulamitte bis zum Kontakt mit einem Plexusfaszikel oder mit der ersten Rippe. Durch Wandern mit der Nadel entlang der Rippe wird versucht, mit allen drei Faszikeln Kontakt aufzunehmen. An jeden Hauptstamm werden 10 ml Anästhetikum mit Vasokonstriktor injiziert. Wirkungseintritt nach 30–45 min (Abb. 37). Anästhesiedauer bei Verwendung eines Depotanästheticums 8 h und länger.

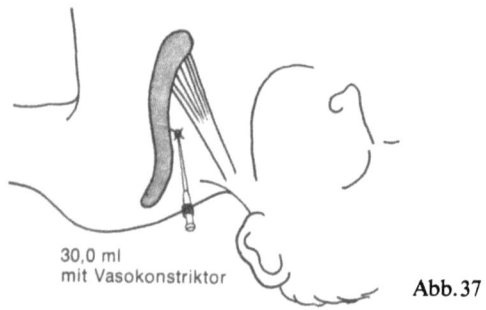

30,0 ml
mit Vasokonstriktor

Abb. 37

Gefahren

- Pleurapunktion, Pneumothorax: Der Patient hustet oder klagt über Atemnot. Die Anästhesie muß abgebrochen werden. Stationäre Aufnahme zur weiteren Beobachtung und Behandlung ist erforderlich.
- Intravasale Injektion. Zur Vermeidung muß hier besonders sorgfältig vor der Injektion aspiriert werden. Bei Punktion der A. subclavia wurde die Nadel zu weit medial eingeführt, der Plexus ist weiter lateral zu suchen (Abb. 37).

4.1.6 Intravenöse Leitungsanästhesie

Dieses Betäubungsverfahren, dessen Wirkung durch Diffusion über das Kapillarnetz zustande kommt, ist an die Möglichkeit einer exakten, kontrollierbaren Blutleere gebunden.

Am Oberarm wird eine Doppelmanschette mit automatischer Steuermöglichkeit des Manschettendruckes angelegt. In eine gut gestaute Vene des Unterarmes wird eine Verweilkanüle eingelegt und fixiert. Danach erfolgt das Auswickeln des Armes von den Fingerspitzen bis zur Manschette mittels einer Esmarch-Binde. Anschließend wird die proximale Manschette auf den für die Blutleere erforderlichen Druck von 250–300 mm Hg aufgeblasen. Die Esmarch-Binde wird entfernt, und man injiziert rasch 40 ml einer 0,5%igen Lösung von Xylonest ohne Vasokonstriktor (2–3 mg/kg Körpergewicht). Vorsichtiges Massieren des Hautmantels beschleunigt den Wirkungseintritt. Sobald der Patient über Schmerzen an der proximalen Manschette klagt, wird die distale Manschette aufgeblasen und die proximale aufgelassen. Um ein zu schnelles Eindringen des Lokalanästhetikums in den Kreislauf zu vermeiden, wird nach Beendigung des Eingriffs, frühestens jedoch 30 min nach der Injektion, die Blutleere intermittierend durch 3-5maliges Öffnen und Wiederaufblasen der Manschetten aufgegeben.

Diese Anästhesieform eignet sich nur für Erwachsene (Cave bekannte Unverträglichkeit gegen Lokalanästhetika!) und nur für Eingriffe zwischen 30 und 90 min Dauer. Ein Nachteil dieser Betäubungsform ist, daß nach Freigabe des Blutstromes das Schmerzgefühl so bald wiederkehrt, daß für eine subtile Blutstillung und den Hautverschluß keine ausreichende Zeit verbleibt.

4.2 Wahl des Betäubungsverfahrens

Für praktische Zwecke völlig ausreichend sind die subaxilläre Leitungsanästhesie, die Leitungsanästhesien am Handgelenk und die Mittelhandleitungsbetäubungen. Auch der Anfänger kann sie binnen kurzem erlernen, wenn er sich nur über die Lage der Nerven im klaren ist. Er kann sich damit ein schmerzfreies Operationsfeld schaffen, ohne Komplikationen fürchten zu müssen.

Bei alten Leuten und bei Patienten, bei denen aus der Vorgeschichte periphere arterielle Durchblutungsstörungen („toter Finger", aber auch Claudicatio intermittens) zu erfragen ist, ist die Oberst-Anästhesie kontraindiziert, die Leitungsanästhesie an Mittelhand und Handgelenk muß ohne Adrenalinzusatz erfolgen.

Bei Kindern ist für alle Eingriffe, die über den Verschluß einer einfachen Wunde hinausgehen, im Interesse von Arzt und Patient die Allgemeinnarkose vorzuziehen, wobei ein Intervall von 6 h seit der letzten Nahrungsaufnahme eingehalten werden muß.

4.3 Therapie toxischer Reaktionen bei Lokalanästhesie

Toxische Reaktionen sind unter Beachtung aller Kautelen, insbesondere der zulässigen Grenzdosen (S. 36, 37) und der Vermeidung intravasaler Injektionen, selten. Ihr Auftreten erfordert unverzügliches Handeln!

4.3.1 Kreislaufversagen

Sauerstoffzufuhr, künstliche Beatmung (Intubation, Kopftieflagerung, intravenöse Sympathikomimetika (z. B. Noradrenalin), Plasmaexpander (z. B. Rheomacrodex), Herzmassage bei Verdacht auf Herzstillstand.

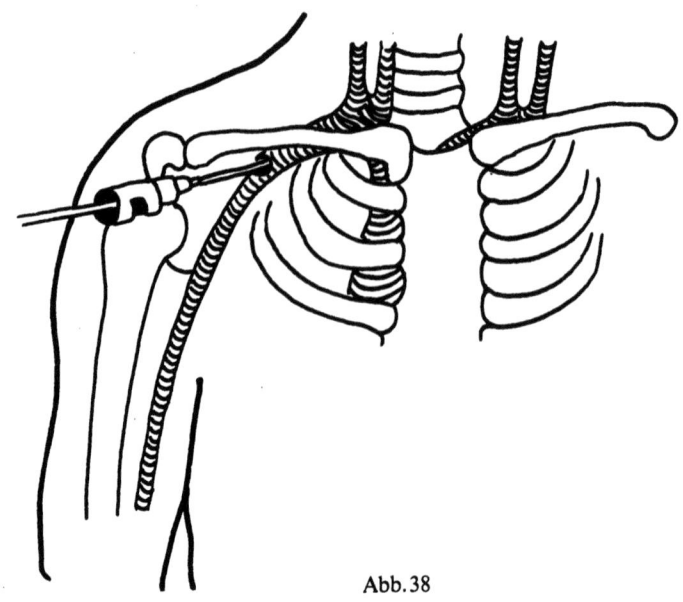

Abb. 38

Im Kreislaufkollaps kann die Punktion einer peripheren Vene schwierig, ja unmöglich sein. Fast immer zugängig ist die V. subclavia. Einstich unterhalb Schlüsselbeinmitte, wobei die Nadelspitze in Richtung Incisura jugularis sterni geführt wird (Abb. 38). Dabei strenge Asepsis beachten! Verwendung eines speziellen Kavakatheters als Einmalset ist erforderlich.

4.3.2 Respiratorische Insuffizienz

Sauerstoffzufuhr, künstliche Beatmung (Intubation).

4.3.3 Krämpfe

Intravenöse Barbituratnarkose, evtl. Muskelrelaxantien. Sauerstoffzufuhr, künstliche Beatmung.

4.4 Therapie allergischer Reaktionen bei Lokalanästhesie

Allergische Reaktionen sind ebenfalls selten. Man tut gut daran, den Patienten vor dem Anlegen einer Lokalanästhesie zu befragen, ob er bereits einmal eine örtliche Betäubung erhalten hat und ob diese gut vertragen wurde. Beim Vorliegen einer Allergiebereitschaft muß auf die Allgemeinnarkose ausgewichen werden. Eine allergische Reaktion erfordert:
- Kortikosteroide
- Aufrechterhaltung der Vitalfunktionen (Atmung, Herztätigkeit, Kreislauf).

Literatur

Brodfield, W.J.D.: Digital block anästhesia and its complications. Br J Surg *50*, 495 (1965)
Buck-Gramcko, D., Geldmacher, J.: Leitungsanästhesie in der Handchirurgie. Chirurg *36*, 513 (1965)
Frodermann, H.: Über die Bedeutung der Leitungs- und Lokalanaesthesie im Unfallkrankenhaus. Krankenhausarzt *38*, 2 (1965)
Hoffmann, H.: 655 handchirurgische Operationen in subaxillärer Leitungsanaesthesie. Chirurg *36*, 516 (1965)
Kilian, H. (Hrsg.): Lokalanaesthesie, Lokalanaesthetika. Stuttgart: Thieme 1973
Matthes, H.: Untersuchungen und Ergebnisse bei der supraclaviculären Blockade des Plexus brachialis. Anaesthesist *14*, 107 (1965)
Moore, D.C., Bridenbough, L.D., Eater, K.F.: Block of the upper extremity. Arch Surg *90*, 68 (1965)
Pavek, K., Wegmann, A.: Pathophysiologie des anaphylaktischen und anaphylaktoiden Schocks. Fortschr Med *99*, 1994 (1981)
Riel, K.A., Paar, O.: Ambulantes Operieren mit der intravenösen Regionalanaesthesie (IVRA). Unfallheilkunde *85*, 36 (1982)
Schlag, G.: Die intravenöse Lokalanaesthesie in der Unfallchirurgie. Monatsschr Unfallheilkd *69*, 237 (1966)
Solonen, K.A., Tarkkonen, L.: Intravenous anaesthesia in surgery of the hand. Arch Orthop Unfallchir *60*, 115 (1966)
Titze, A.: Die Leitungsanaesthesie in der Handchirurgie. Ihre Vor- und Nachteile. Chir Praxis *6*, 165 (1962).

5 Versorgung der offenen Handverletzung

Primäre Wundheilung ist Grundlage und Voraussetzung jeder erfolgreichen Handchirurgie. Aufgabe des Operateurs ist es, durch richtiges Verhalten vor, während und nach der Operation eine Primärheilung zu erzielen.

5.1 Richtiges Verhalten vor der Operation

1. Vermeiden einer Kontamination mit resistenten Praxis- oder Krankenhauskeimen durch sofortigen sterilen Verband, gegebenenfalls unter Verwendung von Antiseptika aus der Reihe der Hexachlorophene oder der quartären Ammoniumbasen. Die Hand ist schon vor einer erforderlichen Röntgenuntersuchung in dieser Weise einzupacken! Alkoholhaltige Desinfizientien schädigen durch Eiweißfällung mehr als sie nützen.

2. Fingerringe sind **sofort** zu entfernen, auch von unverletzten Fingern. Wenn erst ein Ödem aufgetreten ist, gestaltet sich diese Prozedur schwieriger!

3. Auch bei stärkerer Blutung ist im allgemeinen das Abbinden unnötig, führt es doch in der Regel nur zur Stauung. Das Anlegen einer Blutsperre lange vor der Operation aber bereitet dem Verletzten nur unnötige Schmerzen und verkürzt die Toleranzzeit der Blutleere! In einer solchen Situation ist neben dem Anlegen eines Druckverbandes das Hochhalten oder Hochbinden des verletzten Armes völlig ausreichend, um unnötigen Blutverlust zu vermeiden.

4. Gründliche Untersuchung der verletzten Hand und der Wunde unter Kautelen, wie sie in einem aseptischen Operationssaal üblich sind, also selbstverständlich mit steriler Bekleidung, Handschuhen sowie Kopf- und Mundschutz.

5. Gründliche Reinigung der Wunde und darüber hinaus des Armes bis zur Ellenbeuge zumindest mit viel Wasser und Seife, besser mit Hexachlorophenen oder quartären Ammoniumbasen.

Vorsicht: Zumindest Hexachlorophene werden durch die Haut resorbiert. Der Wirkstoff muß daher vor allem bei Kleinkindern zur Vermeidung von Intoxikationen abgespült werden!

6. Die Abdeckung zur Operation mit sterilen Tüchern muß die ganze Hand und darüber hinaus den Unterarm bis zur Ellenbeuge freilassen, damit genügend Übersicht und Bewegungsfreiheit gegeben ist. Das Verschieben der Tücher vom unsterilen in den sterilen Bereich muß unmöglich gemacht werden.
7. Sorgfältige Operationsplanung und Durchführung des Eingriffes ohne Zeitdruck.
8. Tetanusprophylaxe nicht vergessen!
Der Verletzte ist

- *ungeimpft:* sofort **Simultanimpfung** mit
  0,5 ml Tetanol und 250 I. E. Tetagam;
  Vervollständigung der Immunisierung nach 1 Monat und 1 Jahr mit je 0,5 ml Tetanol
- *vollständig immunisiert:* **Auffrischung** mit 0,5 ml Tetanol
- *vollständig immunisiert*
- *vor mehr als 10 Jahren:* Simultanimpfung
- *unvollständig immunisiert:* Simultanimpfung
- *Immunitätslage unklar:* Simultanimpfung.

> **Beurteilung der Immunitätslage nur nach Vorlage eines Impfausweises, nie nach Angaben des Verletzten!**

5.1.1 Sofortversorgung, „aufgeschobene Erstversorgung" oder „Dringlichkeit mit aufgeschobener Operation"?

Grundsätzlich ist auch die Wunde an der Hand entsprechend den Prinzipien von *Friedrich* zu versorgen. Das enge Nebeneinander funktionell wichtiger anatomischer Gebilde macht jedoch eine wirklich radikale Wundausschneidung im Sinne *Friedrichs* häufig unmöglich. Die Erfahrung hat allerdings gelehrt, daß man bei den im allgemeinen guten Durchblutungsverhältnissen an der Hand sowohl die radikale Wundausschneidung zugunsten einer zureichenden Wundtoilette verlassen als auch aus organisatorischen Gründen, insbesondere bei schweren Verletzungen, die 8-h-Grenze bis zur Versorgung überschreiten darf.

> **Diese Entbindung von den Grundsätzen der operativen Wundbehandlung darf aber keinesfalls als Freibrief für unexaktes Arbeiten aufgefaßt werden!**

Unter Vermeidung von iatrogenen Nebenverletzungen
- muß devitales Haut- und Muskelgewebe ohne Rücksicht auf den späteren Wundverschluß entfernt werden,
- müssen verschmutzte Skelettanteile mit Meißel oder scharfem Löffel gesäubert werden,
- müssen verschmutzte Knorpelanteile gereinigt werden,
- müssen notfalls ausgefaserte und verschmutzte Gelenkkapsel- und Bandanteile selbst bis zur Hälfte ihrer Dicke reseziert werden,
- müssen Schmutzpartikel peinlich genau beseitigt werden.

> **Verschmutzte Nerven, Gefäße und Sehnen dürfen nicht entfernt werden!**

Die instrumentelle Wundtoilette wird durch den mechanischen Effekt häufiger Spülungen mit physiologischer Kochsalz- oder Ringerlösung wesentlich unterstützt.

Wird der Zeitpunkt der operativen Versorgung einer Handverletzung hinausgeschoben, so muß scharf zwischen der aus rein organisatorischen Gründen „aufgeschobenen Erstversorgung" *(Scharizer)* und der „Dringlichkeit mit aufgeschobener Operation" („urgence avec opération différée" nach *Iselin*) unterschieden werden, für deren Anwendung neben organisatorischen vor allem auch pathophysiologische Gründe den Ausschlag geben können. Beide streben eine globale Wiederherstellung aller Strukturen im Rahmen der ersten operativen Versorgung an im Gegensatz zu *Moberg,* der sofortigen vollständigen Wundverschluß fordert und die Wiederherstellung der Funktion sekundären Eingriffen überläßt.

Bei der „urgence différée" – keinesfalls ein passives Zuwarten – ist der Zeitpunkt zur Operation frühestens 48 h nach der Verletzung, also nach Abschwellung und Aufbau der lokalen körpereigenen Infektabwehr gekommen, wenn die Überlebensfähigkeit des Gewebes auch klinisch sicher beurteilt werden kann. Dieser Zeitraum wird mit lokalantiseptischen Maßnahmen an der ruhiggestellten und hochgelagerten Gliedmaße und Verabfolgung hoher

Dosen eines Breitbandantibiotikums überbrückt. *Scharizer* geht einen Mittelweg, in dem er die lokalen und allgemeinen Maßnahmen *Iselin's* übernimmt, den globalen Eingriff aber auf den nächsten organisatorisch günstigen Zeitpunkt verschiebt und den biologischen Gesichtspunkten der Ödemausschwemmung und Abwehrreaktionen einen geringeren Rang einräumt.

Im Einzelfall wird das Vorgehen von der handchirurgischen Erfahrung des versorgenden Arztes bestimmt sein, doch lassen sich aus diesen Erörterungen folgende Empfehlungen ableiten:

Sofortversorgung

Alle reinen Weichteilverletzungen, die einen primären Wundverschluß ohne plastisch-operative Maßnahmen zulassen.

Aufgeschobene Erstversorgung

Alle Handverletzungen, die zur sachgemäßen Versorgung einen erfahrenen Operateur verlangen, der innerhalb der ersten 12 h nach der Verletzung zur Verfügung steht.

Dringlichkeit mit aufgeschobener Operation

Nur schwerste Handverletzungen, die es aus allgemeinmedizinischen Gründen geraten erscheinen lassen, den Eingriff aufzuschieben und die zur sachgemäßen Versorgung einen erfahrenen Operateur oder gar einen Spezialisten verlangen.

Aus diesen Erörterungen ergibt sich auch, daß der Eingriff zur Versorgung einer Handverletzung jederzeit abgebrochen werden kann, um entsprechend den Regeln der aufgeschobenen Erstversorgung oder gar der „urgence différée" nach Beiziehung eines Erfahreneren oder Überweisung an einen Spezialisten zu Ende geführt zu werden, wenn sich herausstellt, daß der erstversorgende Arzt die Grenzen seines Könnens erreicht hat. Dies zu erkennen, erfordert allerdings Einsicht und Selbstkritik!

5.1.2 Schwere Kombinationsverletzungen – globale Erstversorgung oder mehrzeitige Wiederherstellung?

Diese Frage läßt sich nicht grundsätzlich entscheiden. Art der Gewalteinwirkung, Ausmaß der Verletzung, Zustand des Verletzten sowie Erfahrung und

Einstellung des Operateurs sind vielmehr für die Wahl des Vorgehens bestimmend. Wir ziehen gewöhnlich eine mehrzeitige Wiederherstellung vor:
Erste Sitzung: Haut
Knochen
Strecksehnen
Zweite Sitzung: Beugesehnen
Nerven.

5.2 Richtiges Verhalten während der Operation

5.2.1 Allgemeine Hinweise

1. Wahrung höchster Asepsis.
2. Gewebeschonendes (atraumatisches!) Operieren.
3. Stets primären Wundschluß erzwingen – nötigenfalls unter Einsatz primärplastischer Maßnahmen.
4. Naht unter Spannung in jedem Fall und an jedem Substrat vermeiden!
5. Ausmaß der Verletzungen und getroffene Maßnahmen in allen Einzelheiten sofort während der Operation schriftlich fixieren lassen. Spätere Wiederherstellungsoperationen können nur richtig geplant werden, wenn vollständige Unterlagen über die geschädigten Strukturen vorhanden sind. Erfahrungsgemäß wird bei der nachträglichen Abfassung des Operationsberichtes manches vergessen.
6. Zu straffes Anziehen der Fäden beim Wundverschluß vermeiden! Auch das Gewebe unter dem Faden will leben (d.h. muß durchblutet werden), selbst dann noch, wenn es zum Wundödem kommt (s. Nr. 4)!

5.2.2 Wundausschneidung – Messer oder Schere?

Für die Benutzung des Skalpells spricht der glatte Schnittrand, gegen die Schere die Tatsache, daß mit ihr eine gewisse Quetschung noch gesunden Gewebes nicht vermieden werden kann.

In der Praxis werden die Möglichkeiten zum Einsatz des Messers dadurch eingeschränkt, daß gewöhnlich mehr Gewebe als unbedingt erforderlich geopfert werden muß. Die Schere dagegen, sofern sie straff im Schloß und scharf ist, ermöglicht ein zielsicheres Vorgehen.

Wir haben bei Benutzung der Schere keine Nachteile gesehen. Entscheidend ist die wirklich sorgfältige und zureichende Beseitigung von Verschmutzungen und allen devitalen Gewebes.

5.2.3 Wundausschneidung – wann braucht nicht, wann muß ausgeschnitten werden, wo liegen die Grenzen?

Die Praxis zeigt, daß glatte und saubere traumatische Schnittwunden, **die die Kutis nicht überschreiten**, nach Desinfektion ohne Wundausschneidung, ja selbst ohne Naht, unter einem Klammerpflaster-Verband in der Regel primär heilen. Ausschneidung im Sinne von *Friedrich* würde hier die Wunde und das Risiko der Sekundärheilung noch vergrößern.

Riß- und Quetschwunden (auch oberflächliche!) haben lokalen Gewebsuntergang zur Folge und bedürfen daher der Ausschneidung ebenso wie jede Wunde, die das Unterhautfettgewebe erreicht. Dazu gehören theoretisch auch die Stich- und Schußverletzungen, bei denen wir allerdings bereits die Grenzen der praktikablen Wundausschneidung erreichen. Radikale Wundausschneidung verbietet sich dort, wo im Zuge der Operation funktionell wichtige, noch in ihrer Kontinuität erhaltene Strukturen geopfert werden müßten, also insbesondere Nerven, Fingerarterien und Sehnen. In solchen Fällen muß man sich auf die Ausschneidung der Hautwunde, die Toilette und Spülung der übrigen Wunde beschränken.

Traumatische Tätowierungen, also bis in das Corium reichende Schmutzeinsprengungen, lassen sich nicht durch eine einfache Waschung beseitigen. Wir entfernen sie bei der Erstversorgung mit entsprechender Anaesthesie durch Bürsten. Nach Abheilen der Wundfläche und Einheilung der Schmutzpartikel ist ihre Beseitigung ungleich schwieriger!

5.2.4 Primäre Naht – verzögerte Primärnaht

In der Regel wird eine sauber ausgeschnittene Wunde sofort durch Einzelnähte verschlossen, sofern das ohne Spannung möglich ist (Abb. 39a, b). Zu straff geknüpfte Fäden und eng gelegte Nähte führen durch den Druck des Wundödems zur Nekrose (Abb. 40a, b). Ein leichtes Klaffen der Wundränder ist dagegen ohne negativen Einfluß auf den Ablauf der Wundheilung und

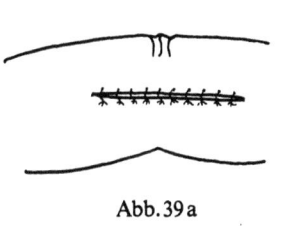

Abb. 39a

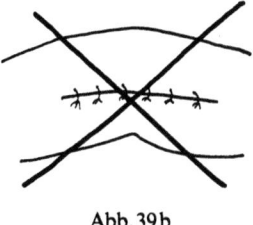

Abb. 39b

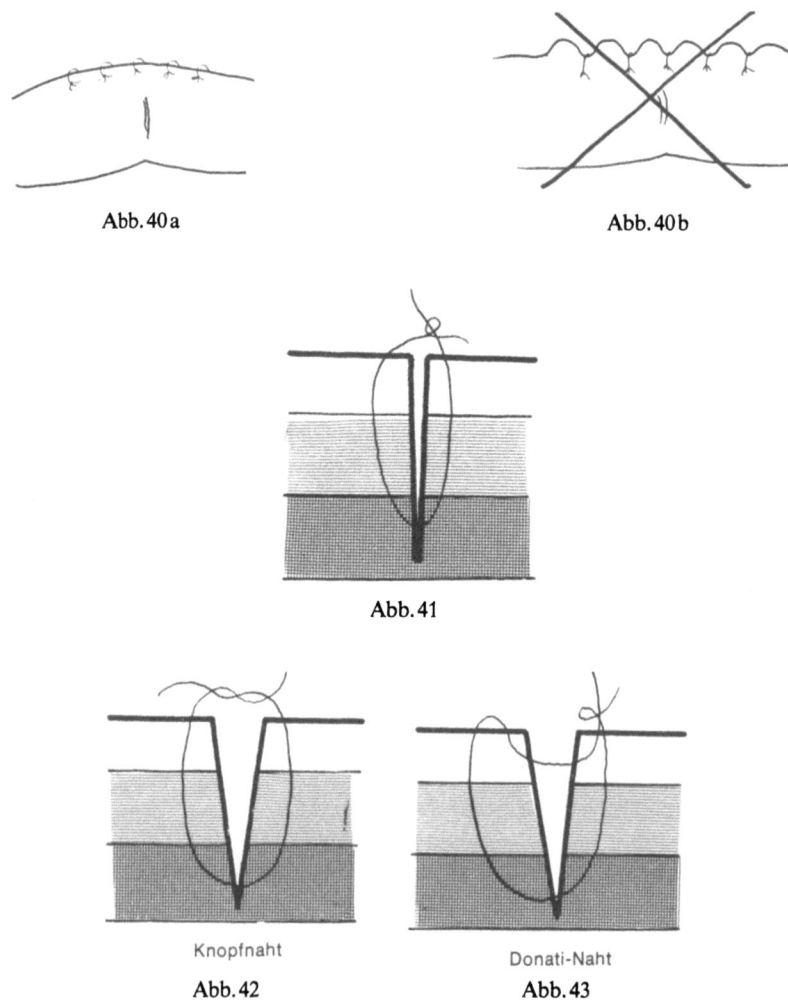

Abb. 40a Abb. 40b

Abb. 41

Knopfnaht
Abb. 42

Donati-Naht
Abb. 43

auch auf das Aussehen der späteren Narbe *(Moberg)* (Abb. 41). Dabei spielt die Nahttechnik – einfache Knopfnaht (Abb. 42) oder vertikale Matratzennaht nach *Donati* (Abb. 43) – nur eine untergeordnete Rolle.

Haben wir bei einer Wundauschneidung nur die Grenze des Möglichen erreicht, so kann die Entscheidung für einen sofortigen Wundverschluß von einer Infektion gefolgt sein, die unsere Bemühungen zunichte macht. Hier ist der Platz für eine

verzögerte Primärnaht:
Die Nähte werden gelegt, aber nicht geknüpft. *Donati*-Naht ist empfehlenswert.
Die Weiterbehandlung erfolgt nach den Regeln der aufgeschobenen Dringlichkeit. Nach längstens 48 h kann entschieden werden, ob nach der nunmehr erfolgten Abschwellung die Fäden locker geknüpft werden können oder ob in wenigen Fällen eine Infektion angeht, die nach den Regeln der septischen Handchirurgie weiterbehandelt werden muß.

5.2.5 Antibiotika – ja oder nein?

In allen Fällen, in denen der Operateur einen primären Wundverschluß auch unter Einsatz von Hauptplastiken für gerechtfertigt gehalten hat, ist in der Regel eine antibiotische Therapie nicht erforderlich.

> **Die Gabe eines Lokalantibiotikums in die Wunde vor ihrem Verschluß ist in jedem Fall zu unterlassen!**

Die örtliche Gewebsschädigung, Ödembildung, Nekrosegefahr etc. sind größer als der antibakterielle Nutzen.
Bei verzögerter Primärnaht oder wenn nach den Prinzipien der aufgeschobenen Primärversorgung oder der aufgeschobenen Dringlichkeit gearbeitet wird, ist eine parenterale antibiotische Therapie unter Einsatz eines Breitbandantibiotikums angebracht.

5.2.6 Wundverschluß durch plastische Maßnahmen

Kenntnisse über die Durchführung einfacher Hautplastiken, die größtenteils auch ambulant durchgeführt werden können, wie über den Umgang mit Transplantationsmesser und Dermatom gehören zum Rüstzeug eines jeden Chirurgen, also auch desjenigen, der Handverletzungen versorgen will. Folgende Möglichkeiten bieten sich an:

- freie Transplantation
- gestielte Nahplastik
- Fernplastik

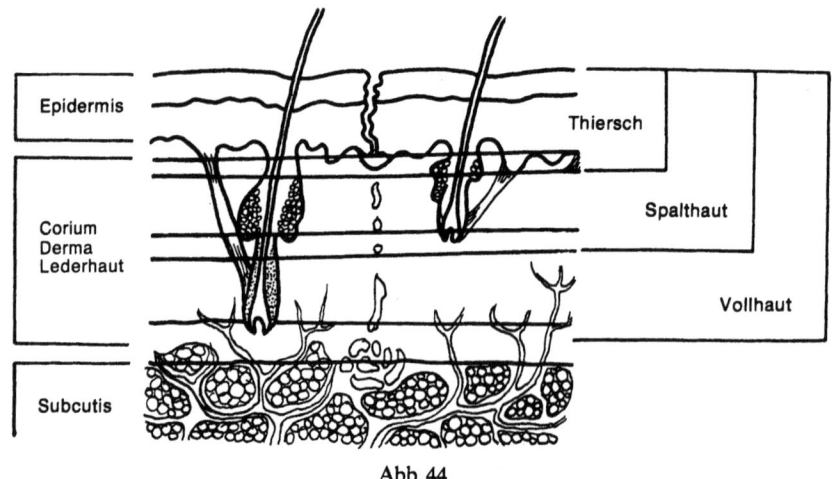

Abb. 44

Freie Transplantation (Abb. 44)

- Thiersch-Lappen
- Spalthautlappen von ½ bis ⅔-Stärke
- fettfreie Vollhautlappen
- Reverdin-Läppchen.

Der Thiersch-Lappen ist in der Regel entbehrlich, zumal er nur wenig belastungsfähig ist.

Mit Spalthaut und fettfreier Vollhaut lassen sich alle auch großflächigen Substanzdefekte belastungsfähig decken, bei denen keine Knochen oder von ihren Gleitlagern entblößte Sehnen freiliegen. Spalthaut neigt mit abnehmender Dicke zu vermehrter Schrumpfung. Das muß bei den Transplantatgrößen berücksichtigt werden. Je dicker das Transplantat ist, desto größere Anforderungen werden an das Transplantatlager gestellt, desto problematischer ist die Einheilung, desto widerstandsfähiger ist aber auch das eingeheilte Transplantat. An die Möglichkeit, freien Vollhauttransplantaten mit Unterhautfettgewebe auf mikrochirurgischem Wege sowohl Gefäß- als auch Nervenanschluß zu geben, damit sie besonders hohen Anforderungen hinsichtlich mechanischer Belastbarkeit und Sensibilität genügen können, sei hier nur erinnert. Das Verfahren ist speziellen Zentren vorbehalten. Spalthaut wird mittels Dermatom am besten vom Oberschenkel entnommen (Abb. 45). Kleine Vollhauttransplantate werden praktischerweise in der Ellenbeuge gewonnen (Abb. 46).

Richtiges Verhalten während der Operation 55

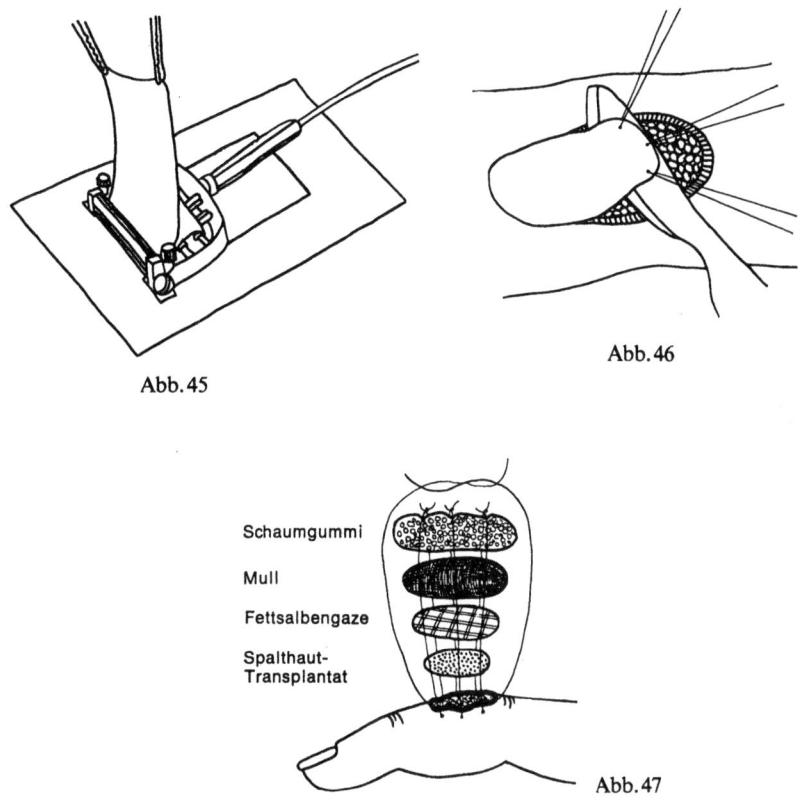

Abb. 45

Abb. 46

Abb. 47

Das Transplantat wird unter nur geringer Spannung eingenäht (Mersilene 5/0), in die langgelassenen Fäden wird über einer mit Mull abgedeckten Lage Fettsalbengaze zur Kompression Schaumgummi eingeknotet. Entfernung des Kompressionsverbandes nach 10 Tagen (Abb. 47). An funktionell unbeweglichen oder nicht beanspruchten Stellen ist bei Ruhigstellung offene Behandlung vorzuziehen.

Reverdin-Läppchen, mit Schere und Pinzette vom linken Unterbauch entnommen, sind die anspruchslosesten und dabei doch sehr belastungsfähigen Transplantate. Ihre Verwendbarkeit in der täglichen Praxis ist sicher besser als ihr kosmetischer Ruf. Sie eignen sich besonders zur Deckung kleinerer Defekte und werden mit Kompressionsverband für 10 Tage angedrückt. Als Einzeltransplantate können sie auch eingenäht werden. Die Entnahmestellen, vorzugsweise am linken Unterbauch, können durch Nähte wieder verschlossen (Abb. 48 a–c) oder auch offengelassen werden.

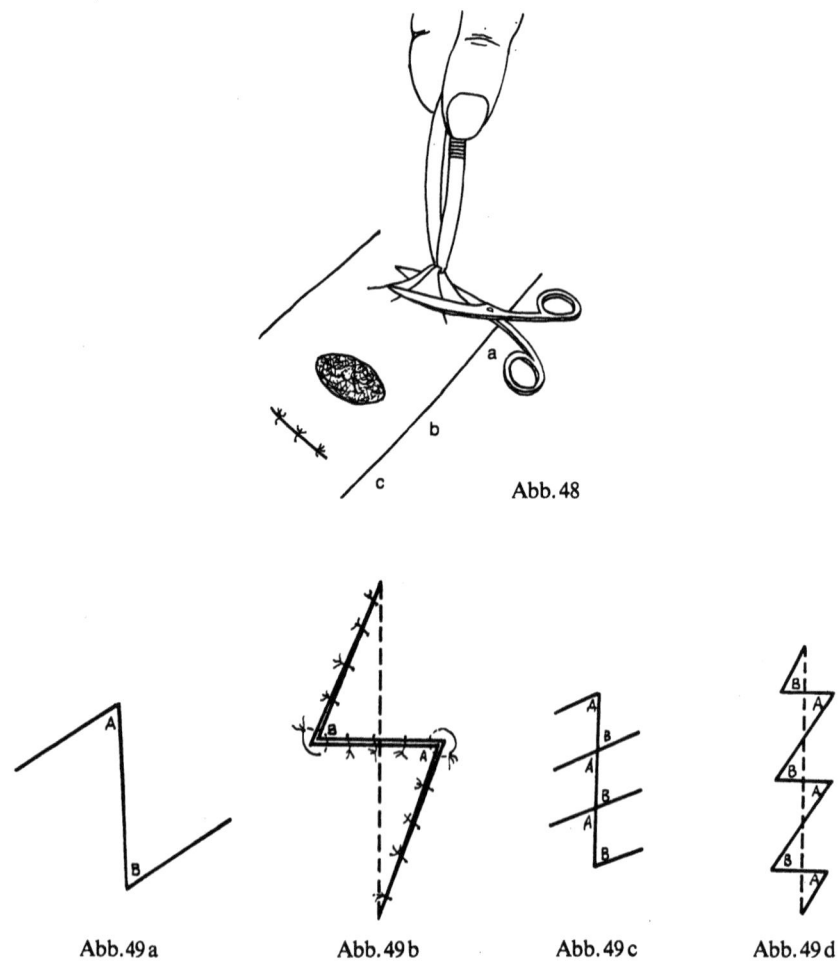

Abb. 48

Abb. 49 a Abb. 49 b Abb. 49 c Abb. 49 d

Gestielte Nahplastik

- Lokale Verschiebelappen (Z-Plastik, Visierlappen, Fahnenlappen, Rotationslappen, VY-Plastik)
- gestielte Hohllappen
- gekreuzte Fingerlappen
- neurovaskuläre Lappen *(Hilgenfeldt, Littler-Zrubecky).*

Bei dieser Form der Hautplastik verbleibt das Unterhautfettgewebe am Lappen, daher die vorzügliche Belastbarkeit!

Die Z-Plastik dient nicht nur der Beseitigung von Narbenkontrakturen, sondern sie ist auch ein vorzügliches Mittel zu ihrer Verhütung bei Wunden im Bereich von Gelenkfalten. Man denke daran, daß der Längengewinn immer auf Kosten der Breite geht. Das kann am Finger zu Durchblutungsstörungen führen (Abb. 49 a-d).

Fahnenlappen (Abb. 50 a-c) und Visierlappen (Abb. 51 a-c) haben ihre Indikation am Fingerstumpf, wenn Knochenstrecke unter allen Umständen erhalten werden muß.

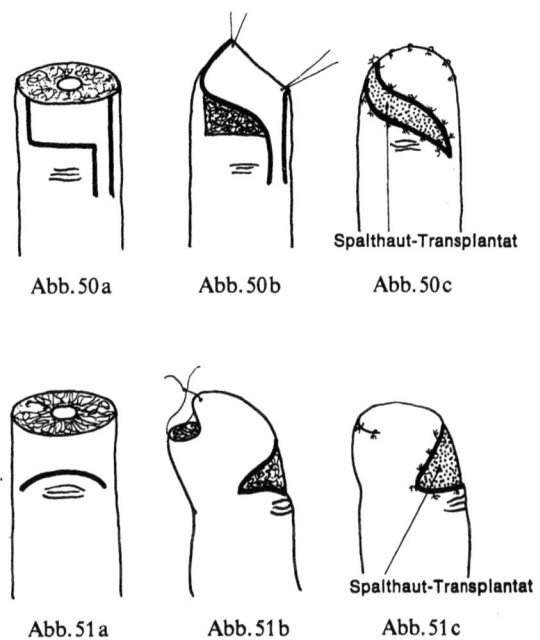

Abb. 50a   Abb. 50b   Spalthaut-Transplantat Abb. 50c

Abb. 51a   Abb. 51b   Spalthaut-Transplantat Abb. 51c

Lappenrotationen kommen in Frage, wenn insbesondere im Gelenkbereich und über Sehnen sowie Knochen die Voraussetzungen für ein freies Transplantat nicht mehr gegeben sind, außerdem zur Wiederherstellung der Kommissuren. Der entstehende Defekt wird mit Spalthaut gedeckt (Abb. 52). Für die Deckung eines seitlichen Weichteildefektes am Finger *(Bunnell)* steht in den meisten Fällen der Aufwand in keinem Verhältnis zum Gewinn. Hier leistet in der Regel ein freies Transplantat Besseres.

Der gestielte Hohlhandlappen (Abb. 53) zum Ersatz einer Fingerspitze ist fast immer entbehrlich, da in den meisten Fällen ein freies Transplantat bei

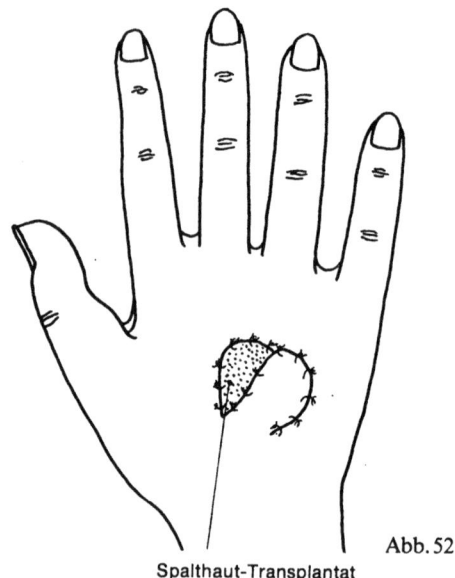

Abb. 52
Spalthaut-Transplantat

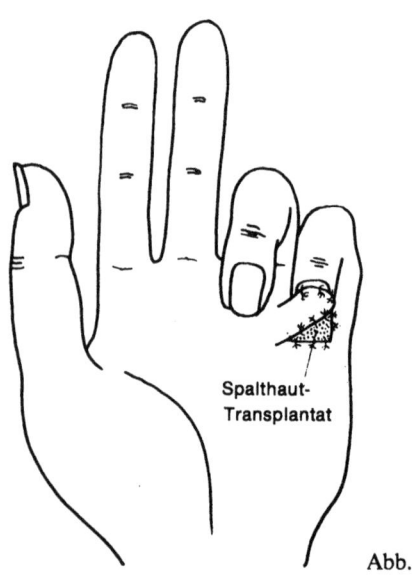

Spalthaut-
Transplantat

Abb. 53

mehr Sicherheit den gleichen Effekt hat, ohne die Gefahr von Kontrakturen, insbesondere bei älteren Menschen, heraufzubeschwören. **Gerade bei dem Gedanken an einen gestielten Hohlhandlappen sollte man ernsthaft prüfen, ob ein Fingergliedverlust für den Verletzten am Ende nicht doch der bessere Ausweg ist.**

Gekreuzte Fingerlappen für die Deckung beugeseitiger Defekte ergeben eine Hautdeckung, unter der auch Sehnen wieder gleiten können (Abb. 54a–c).

Lappenverschiebungen mit Ausnahme der Z-Plastik und der VY-Plastik verlangen eine Deckung der Entnahmestelle, gestielte Lappen auch des freien Lappenstieles mit Spalthaut, denn eine Sekundärheilung gefährdet den Lappen durch Infektion und Schrumpfung!

Die Durchtrennung des Lappenstieles kann – nach Gefäßtraining durch intermittierende Stielabklemmung mittels Gummischlauch und Klemme – zwischen dem 15. und 18. Tag erfolgen.

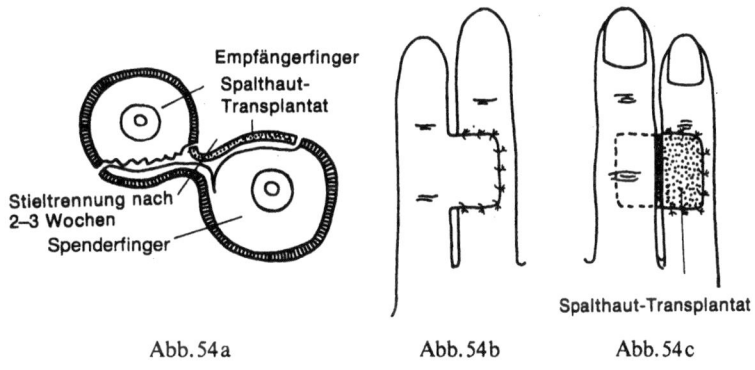

Abb. 54a   Abb. 54b   Abb. 54c

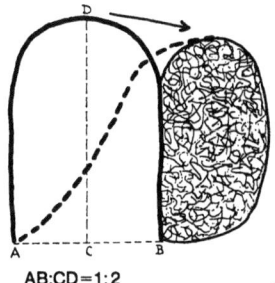

AB:CD=1:2   Abb. 55

Bei allen, nicht mit einem echten vaskulären Stiel ausgestatteten Nahplastiken darf das Verhältnis von 2:1 zwischen Lappenlänge und Stielbreite nicht überschritten werden, wenn man nicht eine Lappennekrose riskieren will (Abb. 55).

Merke: Es ist ein Irrglaube, daß gestielte Lappen sicherer einheilen als freie Transplantate!

Die Indikation zu neurovaskulären Lappen ist begrenzt. In den Kapiteln 7 (Fingerendgliedverletzungen), 13 (Daumenverletzungen) und 15 (Ersatzplastiken) wird näher darauf eingegangen.

Fernplastik

Hierher gehören Brücken- und Flachlappen vom kontralateralen Arm, vom Oberschenkel und vom Rumpf, auch Rundstiellappen vom Bauch, die zur Vermeidung störender Fettpolster möglichst unter Erhaltung der ernährenden Gefäße fettarm präpariert werden müssen. Ihr Anwendungsgebiet sind großflächige Defekte der Hohlhand und des Handrückens sowie die Gewinnung sekundärer Greifformen bei multiplen Fingerverlusten. Ihre Indikation ist begrenzt, sie sollte dem Erfahrenen vorbehalten bleiben. Die Erhaltung von Langfingern durch derartige Maßnahmen ist nur in seltenen Fällen sinnvoll.

5.3 Richtiges Verhalten nach der Operation

1. Blutreste werden mit feuchten Tupfern entfernt, um den Bakterien einen idealen Nährboden möglichst zu entziehen.
2. Schnürende Verbände müssen vermieden werden.
3. Ruhigstellung erfolgt in Funktionsstellung, ausnahmsweise in Entlastungsstellung. Gipsverband ist besser als Schienenverband. Die Beugestellung, insbesondere der Fingergrundgelenke, ist nötigenfalls im Röntgenbild zu kontrollieren, da der äußere Aspekt im Verband nicht selten täuscht.
4. Hochlagerung oder Aufhängen des Armes, um dem Ödem besseren Abfluß zu gewähren. Zweckmäßig verwendet man dazu eine breite, gepolsterte Oberarm-Kramer-Schiene, die bei Beugung des Ellbogengelenkes von 100° unter Polsterung der Ellenbeuge angewickelt werden muß.

5. Medikamentöse Ödemausschwemmung.
6. Aktive Übungen aller nicht ruhiggestellten Gelenke vom 1. Tag an ist die beste Dystrophieprophylaxe. Diese Übungen, und wenn sie nur in einem Heben des Armes über die Horizontale bestehen, müssen aber, sollen sie effektvoll sein, tagsüber kontrolliert, am besten stündlich abgehalten werden.
7. Schmerzbekämpfung
In der Regel sind leichte Analgetika ausreichend. Genügen sie nicht, muß der Verband geöffnet und auf die Verursachung von Durchblutungsstörungen kontrolliert werden. Auch die Wundinfektion kündigt sich durch anhaltende Schmerzen an.

> **Merke: Klagen über Schmerzen im Okklusivverband sind ernst zu nehmen. Stets ist der Verband zu revidieren!**

8. Über 24 h anhaltender Wundschmerz muß unbedingt den Verdacht auf einen beginnenden Infekt wecken. Die Wunde ist zu inspizieren.
9. Sekundärinfektion beim Verbandswechsel muß durch aseptische Kautelen, insbesondere Mundschutz, vermieden werden! Es besteht keine Indikation zur Öffnung eines korrekt angelegten Verbandes vor dem 7.–10. Tag, solange keine Beschwerden (s. oben) geäußert werden.
10. Entfernung der Fäden nicht vor dem 14. Tag, an funktionell beanspruchten Stellen erst nach 21 Tagen. Ein modernes, nicht quellendes Nahtmaterial erlaubt Übungsbehandlung auch bei liegenden Fäden!
11. Hautnekrosen müssen frühzeitig operativ entfernt, die entstandenen Defekte so bald wie möglich plastisch gedeckt werden.

Literatur

Berger, A. Meissl, G.: Wiederherstellung der sensiblen Qualitäten der Endphalangen durch gestielte und freie Transplantation. Handchirurgie *7*, 169 (1975)
Böhler, J.: Primäre wiederherstellende Eingriffe bei schwersten Handverletzungen. Langenbecks Arch Chir *292*, 158 (1959)
Böhler, J.: Geweberverpflanzungen nach Handverletzungen. Hefte Unfallheilkd *75*, 120 (1963)
Bongert, H.: Zur Behandlung komplexer, infektionsgefährdeter Handverletzungen nach dem Prinzip der Dringlichkeit mit aufgeschobener Operation *(Iselin).* Hefte Unfallheilkd *107*, 242 (1971)
Brüchle, H.: Zur primären Versorgung frischer komplexer Handverletzungen. Hefte Unfallheilkd *107*, 241 (1971)

Buck-Gramcko, D.: Erstversorgung schwerverletzter Hände. Chir Praxis *12,* 449 (1968)
Buck-Gramcko, D.: Deckung von Hautdefekten an der Hand. Chir Praxis *12,* 85 u. 263 (1968)
Carstensen, E.: Wiederherstellung der Ausdruckskraft der Hand als chirurgisches Problem. Med Welt (Stüttg) *16,* 837 (1962)
Christ, W.: Die Bedeutung erhaltener Fingernerven zur Resensibilisierung von Hauttransplantaten. Langenbecks Arch Chir *301,* 898 (1962)
Davis, J. T.: Primary care of injuries of the hand. South Med J *60,* 526 (1967)
Ehalt, W.: Dringlichkeit mit aufgeschobener Operation. Hefte Unfallheilkd *71,* 250 (1962)
Flatt, A. E.: Minor hand injuries. J Bone Joint Surg *373,* 80 (1957)
Gadzaly, D.: Wesentliche Vereinfachung der Spalthautverpflanzung durch Verwendung selbsthaftender Kunststoffolien. Chir Praxis *11,* 119 (1967)
Georg, H.: Indikation und Technik bei der Versorgung schwerer Hand- und Fingerverletzungen. Langenbecks Arch Chir *287,* 507 (1957)
Gurdin, M., Pangman, W. J.: The repair of surface defects of fingers by transdigital flaps. Plast Reconstr Surg *5,* 368 (1950)
Hilgenfeldt, O.: Ausgewählte Kapitel aus der Unfallchirurgie der Hand. Unfallmed. Tagg. Düsseldorf 1955
Horn, J. S.: The use of full thickness hand skin flaps in the reconstruction of injured fingers. Plast Reconstr Surg *7,* 463 (1951)
Iselin, M.: Delayed emergency in fresh wounds of the hand. Proc R Soc Med *51,* 713 (1958)
Iselin, M, Iselin, F.: Types of Z-plasty and their technical determination. J Int Coll Surg *43,* 276 (1965)
Johnson, R. K., Iverson, R. E.: Cross-finger pedicle flaps in the hand. J Bone Joint Surg [Am] *53,* 913 (1971)
Kislov, R., Kelly, A.: Cross-finger flaps in digital injuries with notes on Kirschnerwire fixation. Plast Reconstr Surg *25,* 312 (1960)
Littler, J. W.: Neurovaskular skin island transfer in reconstructive hand surgery. Int Soc Plast Surg *2,* 175 (1960)
Marcus, G. H.: Gefahren und Fehler der kleinen Handchirurgie. Wien Med Wochenschr *112,* 1 (1962)
Mittelbach, H. R.: Diskussionsbemerkung zur aufgeschobenen Dringlichkeit. Hefte Unfallheilkd *71,* 256 (1962)
Mittelmeier, H.: Der Wundverschluß bei Handverletzungen unter besonderer Berücksichtigung primärer bzw. sekundärer plastich-chirurgischer Maßnahmen. Chir Plast Reconstr *6,* 196 (1969)
Moberg, E.: Die Versorgung frischer Handverletzungen. Chirurg *33,* 172 (1962)
Pannike, A.: Zur Behandlung der offenen schweren Kombinationsverletzung an Unterarm und Hand. Therapiewoche 1326 (1979)
Pieper, W.: Ambulante Behandlung von Handverletzungen. Hefte Unfallheilkd *75,* 123 (1963)
Porter, R. W.: Functional assessment of transplanted skin in volar defects of the digits. A comparison between free grafts and flaps. J Bone Joint Surg [Am] *50,* 955 (1968)
Scharizer, E.: Die organisatorische Bedeutung der „aufgeschobenen Dringlichkeit" in der Unfallchirurgie. Hefte Unfallheilkd *75,* 146 (1963)
Schink, W.: Die Wiederherstellungschirurgie verletzter Hände. Chirurg *36,* 211 (1965)
Schink, W.: Indikationen für wiederherstellende Eingriffe nach Handverletzungen. Aktuel Traumatol *1,* 19 (1971)
Schnurrer, W.: Hautlappenplastiken an der Hand. langenbecks Arch Chir *229,* 83 (1961)
Tubiana, R.: Repair of bilateral hand mutilations. Plast Reconstr Surg *44,* 323 (1969)

Verdan, C.: Hautplastiken bei der Wiederherstellungschirurgie der verletzten Hand. Langenbecks Arch Chir *299*, 69 (1961)
Verdan, C.: Basic principles in surgery of the hand. Surg Clin North Am *47*, 355 (1967)
Verdan, C.: Der heutige Stand der Chirurgie der Hand. Unfallmed. Tagg. Heft *6*, 11 (1969)
Wilhelm, A.: Zur Versorgung von Hautverletzungen an der Hand. Monatsschr Unfallheilkd *70*, 321 (1967)
Wruhs, O.: Zur Frage der aufgeschobenen Wundversorgung. Münch Med Wochenschr *105*, 1766 (1963)
Zrubecky, G.: Zur Wiederherstellungschirurgie der Hand. Unfallchir. Tagg., Tübingen 1958
Zrubecky, G.: Derzeitige Grenzen bei der planmäßigen Versorgung schwerer Handverletzungen. Hefte Unfallheilkd *83* (1965).

6 Amputationen an der Hand

Die primäre Funktion der Hand ist das Zugreifen und Festhalten. Das geschieht zwischen den zwei Backen einer Zange: Auf der einen Seite steht allein der Daumen, auf der anderen Seite wirken vier dreigliedrige Finger. Das Zusammenspiel dieser Backen muß so fein sein, daß selbst kleinste Gegenstände aufgenommen werden können. Sie müssen aber auch weit genug abgespreizt werden können, um sperrige Gegenstände zu ergreifen. Die dazu gebildeten natürlichen Greifformen ergeben sich aus dem verschiedenen Zusammenwirken von Greifer und Gegengreifer. Wir unterscheiden den Spitzgriff, den Schlüsselgriff, den Grobgriff und den Hakengriff (Abb. 3-6, S. 3). Die Erhaltung dieser primären Greifformen ist oberstes Ziel bei der Versorgung von Handverletzungen. Notfalls muß die Bildung sekundärer Greifformen angestrebt werden.

Trotz aller Fortschritte der plastischen und reparativen Chirurgie werden sich auch heute Amputationen und Nachamputationen nicht vermeiden lassen. Man sei sich aber bei der Absetzung von Gliedmaßenabschnitten an der oberen Extremität immer bewußt, daß hier eine Prothese die natürlichen Funktionen nie auch nur annähernd zur Zufriedenheit nachahmen kann, vor allem aus Mangel an Sensibilität. Wenn also eine Amputation nicht zu umgehen ist, so muß die Operation sorgfältig geplant werden, um jedes funktionell lohnende Stück natürlichen Gewebes zu erhalten. Selbst jeder Teil eines Fingers, dessen Funktion bewahrt werden kann, wird die Greiffähigkeit einer verletzten Hand verbessern, und sei es nur, wenn damit die Bildung sekundärer Greifformen spontan oder durch entsprechende operative Maßnahmen möglich wird. Es sei auch in diesem Zusammenhang eindringlich darauf hingewiesen, daß dem Daumen als einzigem Gegengreifer besondere Aufmerksamkeit zu widmen ist. Falls die Absetzung mehrerer Finger mit Einschluß des Daumens nicht zu umgehen ist, so muß in erster Linie geprüft werden, ob ein an sich der Amputation anheimfallender Finger oder Fingerrest als Daumenersatz geeignet erscheint (Abb. 56).

Wenn die entsprechende Erfahrung fehlt, sollten Beurteilung und Operation einem Kollegen überlassen werden, der über das hier nötige Rüstzeug verfügt. Angesichts der Aussichten, die uns die „urgence avec opération différée" und die „aufgeschobene Erstversorgung" eröffnet haben, spielt ein

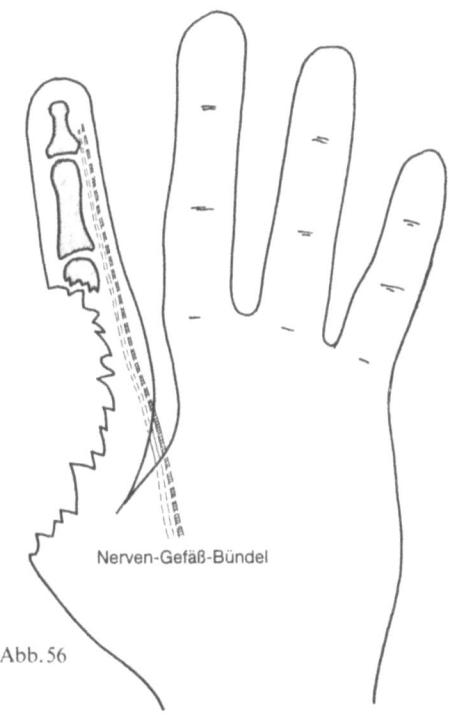

Abb. 56 Nerven-Gefäß-Bündel

scheinbarer Zeitverlust von vielen Stunden im Vergleich zum möglichen Gewinn für den Verletzten keine Rolle. **Eine absolute Indikation zur Amputation ist nur gegeben, wenn in einem Gliedmaßenabschnitt die Blutversorgung vollständig aufgehoben und eine operative Wiederherstellung der Strombahn unmöglich ist.** Eine erhaltene beugeseitige Arterie reicht zur Ernährung eines Fingers aus, am Daumen auch eine streckseitige Arterie. Für die Ernährung eines Grundgliedstumpfes genügt auch am Langfinger eine Dorsalarterie. Niemals sollte die Unmöglichkeit des Hautverschlusses, die Zerstörung von Gelenken, Sehnen oder Nerven allein Anlaß zur Absetzung sein. Man denke daran,
- daß auch mit Hautplastiken ein primärer Wundverschluß herbeigeführt werden kann
- daß Finger, die in Funktionsstellung der Gelenke versteift sind, nicht wertlos sind
- daß es einen plastischen Sehnenersatz sowie bei Nervenschäden motorische und sensible Ersatzplastiken gibt

- daß mikrochirurgische Techniken unter günstigen Voraussetzungen eine Replantation abgetrennter Gliedmaßenabschnitte erlauben.

Der Aufwand und die Erfolgsaussicht für eine erhaltende Plastik unter Berücksichtigung von Alter, Beruf und geistiger Kapazität des Verletzten sollen allerdings in einem gesunden Verhältnis zueinander stehen. Bei schwerer Beschädigung eines einzelnen dreigliedrigen Fingers wird man sich demnach leichter zur Absetzung entschließen als bei Verletzung mehrerer Finger. Die Gefahr, zuviel retten zu wollen, ist groß. Im Zweifelsfalle ist jedoch *primäre* Erhaltung allein durch Wundverschluß, allenfalls unter Zuhilfenahme einfacher Hautplastiken und vielleicht *sekundäre* Absetzung besser als *primäre* Amputation. Letztlich verhilft hier nur Erfahrung zur richtigen Einschätzung der Situation, und die muß jeder Operateur selbst sammeln.

Für den Routineeingriff steht einstweilen die Erstversorgung noch unter der Forderung, trotz Amputation Restfunktionen zu erhalten und Wiederherstellung von Ersatzfunktionen nicht durch unbedachte Maßnahmen zu gefährden.

Praktisch wichtig ist in diesem Zusammenhang die Auseinandersetzung mit dem Problem der prothetischen Versorgung von Ohnhändern. Die moderne Prothetik hat mit der Konstruktion pneumatischer und bioelektrisch gesteuerter Greifwerkzeuge einen erheblichen Beitrag zur beruflichen und gesellschaftlichen Rehabilitation geleistet. Die Segnungen dieser Apparate bleiben jedoch bislang noch einem Kreis ausgewählter Ohnhänder vorbehalten, bei denen hinter dem Wunsch nach einer Prothese mehr steht als nur das Verlangen, einen Gliedmaßenverlust nach außen hin zu kaschieren: Der Wunsch zur beruflichen Rehabilitation, gepaart mit dem Willen, das Prothesenproblem zu meistern, und dem Geist, ein solches Wunderwerk der Technik zu beherrschen. Das sind im Grunde die Voraussetzungen jeder Rehabilitation!

Immer gilt für die überwiegende Mehrzahl der Fälle, daß ein gut gestalteter, sensibler Stumpf zunächst mehr wert ist als eine gefühllose Prothese, nicht selten sogar deren Voraussetzung.

Für die Planung der Operation sind bei der Versorgung der einzelnen anatomischen Strukturen einige allgemeine Gesichtspunkte zu beachten!

6.1 Versorgung der Haut

Eine mit dem Knochen oder mit Sehnen verwachsene Narbe kann zur Bewegungseinschränkung eines Gelenkes, ja zur Versteifung eines ganzen Fingers führen. Kreuzt diese Narbe die Handlinien und insbesondere Gelenkfalten rechtwinklig, so sind häufig Kontrakturen die Folge. Von Narbengewebe umwachsene Nerven büßen Teile ihrer Funktion ein, in der Narbe endende Nervenstümpfe sind Anlaß ständiger Beschwerden und führen zur Gebrauchsunfähigkeit eines Stumpfes. Dünne, dem Knochenstumpf unverschieblich aufsitzende Haut oder gar Sekundärepithel an einem Stumpf neigen zu dauernden Hautläsionen. Daraus ergibt sich, daß am Stumpf vor allem ein *spannungsloser* Wundverschluß mit guter Haut erreicht werden muß, wobei funktionell wichtige Gebilde nicht im Narbengebiet liegen dürfen (Abb. 57 a–c). Im Idealfall soll daher die Amputationsnarbe auf die Streckseite zu liegen kommen. Es ist jedoch nicht gerechtfertigt, nur um dieses Zieles willen höher zu amputieren! Statt dessen kann nämlich die Stumpfspitze auch mit seitlich oder dorsal gestielten Lappen gedeckt werden, vorausgesetzt, sie bestehen aus gut ernährter, belastungsfähiger Haut (Abb. 58 a, b). Wenn es um die Erhaltung einer wichtigen Funktion geht, haben gerade hier Hautplastiken ihren Platz. Gestielte Bauchhaut zur Erhaltung eines Fingers heranzuziehen, ist allerdings nur in Ausnahmefällen, besonders am Daumen, sinnvoll.

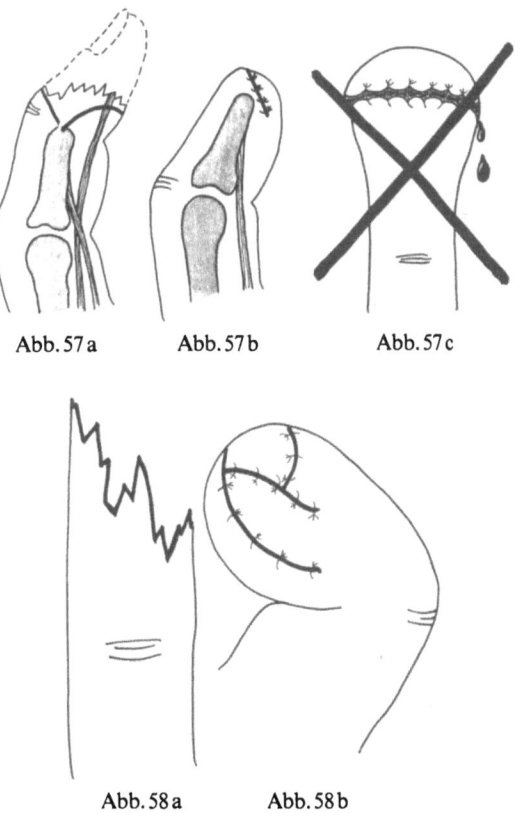

Abb. 57 a   Abb. 57 b   Abb. 57 c

Abb. 58 a   Abb. 58 b

6.2 Versorgung der Knochen

Die Abtrennung mit kneifenden Instrumenten (Luer, Lister) liegt nahe. Meistens splittert dabei aber der Knochen auf. Besser eignet sich eine kleine Säge. Frakturen verbleibender Gliedabschnitte müssen exakt reponiert und fixiert werden, um Fehlstellung und damit weitere Gebrauchsminderung zu vermeiden.

6.3 Versorgung der Sehnen

> **An den Fingern ist das sonst traditionelle Vorgehen der Vereinigung der Sehnen über dem Knochenstumpf nicht nur unnötig, sondern unerwünscht.**

Über dem Fingerstumpf vereinigte Sehnen arbeiten nämlich primär nicht als Motoren des verbleibenden, sondern des entfernten Fingerabschnittes. Aus ihrer Vereinigung resultiert eine Verminderung der Beweglichkeit sowohl des Stumpfes als auch der verbleibenden Finger, da einerseits die Connexus intertendinei der Strecksehnen und andererseits der Ursprung der langen Fingerbeugesehnen aus einem gemeinsamen Muskelpaket die Hubhöhe der einzelnen Sehne einschränken. Selbst der so unabhängige Zeigefinger kann nicht voll gebeugt werden, wenn ein dreigliedriger Finger in Streckstellung fixiert wird! Die unphysiologische Befestigung der langen Sehnen eines Fingers muß daher unterbleiben. Sie werden so weit als möglich gekürzt, dann läßt man sie zurückschlüpfen. Nur bei den zentralen Amputationen ist die Fixierung der Antagonisten erwünscht, um Muskellänge, -tonus und -relief im Hinblick auf vielleicht mögliche prothetische Maßnahmen zu erhalten.

6.4 Versorgung der Gefäß-Nerven-Bündel

Sie sind vor allem am Finger nicht immer leicht zu finden, müssen jedoch aus zwei Gründen unbedingt aufgesucht werden:

Einmal muß der Nerv gekürzt werden, um ein Verwachsen seines Endneuroms mit der Narbe zu vermeiden, zum anderen ist die Unterbindung der Gefäße erwünscht (Abb. 59a, b).

Zwar kommt die Blutung aus einer Fingerarterie meist von selbst zum Stehen. Eine auch geringe Nachblutung kann aber durch Hämatombildung zu

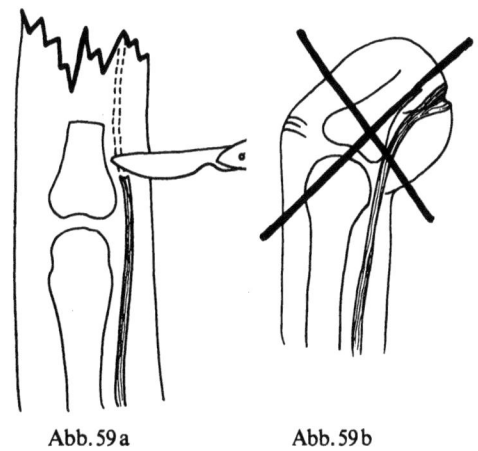

Abb. 59 a   Abb. 59 b

Zirkulationsstörungen und zur Sekundärheilung am Stumpf führen. Zur Ligatur wird am Finger Catgut 6/0, bei weiter proximal gelegenen Gefäßen ausreichend stärkeres, aber immer möglichst dünnes Nahtmaterial verwendet. Die zu erwartende geringe Fremdkörperreaktion scheint hierbei das kleinere Übel zu sein.

An den einzelnen Gliedabschnitten wird das Vorgehen bei der Amputation von den örtlichen anatomischen Gegebenheiten diktiert, die in der Folge näher beschrieben werden sollen. Der Versorgung von Verletzungen am Endglied wurde wegen der besonderen Bedeutung dieser Zone für den Greifakt ein eigenes Kapitel (7) gewidmet.

6.5 Daumenamputation

Am Daumen als einzigem Gegengreifer gilt die Regel, daß die Erhaltung jedes Millimeters Knochenstrecke unter Heranziehung plastischer Maßnahmen angestrebt werden muß. Auf die Beweglichkeit von Grund- und Endgelenk braucht keine Rücksicht genommen zu werden. Auch ein verkürzter Daumen erfüllt seine Aufgabe vollständig. Wichtig im Hinblick auf einen vielleicht notwendigen operativen Daumenersatz und praktisch fast immer möglich ist die Erhaltung der Basis des I. Mittelhandknochens und damit des Sattelgelenkes.

6.6 Amputation im Langfingermittelglied

Die Streckung im Mittelgelenk geschieht vornehmlich durch den Mittelzügel des Streckapparates. Kann sein Ansatz an der Basis des Mittelgliedes erhalten werden, so ist die Streckung ungestört. Die Ansätze der beiden Zügel des oberflächlichen Fingerbeugers strahlen breit in das Periost des Mittelgliedes ein. Läßt sich ein ausreichend kräftiger Teil eines oder am besten beider Ansätze bewahren, so ist auch die Beugung des Mittelgelenkes gesichert (Abb. 60 a–c), andernfalls ist es besser, die Mittelphalanx zu entfernen. Dabei wird das Köpfchen des Grundgliedes entknorpelt und gerundet. In jedem Fall werden die nicht mehr benötigten Sehnen der Fingerbeuger vorgezogen und gekürzt, so daß sie weit zurückschlüpfen können (Abb. 61 a, b).

6.7 Amputation im Langfingergrundglied

Wenn immer möglich, so ist die Amputation auch nahe der Basis der Exartikulation vorzuziehen. Selbst ein kurzer Stumpf hat nämlich noch Bedeutung für die Kraftentfaltung beim Grobgriff, und wenn er nur noch als Sperrknochen wirkt, um die Breite der Hand zu erhalten. Das sieht zwar nicht schön aus, bei Handarbeitern zumindest geht jedoch Funktion über Schönheit. Besonders wertvoll ist hier das Grundglied des Kleinfingers. Bei der Absetzung muß beachtet werden, daß die Streckung im Grundgelenk durch einen Teil des Mittelzügels (Extensor digitorum) vom Streckapparat erfolgt, der dorsal an der Grundgliedbasis ansetzt, während die kleinen Handmuskeln unter

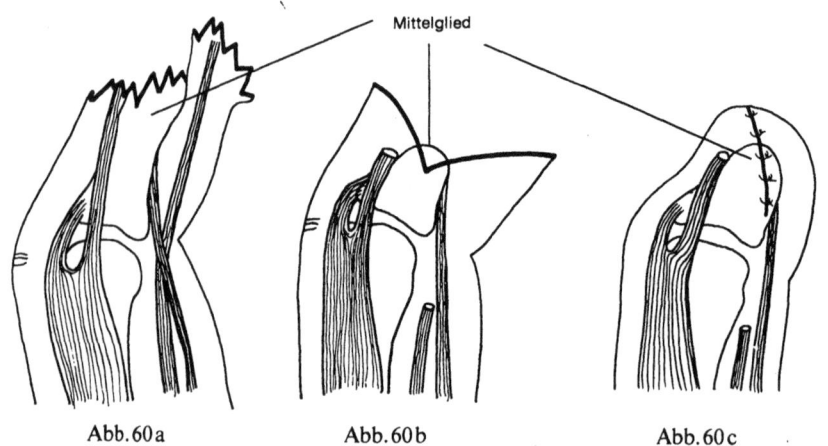

Abb. 60 a   Abb. 60 b   Abb. 60 c

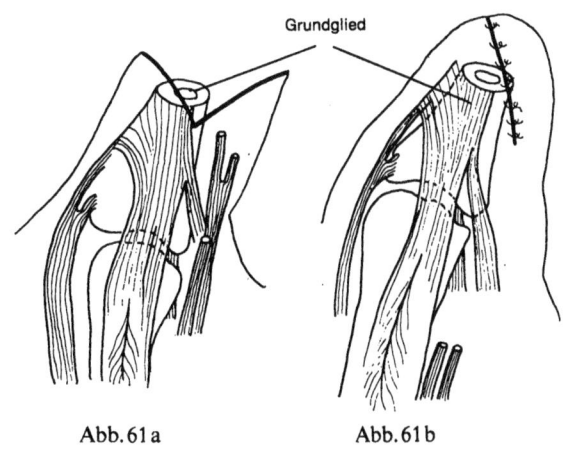

Abb. 61 a Abb. 61 b

Vereinigung zur Streckaponeurose die Beugung vollbringen (Abb. 61 a, b). Dementsprechend müssen diese Sehnen erhalten bleiben, während die langen Beuger gekürzt werden.

6.8 Exartikulation eines oder mehrerer Finger

Falls die vollständige Entfernung eines oder mehrerer Finger unabwendbar erscheint, muß unsere Aufmerksamkeit unter Berücksichtigung der individuellen Bedürfnisse des Verletzten in erster Linie darauf gerichtet werden, daß ein Handrest erhalten wird, der noch primäre oder sekundäre Greifformen bilden kann. Im allgemeinen stehen kosmetische Überlegungen erst an zweiter Stelle. Die Schnittführungen zeigt Abb. 62.

Bei der alleinigen Entfernung des 3. oder 4. Fingers ist bei Geistesarbeiten oder „Büromenschen" die Mitnahme des distalen Drittels der zugehörigen Mittelhandknochen (*Adelmann,* 1888) erlaubt. Daraus ergibt sich eine kosmetische ansprechende Verschmälerung der Hand, die Achsenabweichung der Nachbarfinger und damit die Beeinträchtigung ihrer Funktion, insbesondere ihrer Kraftentfaltung ist geringer, als wenn das Köpfchen des Mittelhandknochens stehen bleibt (Abb. 63). Müssen beide Finger abgesetzt werden, so empfiehlt sich bei Handarbeitern unbedingt die reine Exartikulation, um wenigstens die Breite des verbleibenden Grobgriffes zu erhalten. Dabei werden die Köpfchen der zugehörigen Mittelhandknochen nur entknorpelt und gerundet (Abb. 64).

Amputationen an der Hand

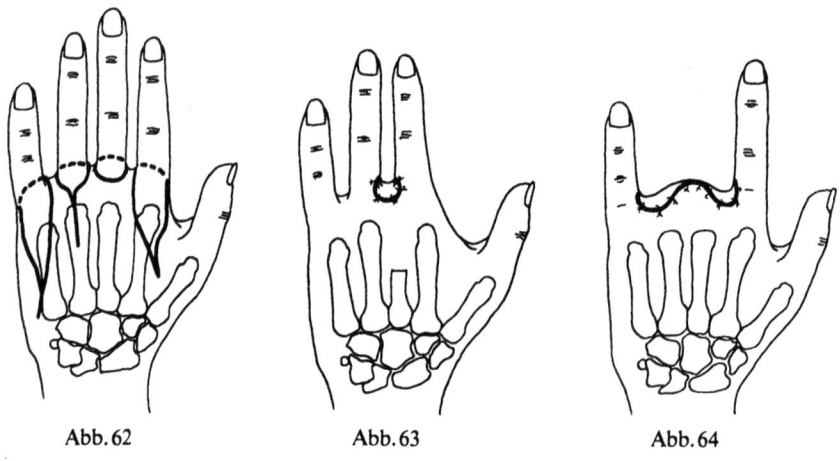

Abb. 62   Abb. 63   Abb. 64

Merkregel: Ein ADELMANN taugt nicht für Schwerarbeit.

Das gleiche gilt für die Entfernung der Finger 2–4. Nun sind lange nicht alle Verletzten in der Lage, zwischen Daumen und Kleinfinger einen kräftigen sekundären Spitzgriff zu bilden. Hier hilft die Drehungsosteotomie weiter. Sie wird am besten basisnahe im Schaft des V. Mittelhandknochens vorgenommen und bringt den kleinen Finger in Opposition zum Daumen. Die Fixierung erfolgt mit Kirschner-Drähten. Um eine schnellere Knochenheilung zu erzielen, kann bei Vornahme dieses Eingriffes im Rahmen der Erstversorgung ein Knochenspan aus einer zu amputierenden Phalanx eingebolzt werden, bei sekundärer Operation verwendet man ein Stück aus der proximalen Ulna (Abb. 65 a, b).

Gerade bei Verlust oder schwerer Beschädigung mehrerer Langfinger, aber auch des Daumens, ist es wünschenswert, zur Wiedergewinnung wenigstens sekundärer Greifformen ihre Erhaltung unter allen Umständen zu versuchen. Dabei bieten sich, Durchblutung vorausgesetzt, neben Hautplastiken zwei Möglichkeiten an:

Einmal kann eine Defektpseudarthrose in Kauf genommen werden, die später verriegelt wird (Abb. 151, S. 155). Zum anderen kann primär eine Fingerverkürzung, evtl. unter Zuhilfenahme einer Arthrodese, die drohende Amputation verhindern (Abb. 66 a, b). Manchmal läßt sich wenigstens unter Versteifung des Grundgelenkes ein Stück der Grundgliedbasis des Zeigefingers

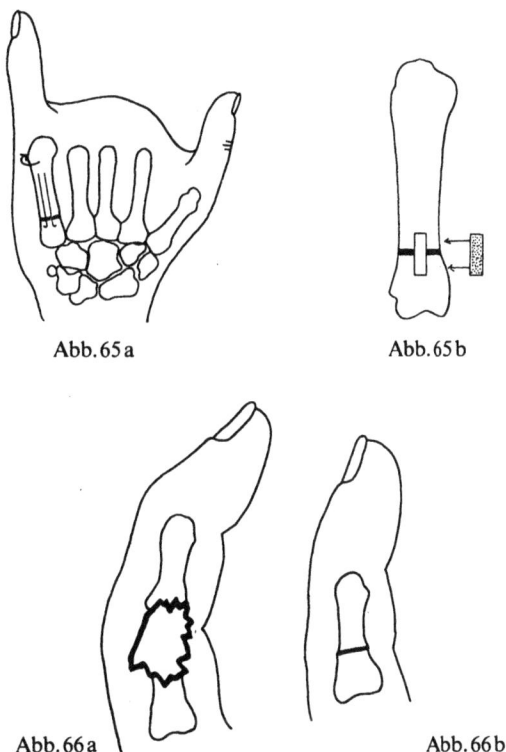

Abb. 65 a Abb. 65 b

Abb. 66 a Abb. 66 b

erhalten. Es entsteht dann eine kosmetisch zwar etwas störende steife Strebe, die jedoch zur Ausführung des Schlüsselgriffes für den Verletzten noch von großer Bedeutung sein kann.

Wenn der Zeigefinger entfernt werden muß, empfiehlt sich hier (auch zumeist bei Handarbeitern!) die schräge Mitresektion des zugehörigen Mittelhandknochens im zentralen Schaftdrittel. Das Zusammenspiel zwischen Daumen und den restlichen Langfingern wird dadurch und durch Übertragung des M. interosseus I auf den 3. Finger erleichtert (Abb. 67).

Ebenso verfährt man bei der Entfernung von Zeige- und Mittelfinger, lediglich mit dem Unterschied, daß der III. Mittelhandknochen weiter distal schräg abgesetzt wird (Abb. 68), um durch Schonung des Muskelursprunges die Adduktionsfähigkeit des Daumens zu erhalten.

Am 5. Finger liegen die Verhältnisse etwas anders. Kosmetisch am besten ist zweifelsohne die Entfernung des ganzen Fingerstrahles (Abb. 69). Für den Handarbeiter wird sich aber wieder die Frage stellen, ob die Erhaltung des

Amputationen an der Hand

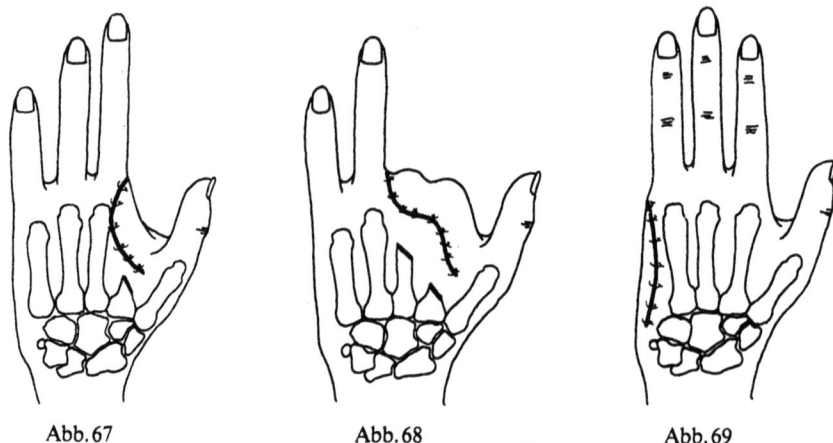

Abb. 67　　　　　Abb. 68　　　　　Abb. 69

Mittelhandknochens und damit der Hohlhandbreite als Widerlager für Werkzeuggriffe nicht sinnvoller ist.

Der Totalverlust aller vier Langfinger schließt zunächst die Bildung irgendeiner Greifform aus. Die glatte Abtrennung aller dreigliedrigen Finger in Höhe der Grundgelenke ist jedoch ein extrem seltenes Ereignis. Meist bleiben mehr oder weniger große, beugeseitige, sogar mit Gefühl ausgestattete Hautzipfel übrig. Diese Hautlappen müssen in ganzer Größe sorgfältig geschont werden. Man scheue sich nicht, einen widerstandslosen Weichteilsack zur Abheilung zu bringen oder sensible Haut der Beugeseite unter Zuhilfenahme einer Schnitterweiterung auf der Streckseite einheilen zu lassen. Der Erfahrene kann daraus später einen sogar mit Gefühl ausgestatteten Gegengreifer bilden, der dann ruhig steif sein darf. Das wird erleichtert, wenn bei der Erstversorgung eine sonst unbrauchbare, ihrer Weichteile beraubte Phalanx unter die Brusthaut der kontralateralen Seite versenkt wird.

Selbstverständlich gilt das auch für den gleichzeitigen Daumenverlust. Am Rande sei noch vermerkt, daß die ernährte Haut eines unbrauchbar gewordenen Fingers sich hervorragend dazu eignet, einen primären Wundverschluß herbeizuführen oder schlechte Narbenhaut zu ersetzen (Abb. 70a, b).

Selbst beim Totalverlust aller Finger ist wenigstens die Wiedergewinnung einer sekundären Greifform, nämlich einer flachen Greifzange, möglich. Zu diesem Zweck wird ein Greifspalt zwischen I. und II. Mittelhandknochen gebildet. Ob man das mit einfacher Z-Plastik (Abb. 71 a–c) oder durch Lappenbildung nach *Kreuz* (Abb. 72) macht, richtet sich nach den jeweiligen Verhältnissen. Auch wenn die einander zugekehrten Seiten der Greifzange mit freien Transplantaten gedeckt werden müssen, also nicht mit Hautgefühl ausgestat-

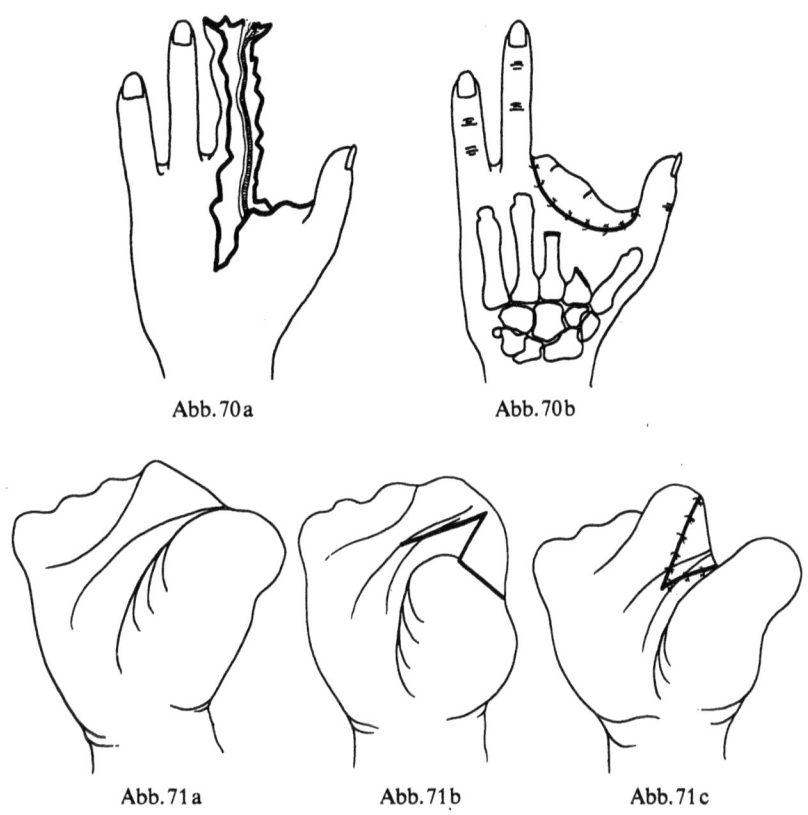

Abb. 70a Abb. 70b

Abb. 71a Abb. 71b Abb. 71c

tet sind, lohnt der Eingriff angesichts der Schwere der Funktionseinbuße. Diese Greifspaltbildung, die übrigens auch als Spaltvertiefungsoperation bei Teilverlust des Daumens angezeigt sein kann, setzt sorgfältige Schonung der Nerven im Bereich des Spaltes voraus. Der distale Teil des M. adductor pollicis, der zum III. Mittelhandknochen zieht, wird dabei gekerbt, um die nötige Tiefe zu erzielen (Abb. 73). Die Erhaltung des kurzen Daumenbeugers für die Funktion der beweglichen Zangenseite ist wichtig.

Bei doppelseitigem totalem Fingerverlust eröffnet sich schließlich noch die Möglichkeit der Bildung von „Mittelhandfingern".

Es kann hier nur an einigen Beispielen, die zum Nachdenken anregen sollen, aufgezeigt werden, wie vielseitig die Probleme der Erhaltung oder Wiedergewinnung einer Greiffunktion der Hand gerade bei Fingerverlusten sind. Das Schicksal einer schwerverletzten Hand entscheidet sich zumeist schon bei der Erstversorgung. Deshalb muß sich der **Erst**operateur Gedanken dar-

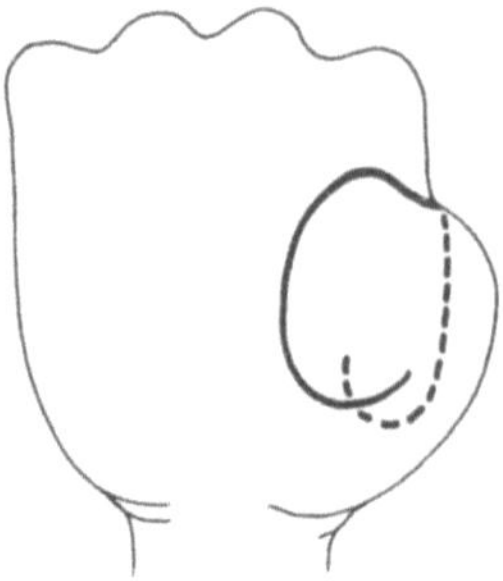

76 Amputationen an der Hand

Abb. 72

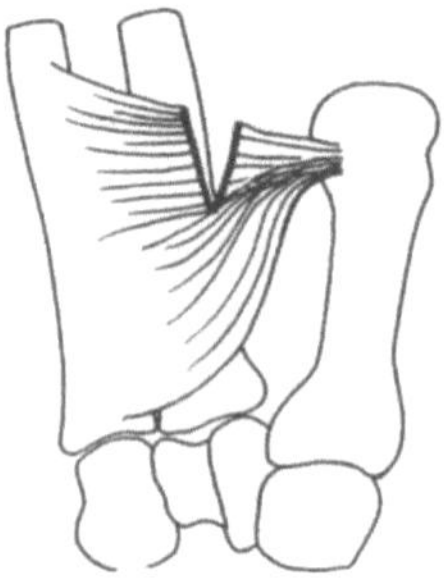

Abb. 73

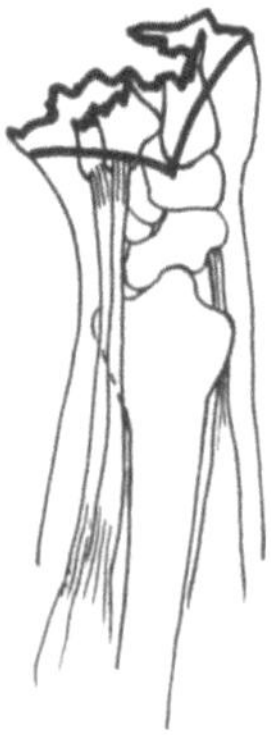

Abb. 74a

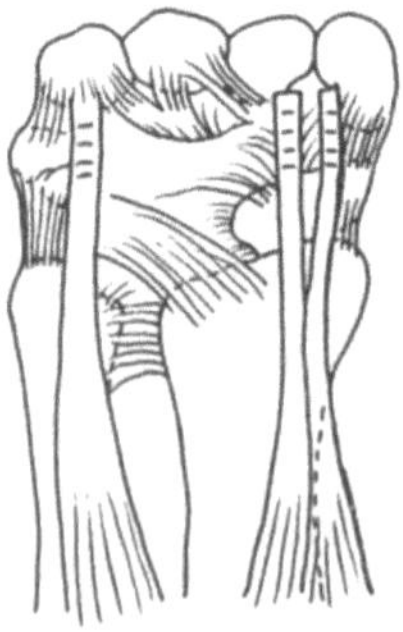

Abb. 74b

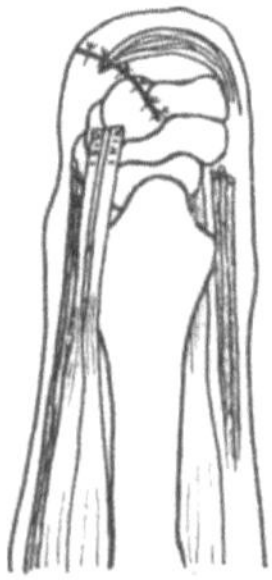

Abb. 74c

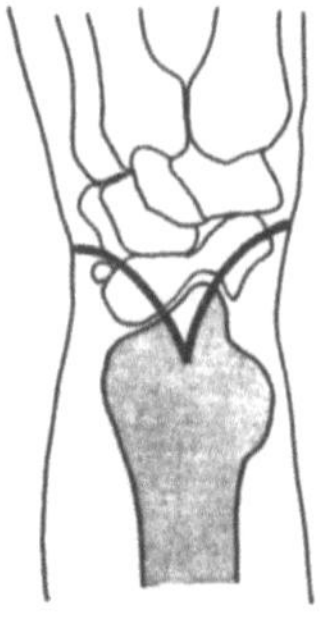

Abb. 75a

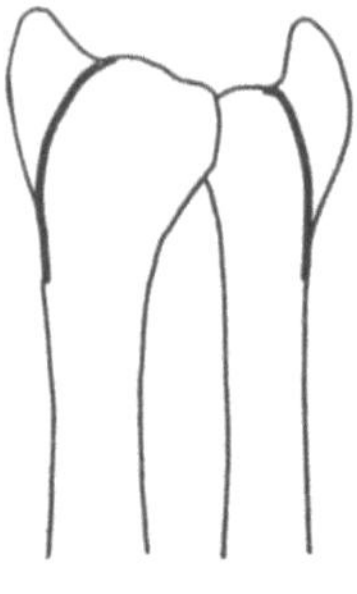

Abb. 75b

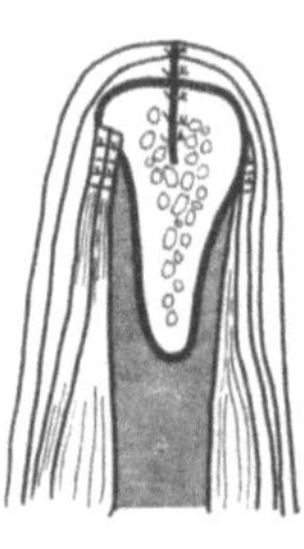

Abb. 75c

über machen, was er opfern darf und was er unter allen Umständen erhalten muß, um einer später durchzuführenden Beseitigung von Greifstörungen, Verbesserung eines Handrestes oder Herstellung sekundärer Greiformen nicht von vornherein alle Möglichkeiten zu nehmen.

6.9 Karpo-metakarpale Amputation

Auch ein derart kurzer Handstumpf ist immer noch wertvoller als eine gefühllose Prothese!

Wie an keiner anderen Stelle ist aber hier eine gute Haut-Weichteildeckung des Stumpfes äußerst wichtig, wird er doch im wesentlichen zum Drücken, Ziehen und Halten großer Gegenstände verwendet. Zur Stumpfpolsterung werden daher Thenar- und Hypothenarmuskeln herangezogen.

Die Nerven werden in der üblichen Weise versorgt. Die Fingersehnen werden gekürzt, ihre Stümpfe läßt man zurückschlüpfen. Um die Restfunktion zu verbessern, muß Beweglichkeit im Radiokarpalgelenk angestrebt werden. Strecker und Beuger des Handgelenkes weden daher, falls sie ihre Ansätze verloren haben, am Karpalknochen nach Aufrauhung der Kortikalis neu inseriert (Abb. 74 a–c). Beim Verschluß der Weichteile sollte im Hinblick auf die Verschieblichkeit der Stumpfdeckung darauf geachtet werden, daß die Hautnaht in einer anderen Ebene liegt als die Naht der tieferen Weichteile.

6.10 Exartikulation im Handgelenk und Unterarmamputation

An Handgelenk und distaler Unterarmhälfte ist Polsterung des Stumpfes mit Muskulatur aus anatomischen Gründen unmöglich. Eine sorgfältige Rundung des Knochens und Deckung mit einwandfreier Haut ist hier deswegen besonders wichtig. Die Sehnenstümpfe werden zur Erhaltung des Unterarmreliefs im Hinblick auf eine prothetische Versorgung am Knochen fixiert. Beim Ohnhänder ist dies Voraussetzung für die Herstellung einer Krukenberg-Zange (Abb. 75 a–c, 76 a–c).

6.11 Replantation abgetrennter Gliedmaßenabschnitte

Gerade bei den zur Amputation führenden Verletzungen im Bereich der oberen Gliedmaße stellt sich heute in zunehmendem Maße die Frage nach der Erhaltung durch Gefäß- und Nervenanastomosen, da hier – im Gegensatz zur unteren Extremität – ein prothetischer Ersatz trotz größten techni-

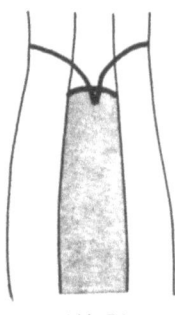 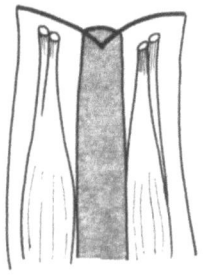 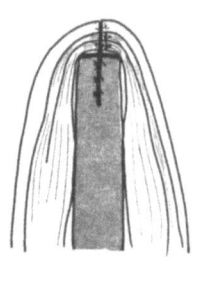

Abb. 76a   Abb. 76b   Abb. 76c

schen Aufwandes und bester Voraussetzungen beim Verletzten in seiner funktionellen Wirksamkeit bescheiden sein wird im Vergleich zu einer erfolgreichen Replantation.

Auch wenn die Mikrochirurgie hier zweifelsohne neue Wege eröffnet hat, muß man sich selbst beim Vorliegen der technischen und personellen Voraussetzungen, erst recht aber dann, wenn der ganze aufwendige Apparat eines weit entfernten Replantationsteams in Bewegung gesetzt werden soll, einige Fragen beantworten:
1. Erscheint eine Replantation technisch möglich?
2. Verspricht die Replantation einen funktionellen Gewinn?
3. Kann die Replantation ohne Gefährdung des Lebens des Verletzten (Polytrauma!) durchgeführt werden?

Indikationen zur Replantation

- Alle zentralen Amputationen
- Amputationen des Daumens
- Amputationen mehrerer Langfinger.

Prognose der Replantation

Glatte Abtrennungen durch scharfe Gewalteinwirkung haben zweifelsohne die besten Erfolgsaussichten. Abquetschungen trüben die Prognose. Abrißverletzungen sind von vornherein problematisch.

Behandlung des Amputationsstumpfes

- Keine Wundtoilette
- keine Blutstillung
- nur Druckverband

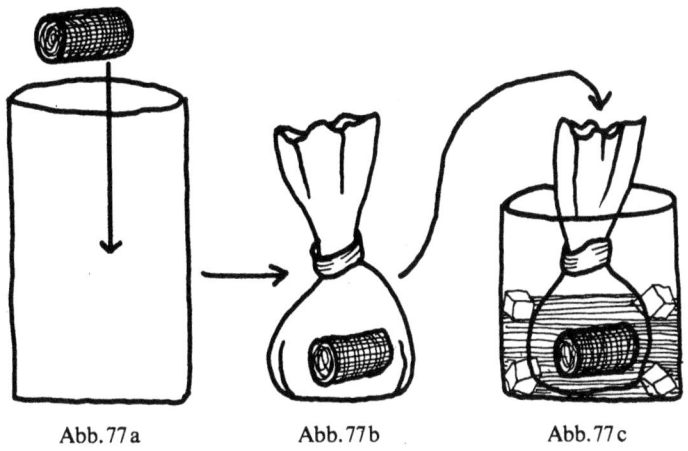

Abb. 77a   Abb. 77b   Abb. 77c

Behandlung des Amputats

- Keine Wundtoilette
- keine Perfusion
- wasserdichte Verpackung (Plastiksack)
- trockene Abkühlung auf etwa 4°C (Lagerung des im Plastiksack verpackten Amputats umgeben von Eiswürfeln in einem zweiten Plastiksack)
- Einfrieren des Amputats und der Kontakt mit Schmelzwasser muß vermieden werden (Abb. 77 a–c).

Maximale Überlebenszeit der Amputate bis zur Replantation (nach Owen)

Arm: 10 h
Hand: 12 h
Finger: 24 h

Literatur

Balas, P., et al.: The present status of replantation of amputated extremities. Vasc Surg *4*, 190 (1970)

Biemer, E.: Internationale Definitionen im Gebiet der Replantationschirurgie und Möglichkeiten eines Bewertungsschemas der funktionellen Ergebnisse. Handchirurgie *14*, 161 (1982)

Buck-Gramcko, D.: Traumatische Amputationen der Finger. Chir Praxis *14*, 75 (1970)

Büchler, U.: Beitrag zur Bewertung funktioneller Ergebnisse nach Replantationen und Revaskularisationen im Bereich der oberen Extremität. Handchirurgie *13*, 62 (1981)

Burkhalter, W. E., Mayfield, G., Carmona, L. S.: The upperextremity amputee: Early and immediate post-surgical prosthetic fitting. J Bone Joint Surg [Am] *58*, 46 (1976)

Chase, R. A.: Functional levels of amputation in the hand. Surg Clin North Am *40*, 287 (1960)

Chase, R. A.: The severly injured upper limb. To amputate or reconstruct, that is the question. Arch Surg *100*, 382 (1979)

Duspiva, W., Biemer, E.: Technik der Mikrogefäßchirurgie. Med Welt (Stuttg) *27*, 852 (1976)

Gauer, E. F.: Wert und Funktion der Finger (Ref.) Diagnostik *11*, 790 (1982)

Hepp, O.: Die Amputation und ihre Folgen im Bereich der oberen Extremität. Hefte Unfallheilkd *75*, 90 (1963)

Herndon, J. H., Eaton, R. G., Littler, J. W.: Management of painful neuromas in the hand. J Bone Joint Surg [Am] *58*, 369 (1976)

Iselin, M., Schaffart, R.: Zum Problem der Chirurgie der Mittelhand: Die Metacarpalhand. Lanqenbecks Arch Chir *299*, 87 (1961)

Kuhn, G. G.: Die prothetische Versorgung der Hand. Hefte Unfallheilkd *75*, 93 (1963)

Kukla, D.: Zur Problematik der Handverschmälerung. Hefte Unfallheilkd *78*, 92 (1964)

Malt, R. A., McKhann, C. F.: Replantation of severed arms. JAMA *189*, 716 (1964)

Mandl, H.: Bewertungskriterien für die funktionelle Beurteilung nach Replantationen im Handbereich. Handchirurgie *13*, 75 (1981)

Millesi, H., Meissl, G., Berger, A.: The interfascicular nerve-grafting of the median and ulnar nerves. J Bone Joint Surg [Am] *54*, 727 (1972)

Millesi, H., Meissl, G., Berger, A.: Further experience with interfascicular grafting of the median, ulnar and radial nerves. J Bone Joint Surg [Am] *58*, 209 (1976)

Owen, E. R.: Replantation abgetrennter Gliedmaßen. Langenbecks Arch Chir *339*, 613 (1975)

Peacock, E. E. jr.: Metacarpal transfer following amputation of a central digit. Plast Reconstr Surg *29*, 345 (1962)

Pieper, W.: Fingererhaltung durch operative Gelenkversteifung in Funktionsstellung. Langenbecks Arch Chir *299*, 126 (1961)

Rahmel, R.: Grenzen der Erhaltung von Fingern bei schweren Verletzungen. Chir Praxis *12*, 275 (1968)

Schlenker, J. D., Schraut, W.: Autologe Venentransplantate zur digitalen Revaskularisierung nach Handverletzungen. Handchirurgie *13*, 131 (1981)

Schmidt-Tintemann, N., et al.: Replantation abgetrennter Finger, Daumen und Hände durch Mikrochirurgie. Dtsch Ärztebl 1367 (1976)

Simon, P.: Die Metaphalangisation. Z Orthop *97*, 551 (1963)

Streli, R.: Zur Technik der Fingerarthrodese. Chir Praxis *1*, 327 (1957)

Takayuki, J., et al.: Factors necessary for successful replantation of upper extremities. Ann Surg *165*, 225 (1967)

Tooms, R. R.: Amutation surgery in the upper extremity. Orthop Clin North Am *3*, 383 (1972)

Vilkki, S. K.: Daumenreplantationen: Ergebnisse bei Ausrißverletzungen und anderen traumatischen Amputationen – Ein Vergleich. Handchirurgie *14*, 156 (1982)

Williams, G. R., et al.: Replantation of amputated extremities. Ann Surg *163*, 788 (1966)

Winter, J., Zilch, H., Gaudin, B. P.: Zur Problematik der Osteosynthese bei der peripheren Replantation. Handchirurgie *13*, 114 (1981).

7 Fingerendgliedverletzungen

Die Fingerglieder sind Sinnesorgane, die Temperatur, Form und Konsistenz aller Gegenstände anzeigen, mit denen sie in Berührung kommen.

In den Fingerbeeren hat die Fähigkeit des räumlichen Begreifens, die taktile Gnosis, ihren Sitz. Das Nagelbett, ebenfalls reich an Nervenendorganen, und der Nagel als Widerlager zu den volaren Weichteilgeweben dienen als Vermittler des Hautgefühls. Der Knochen schließlich bildet die stabile Achse des Endgliedes. Knochen, Fingerbeere und Nagel sind demnach eine funktionelle Einheit. Ihre Verletzung oder gar Zerstörung führt unter Umständen dazu, daß eine bisher ausgeübte Tätigkeit nicht mehr verrichtet werden kann.

Nichtsdestoweniger werden gewöhnlich Beschädigungen des Fingerendgliedes als Bagatellen abgetan. Hält man sich aber vor Augen, welche differenzierten Strukturen dabei betroffen werden, so wird klar, daß es lohnt, sich gerade diesen „Bagatellen" zu widmen, um befriedigende funktionelle und kosmetische Ergebnisse zu erzielen. Welcher Chirurg könnte denn auf sein „Fingerspitzengefühl" verzichten! Ziel der Behandlung ist möglichst anatomische Wiederherstellung. Dabei muß der Erhaltung oder Rekonstruktion des Hautgefühles unsere besondere Aufmerksamkeit gelten.

7.1 Subunguales Hämatom

Die Blutansammlung unter dem Nagel ist Folge einer Wunde des Nagelbettes oder einer Blutung in das lockere Gewebe im Bereich der Lunula, der ovalären proximalen Nagelaufhellung. Der Druck des Hämatoms verursacht heftig klopfende Schmerzen, die eine Entlastung durch Nageltrepanation erfordern (Abb. 78), gegebenenfalls auch Nagelentfernung. Die Trepanation, bei der streng darauf geachtet werden muß, das Bohrloch distal der Lunula anzulegen, bringt zwar Schmerzlinderung, ist jedoch mit der Gefahr einer Infektion des subungualen Raumes behaftet, die nicht nur sekundäre Nagelentfernung, sondern unter Umständen auch weitergehende chirurgische Maßnahmen erfordert. Die einfache Entfernung des Nagels dagegen – er wird mit einem Dissektor oder notfalls einer geschlossenen Schere, besser mit einer Nagelzange, ohne vorherige Längsspaltung und unter Schonung von Bett,

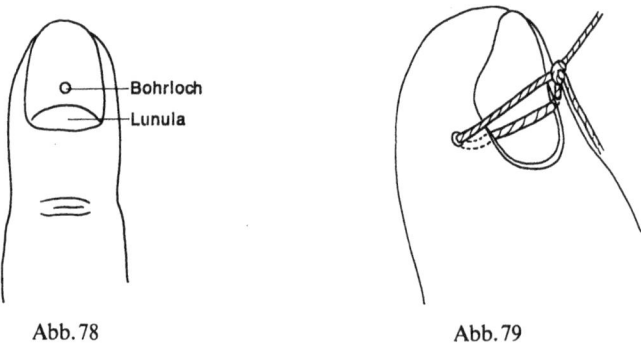

Abb. 78   Abb. 79

Lunula und Matrix abgeschoben – beseitigt zwar sicher die Schmerzen, beraubt uns aber der Möglichkeit, Einfluß auf die Narbenbildung im Bereich des Nagelbettes zu nehmen. Nicht wenige Krüppelnägel entstehen durch überschießende Granulationen und hypertrophische Narben im Nagelbett. Da die Entfernung des Nagels sowieso eine Anästhesie erfordert, bedeutet es keinen großen Zeitaufwand, wenn man den Nagel reinigt, die Nagelbettwunde durch eine Naht mit Catgut 4/0 adaptiert und das Nagelbett wieder durch den Nagel biologisch schient. Dabei muß der Wurzelteil des Nagels unter den proximalen Nagelwall in die Nageltasche geschoben werden. Er wird dort durch eine Naht mit Mersilene 4/0 fixiert (Abb. 79). Hängt der Nagel – wie so oft – völlig abgehoben nur noch am Nagelhäutchen, so wird in gleicher Weise verfahren. Der Verbandwechsel nach 10 Tagen ist hierbei schmerzlos. Der Nagel haftet dann meist so fest, daß der Faden entfernt werden kann. Nach längstens 6 Wochen wird der replantierte Nagel durch den nunmehr mit großer Sicherheit formgerecht nachwachsenden Nagel abgestoßen.

7.2 Verlust des Nagels

Neumann hat über gute Erfahrungen mit homöoplastischen, konservierten Nägeln berichtet. Dieses Vorgehen ist im Hinblick auf das ungestörte Nachwachsen des Nagels aussichtsreich. Solche „Banknägel" werden jedoch nur selten zur Verfügung stehen, deshalb muß man sich wohl oder übel auf einen Verband mit einer Fettsalbengaze beschränken. Die Transplantation von Zehennägeln dürfte entbehrlich sein.

7.3 Nagelverstümmelung

Das ästhetische Resultat unserer Bemühungen am verletzten Fingernagel ist nicht immer vollkommen. Im Hinblick darauf aber, daß das Fehlen des Nagels einen Empfindlichkeitsverlust der Fingerbeere bedeutet, ja, sein Vorhandensein manchmal wertvoller zu sein scheint als eine vollständige Sensibilität der Fingerbeere, sollte man Rillungen, Spaltungen, uhrglasförmige Verbildungen, ja selbst gewisse Formen des Krallennagels in Kauf nehmen und unzufriedene Verletzte auf die Bedeutung des Nagels hinweisen. Vor allem Frauen mit kosmetisch störenden Krüppelnägeln können diese durch Auftragen einer formbaren, an der Luft erhärtenden Substanz verlängern und verschönern. Die kosmetische Industrie bietet derartige Erzeugnisse an.

Spaltnägel entstehen durch Verwachsungen zwischen Nagelmatrix und Wall. Sie sind manchmal einer Behandlung zugängig, wenn man nach Entfernung des Spaltnagels durch dauernde Sondierung das Wiederauftreten der Verwachsungen verhindert, bis sich der neue Nagel nachgeschoben hat. Hier eröffnet sich eine weitere Indikation für den Banknagel.

Da eine narbig veränderte Matrix durch nichts zu ersetzen ist, wird man in Ausnahmefällen zu ihrer vollständigen Ausrottung greifen müssen, um ein Nachwachsen des Nagels für immer zu verhindern. Es erweist sich manchmal als nötig, das verletzliche Sekundärepithel des Nagelbettes durch ein widerstandsfähigeres Transplantat zu ersetzen. Als kosmetischer Nagelersatz zu besonderen Anlässen können dann gegebenenfalls fertige, aufklebbare Kunststoffnägel getragen werden. Sie sind ebenfalls in Variationen im Handel erhältlich. Übersehene Matrixreste produzieren kleinste, scharfe, störende Nagelkrallen, die einen zweiten Eingriff zur völligen Matrixausrottung erfordern.

7.4 Endgliedbrüche

Diese sind meist mit Verletzungen des Nagels und des Nagelbettes kombiniert. Geschlossene Abbrüche des Nagelfortsatzes bedürfen an sich keiner speziellen Behandlung. Sie sind jedoch anfangs äußerst schmerzhaft, so daß sich für einige Tage ein schützender Gipsschienenverband empfiehlt. Bei offenen Trümmerbrüchen werden die kleinen Splitter entfernt, um einer Sequestrierung vorzubeugen. Nach Reposition der größeren Bruchstücke werden die Ränder der Nagelbettwunde mit Catgut 4/0 adaptiert. Schließlich muß die oft ausgerissene Matrix unter dem Nagelwall wieder fixiert werden (*Nichols*, Abb. 80a, b). Ist der Nagel noch vorhanden, so wird er replantiert. Er führt eine ausgezeichnete Schienung der Bruchstücke herbei und schützt die

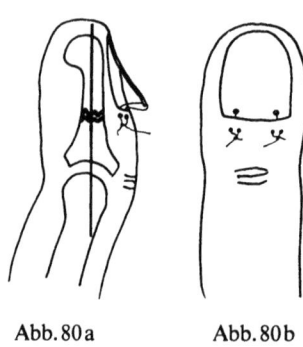

Abb. 80a   Abb. 80b

Wundfläche des Nagelbettes. Der Querbruch des Endgliedes wird für 4 Wochen durch perkutanen Bohrdraht (0,8–1,0 mm Durchmesser) fixiert, gegebenenfalls unter Herbeiführung einer temporären Arthrodese des Endgelenkes in leichter Beugestellung zur Verbesserung der Stabilität (Abb. 80a).

Technik

Feine Stichinzision. Einführung des Bohrdrahtes bis zum Knochenkontakt. Der Draht muß parallel zum Nagelbett gebohrt werden. Man denke daran, daß der Endgliedknochen dicht unter dem Nagelbett liegt! Die Verwendung eines 5–6 cm langen Drahtes genügt, nur ein so kurzer Draht kann sicher geführt werden. Das Drahtende wird unter dem Hautniveau abgekniffen und versenkt. Zur Vermeidung eines Hitzeschadens beim Bohren darf nicht hochtourig gebohrt werden. Berieselung mit physiologischer Kochsalzlösung! Nicht knöchern geheilte Endgliedbrüche bedürfen in der Regel keiner besonderen Behandlung, solange der Nagel die notwendige Stabilität sichert.

Epiphysenlösungen beim Kind müssen sorgfältig reponiert und für 3 Wochen mit Schiene ruhiggestellt werden. Ist diese Behandlung unzureichend, so darf auch hier eine Bohrdrahtosteosynthese vorgenommen werden, ohne nachteilige Folgen befürchten zu müssen.

7.5 Hämatom der Fingerbeere beim Kind

Es handelt sich dabei um eine spezielle Verletzungsform des Kindesalters. Unerkannt und infiziert hat sie üble Folgen, worauf besonders *Recht* hingewiesen hat. Infizierte Hämatome müssen frühzeitig durch halben Froschmaulschnitt geöffnet werden, bevor die Infektion auf den Endgliedknochen übergreift. Dazu ist die sorgfältige Kontrolle geschlossener Endgliedquetschungen bei Kindern erforderlich, da bei ihnen in den meisten Fällen erst die Osteomyelitis des Endgliedknochens stärkere Schmerzen verursacht.

7.6 Defektwunden

Durch chirurgische Maßnahmen muß vor allen eine primäre Wundheilung herbeigeführt werden. Dabei sollen alle Möglichkeiten zur Wiederherstellung des Hautgefühls und damit eines ungestörten Fingerspitzengefühls ausgeschöpft werden, wenn der erforderliche Eingriff und die Erfolgsaussichten in einem tragbaren Verhältnis zueinander stehen. Dazu können mehrere Wege beschritten werden:

– primäre Wundnaht, evtl. unter Kürzung der Knochenstrecke
– Nachamputation
– freie Plastik
– gestielte Nahplastik
– sensible Ersatzplastik
– Fernplastik.

Es sollte nicht mehr vorkommen, daß man eine Fingerspitzenwunde der Granulation und damit der Deckung durch wenig widerstandsfähiges Sekundärepithel überläßt, es sei denn, es handle sich nur um eine Ablederung oder um einen nur ganz kleinen, oberflächlichen Substanzdefekt, der mit Fettgazeverband versorgt wird. Wenn *Kleinert* glaubt, bis 1 cm Durchmesser eines Defektes in Kauf nehmen zu können, so scheint das sehr reichlich bemessen zu sein. Mit anderen Autoren sind wir der Ansicht, daß die Ergebnisse der modernen Handchirurgie auch hier für eine operative Versorgung sprechen.

Die **primäre Wundnaht** hat nur Sinn, wenn sie ohne jede Spannung erfolgen kann. Sie gelingt bei keilförmiger Wundexcision gewöhnlich nur unter geringer **Kürzung der Knochenstrecke** (Abb. 81 a–c).

Die **Nachamputation** bei Fingerverlusten nach dem *zur Verth*-Schema, bei Verletzung des Endgliedes also unterhalb des Köpfchens des Mittelgliedes, stellt keinesfalls das optimale Behandlungsverfahren dar. Sie sollte nur den Fällen vorbehalten bleiben, in denen der verbliebene Endgliedrest so gering ist, daß Beuger und Strecker kein Erfolgsorgan mehr haben. Dabei wird die Profundussehne so weit wie möglich vorgezogen und gekürzt. Sie schlüpft dann von selbst bis in die Hohlhand zurück, so daß sie keine Funktionsbehinderung der Superfizialissehne heraufbeschwört. Sind die Sehnenansätze er-

Fingerendgliedverletzungen

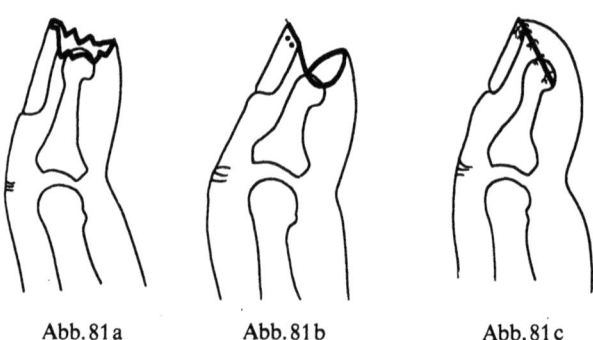

Abb. 81 a   Abb. 81 b   Abb. 81 c

halten, so darf sich eine Nachamputation auf einen Endgliedteil beschränken und evtl. auch Nagelanteile zurücklassen (Abb. 82 a–c). Wesentlich für die Länge jedes Fingerstumpfes, besonders aber für den Endgliedstumpf, ist, daß er gut mit Weichteilen gedeckt werden kann. Das muß bei der Knochenkürzung berücksichtigt werden. Zuviel Weichteil beeinträchtigt den Griff! (Abb. 83 a–c).

Im übrigen ist auf der Langfingerseite der Hand ein gut gepolsterter Stumpf trotz Längenverlust immer mehr wert als schlechte Narbenverhältnisse oder ein gefühlloses Transplantat bei erhaltener Länge.

Selbst Stümpfe mit guter Weichteildeckung sind leider oft unbrauchbar durch schmerzhafte Neurome, die Durchblutungsstörungen nicht nur am verletzten Finger, sondern an der ganzen Hand unterhalten können. Neuromträger werden manchmal zu „Neuromkranken", die durch chirurgische Maßnahmen kaum zu bessern sind. Um dem vorzubeugen, werden die Nervenstümpfe *bei der Erstversorgung* aufgesucht und um 4–6 mm gekürzt, so daß sie proximal im lockeren Fett verschwinden und keinesfalls mehr mit der Narbe verwachsen können. Die Faszikel lassen sich auf dem Querschnitt des Nerven auch mit bloßem Auge sicher von einem Gefäßquerschnitt unterscheiden. Ist der Stumpf durch Neurome unbrauchbar, die als schmerzhafte Knötchen im Narbenbereich meist gut zu tasten sind, so darf man nicht mit der Revision der Nervenstümpfe zögern. Sie werden aufgesucht und ausreichend gekürzt, evtl. sogar in den Knochen verlagert.

Ein schlecht weichteilgedeckter, durchblutungsgestörter Stumpf bedarf in jedem Falle der Nachamputation und zwar soweit, daß eine spannungslose Deckung mit gut durchbluteter, narbenfreier Haut erzielt wird.

Stumpfkorrekturen sind mit die häufigsten Eingriffe im handchirurgischen Alltag. Im Hinblick darauf, daß eine solche Operation durchschnittlich 3 Wochen zusätzliche Arbeitsunfähigkeit zur Folge hat, lohnt sich eine gute primäre Stumpfgestaltung unter allen Umständen.

Defektwunden 87

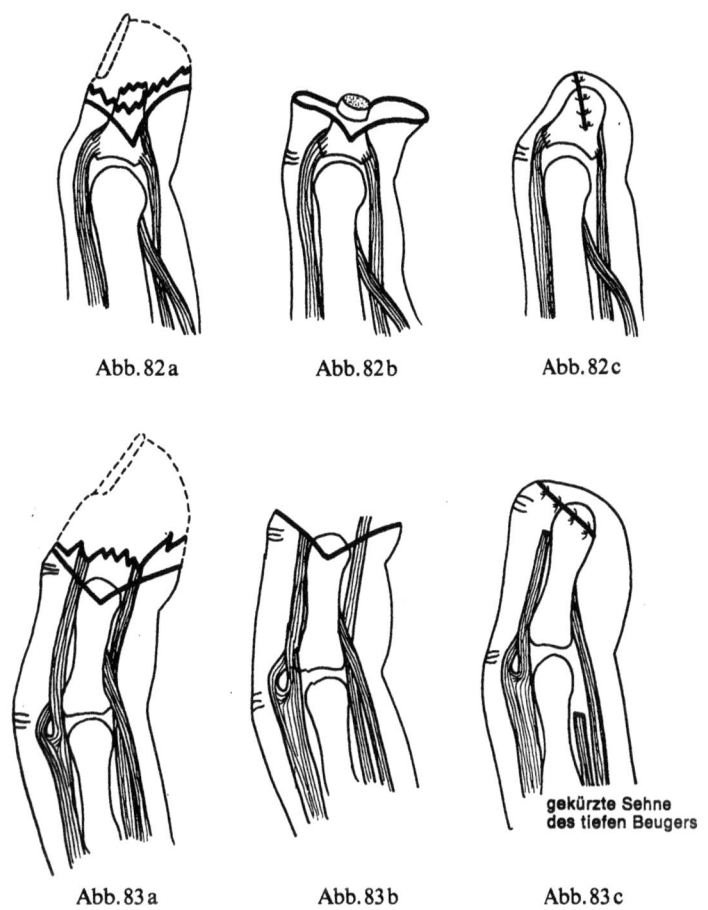

Abb. 82a Abb. 82b Abb. 82c

gekürzte Sehne
des tiefen Beugers

Abb. 83a Abb. 83b Abb. 83c

An Transplantaten verwenden wir an der Fingerspitze **Reverdin-Läppchen** (Abb. 48a–c) und **fettfreie Vollhautlappen** (Abb. 46). Nur sie sind der erheblichen Belastung der Greifseite der Finger auf die Dauer gewachsen. Reverdin-Läppchen sollten aber nur kleinen Defekten vorbehalten bleiben, weil sie auch bei sorgfältiger Adaptation an den Transplantaträndern zu störenden Narbenbildungen neigen.

Beiden Transplantaten haftet der Nachteil an, daß die taktile Gnosis nicht wiederkehrt. Da aber im Transplantat mit der Entwicklung einer vor groben Verletzungen bewahrenden Schutzsensibilität im Laufe von Monaten gerechnet werden kann, ist ein so versorgter Finger keinesfalls funktionell als völlig wertlos anzusehen. Daran muß man sich manchmal – vor allem bei Mehrfingerverletzungen – erinnern. Die Transplantation einer Zehenkuppe ist ein entbehrliches und zudem keinesfalls erfolgssicheres Verfahren.

Die freien Hautplastiken lassen funktionell besonders an der Fingerspitze vielleicht manche Wünsche offen. Der erforderliche Aufwand in operationstechnischer und pflegerischer Hinsicht, um ohne Längenverlust eine primäre Wundheilung zu erzielen, ist aber denkbar gering. Auch der weniger Geübte wird kaum Schwierigkeiten haben, seine Transplantate zur Einheilung zu bringen. Die freie Plastik eignet sich daher in besonderem Maße für die ambulante Praxis.

Der Verschluß der Wundfläche durch eine **gestielte Nahplastik** ist technisch wesentlich schwieriger als die freie Plastik. Welche Form der Plastik die Verletzung erfordert – Verschiebelappen *(Tranquilli-Leali, Geißendörfer, Kutler)* oder Visierlappen (*Bunnell, Klapp, de Jong;* Abb. 51 a–c) oder nahgestielte Lappen von der Streckseite (*Villain;* Abb. 50 a–c), vom Thenar und aus der Hohlhand (*Gatewood, Jones, J. Böhler;* Abb. 53) oder von einem Nachbarfinger (*Gurdin, Pangman, Cronin, Tempest, Iselin;* Abb. 54 a–c) –, muß von Fall zu Fall entschieden werden. Man erzielt mit ihnen kosmetisch gute und ausgezeichnet belastungsfähige Fingerkuppen oder Stumpfspitzen, in denen schon nach kurzer Zeit eine ausreichende Schutzsensibilität festzustellen ist, wenn nicht überhaupt das Hautgefühl, die taktile Gnosis, erhalten bleibt.

Visierlappen und Fähnchenlappen erfordern aber ihrerseits eine Dekkung des entstehenden Entnahmedefektes mit einem freien Hauttransplantat, die Lappen vom Nachbarfinger und aus der Hohlhand darüber hinaus eine exakte Deckung ihres frei schwebenen Stieles mit Thiersch-Lappen, um Granulationsflächen zu vermeiden. Der operative Aufwand ist demnach relativ groß. Kommt es zu einer Wundheilungsstörung, ist die Funktion der ganzen Hand gefährdet. Die Durchtrennung des Lappenstieles und die endgültige Ausbreitung des Lappens kann im allgemeinen in der 3. Woche erfolgen. Vorher sollte man sich durch Abklemmen des Stieles davon überzeugen, daß der Lappen Anschluß gefunden hat.

Die VY-Plastik im Sinne von *Tranquilli-Leali* scheint das Verfahren der Wahl zu sein, falls die Ausdehnung der Fingerspitzenabkappung ihre Anwendung überhaupt noch möglich macht (Abb. 84).

Die V-förmige Inzision erfolgt so, daß die Spitze des V in jedem Falle bis in die Beugefalte des Endgelenkes reicht, auch wenn man glaubt, mit einem kleineren Lappen auskommen zu können. Der Schnitt reicht so weit in die Tiefe, bis kleine Träubchen von Fettgewebe hervorquellen. Treten Schwierigkeiten beim Verschieben distalwärts auf, so ist eine Mobilisierung der gefäßarmen Mitte des ventralen Zipfels und am distalen Ende der Schnitte möglich, ohne die Sensibilität zu gefährden. Häufig ist die Verletzung von einer

Defektwunden 89

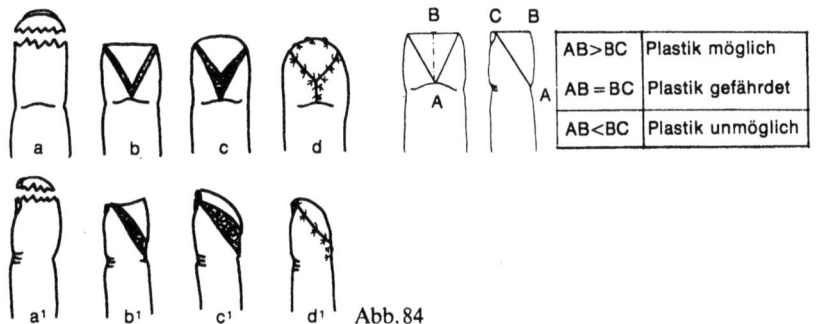

Abb. 84

stärkeren Schwellung des Endgliedes begleitet, welche die Plastik in Frage stellt. In solchen Fällen wird mit Erfolg zur verzögerten Primärnaht gegriffen, wobei die sofort gelegten Nähte nach der Abschwellung, in der Regel nach etwa 48 h, zugezogen werden. Gelegentlich wachsen infolge Narbenzuges die Nägel uhrglasartig weiter, insbesondere dann, wenn mit steigender Erfahrung die Indikation zur Plastik auch dann noch gestellt wird, wenn schon eine Amputation zu erwägen ist. Funktionelle Einbußen sind dabei nicht zu erwarten, wie eigene Nachuntersuchungen gezeigt haben. Technische Fehler bei dieser Methode enden allerdings in Lappennekrose und Infektion.

Bei dieser Form der Fingerkuppenplastik wird neben der Hautdeckung das Hautgefühl an der Fingerspitze wiederhergestellt. Man kann also hier sogar von einem neurovaskulären Lappen reden, ein Vorteil, der den Visierlappen und Fähnchenlappen häufig und den Lappen aus der Hohlhand und vom Nachbarfinger infolge Stieldurchtrennung immer abgeht.

Im Hinblick auf die Sensibilität sollte man daher in der Anwendung aller Plastiken zur Erhaltung von Fingerendgliedteilen, die kaum taktile Gnosis erwarten lassen, sehr zurückhaltend sein. Unter Berücksichtigung der beruflichen Erfordernisse befürworten wir hier die Nachamputation und beschränken fingerlängeerhaltende Eingriffe auf die Verletzungen mehrerer Finger, wenn es auf die Erhaltung natürlicher oder die Bildung sekundärer Greifformen ankommt.

Gestielte Lappen von Hohlhand oder Nachbarfinger sind darüber hinaus insofern in ihrer Anwendungsmöglichkeit eingeschränkt, als ältere Leute, Rheumatiker oder Verletzte mit sogenannten „Wurstfingern" von dieser Behandlungsmethode ausgeschlossen sein sollten. Bei ihnen ist die Gefahr einer Versteifung in den beteiligten Fingergelenken nicht zu unterschätzen.

Die Deckung eines Fingerbeerenverlustes durch einen **neurovaskulären Insellappen** *(Littler-Zrubecky)* stellt eine besondere Form der gestielten Nahplastik dar, die letztlich auf dem *Hilgenfeldt*-Prinzip der vollsensiblen Fingerauswechslung aufbaut. Man tut gut daran, die Indikation zu diesem Eingriff wesentlich enger zu stellen als es viele amerikanische Autoren tun.

Dieses Verfahren sollte den Fällen vorbehalten bleiben, bei denen die „funktionell entscheidenden Zonen" der Weichteile der Finger 1–3 bei erhaltener Knochenstrecke zerstört sind. Über diesen Lappen wird bei den Daumenverletzungen (Kap. 13) und Ersatzplastiken (Kap. 15) noch zu sprechen sein.

Fernplastiken von Arm, Bein oder Rumpf sind funktionell wenig geeignet und für Fingerverletzungen am Endglied so gut wie immer entbehrlich. Eine Ausnahme bildet hier die vollständige Skelettierung des Daumens.

Bei jeder Plastik kommt es gelegentlich zur Abstoßung des Transplantates oder zu einer Lappennekrose. In diesen glücklicherweise seltenen Fällen darf man die Hände nicht in den Schoß legen, sondern muß auf dem Umwege über Nekrosebeseitigung und erneute Transplantation doch noch eine primäre Wundheilung zu erzwingen suchen. Der Anfänger sollte sich merken, daß freie Hautlappen technisch einfacher und keineswegs nekrosegefährdeter sind als gestielte Lappenplastiken.

Im Einzelfall werden einerseits die Ausdehnung der Verletzung auf andere Finger, Beruf, Alter und Geschlecht des Verletzten, seine Intelligenz und auch kosmetische Erwägungen das Vorgehen bestimmen. Andererseits hängt die Indikation zu dieser oder jener Methode natürlich entscheidend von der Erfahrung des Operateurs ab, der dabei nie der Versuchung erliegen sollte, zu viel retten zu wollen. Wenn nämlich funktionell entscheidende Zonen der Hand zwar in der Form weitgehend anatomisch wiederhergestellt, aber nicht mit Hautgefühl ausgestattet sind, so lauert auf den Patienten schon wieder die Gefahr einer neuen Verletzung.

Daher wird folgendes Vorgehen empfohlen:
1. Bei der Verletzung eines dreigliedrigen Fingers wird die sensible Deckung der Fingerbeere durch Verschiebeplastik im VY-Modus nach *Tranquilli-Leali* angestrebt, sonst wird so amputiert, daß ein belastungsfähiger Stumpf entsteht. Wenn in Ausnahmefällen der Verletzte mit unserem Behandlungsvorschlag nicht einverstanden ist, wird er ausdrücklich auf die möglichen nachteiligen Folgen einer gefühlsarmen Fingerspitze hingewiesen. Die Deckung erfolgt dann durch freie Hautplastik.

2. Kleine Defekte an funktionell weniger wichtigen Stellen werden mit fettfreien Vollhautlappen gedeckt. Dabei wird versucht, mit *einem* Reverdin-Läppchen auszukommen, das den Defekt in toto ausfüllt.

3. Bei Mehrfingerverletzungen entscheiden die individuellen Bedürfnisse des Verletzten über das Vorgehen. Gerade in diesen Fällen müssen zur Bildung sekundärer Greifformen oft sogar Finger ohne Hautgefühl erhalten werden. Diese Situationen sind die Domäne der gestielten Nahplastiken in ihren verschiedenen Formen, von denen die jeweils günstigste ausgewählt und den Erfordernissen angepaßt werden muß. Aber auch die freie Plastik hat hier nach wie vor ihren Platz. Die Versorgung dieser Verletzungen sollte daher dem Erfahrenen vorbehalten bleiben.

7.7 Strecksehnenverletzungen am Endglied

Neben scharfen Durchtrennungen ist die häufigste Ursache der Schlag gegen den leicht gebeugten Finger, der zum geschlossenen Abriß der Streckaponeurose am Endglied mit und ohne Knochenbeteiligung führt.

Diagnose

Das Endglied steht in mehr oder weniger starker Beugestellung und kann nicht aktiv gestreckt werden.

Differentialdiagnose

Schwanenhalsdeformität bei einem Riß der Fibrocartilago palmaris des Mittelgelenkes, bei der das Endgelenk in Beugestellung und das Mittelgelenk in Überstreckung steht. Bei passiver Beugung des Mittelgelenkes kann das Endgelenk vollständig gestreckt werden.

Behandlung

Die Therapie richtet sich nach der Art der Verletzung:

7.7.1 Offene Strecksehnendurchtrennung ohne Knochenbeteiligung

Wundausschneidung, Wundausweitung nach handchirurgischen Grundsätzen. Der zentrale Stumpf des Strecksehnenzügels wird mit einer Lengemannnaht gefaßt und nach distal bis zur Vereinigung mit dem peripheren Stumpf gezogen. Der Draht wird durch einen dünnen Bohrkanal im Endgliedknochen zur Fingerspitze geführt und dort über einem Gummiplättchen verplombt. Ein steriler Wäscheknopf erfüllt hier noch besser die Aufgabe des

Gummiplättchens, einen Druckschaden am Weichgewebe der Fingerspitze zu verhindern, da er den Druck auf eine größere Fläche verteilt. Zusätzlich temporäre Bohrdrahtarthrodese des Endgelenkes für 5 Wochen in Überstreckung ist empfehlenswert (Abb. 85 a, b, 88).

7.7.2 Offene Strecksehnenverletzung mit Knochenbeteiligung

Ähnliches Vorgehen wie bei 7.7.1 Die Lengemann-Naht wird durch oder über das Knochenfragment geführt. Drahtentfernung nach 5 Wochen (Abb. 86 a, b).

7.7.3 Frischer gedeckter Strecksehnenabriß ohne Knochenbeteiligung

Bei gestrecktem Grund- und Mittelgelenk klafft die Rißstelle etwa 5 mm. Bei Überstreckung des Endgelenkes und Beugung im Mittelgelenk verbleibt nur ein Zwischenraum von 1–2 mm. Wird noch das Grundgelenk gebeugt, so

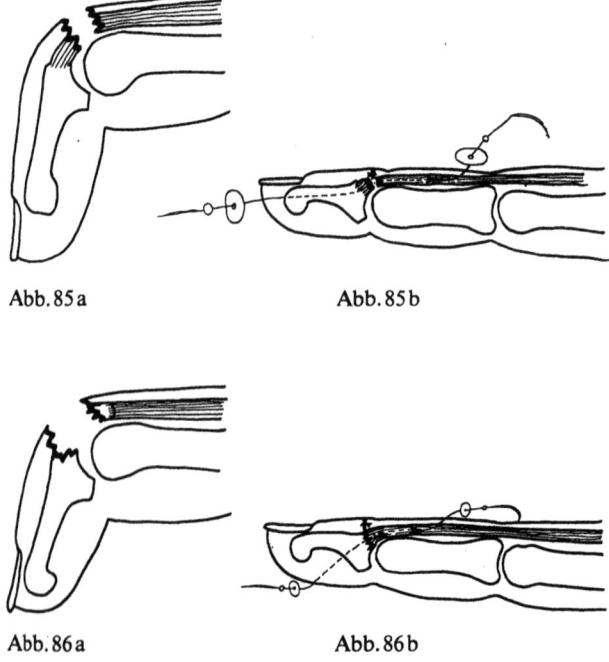

Abb. 85a   Abb. 85b

Abb. 86a   Abb. 86b

überragt der proximale Sehnenstumpf den distalen um 2 mm. Auf diesen anatomischen Gegebenheiten fußt die konservative Behandlung nach *Mommsen* in der Modifikation nach *Wilhelm.*

Technik

Zirkulärer Vorderarmgips mit volarem Gipssteg, auf dem der verletzte Finger bei 90° Beugung im Grund- und Mittelgelenk und Überstreckstellung des Endgelenkes mit Heftpflasterstreifen für 5 Wochen fixiert wird (Abb. 87 a, b).

Die Verbandanordnung ist technisch anspruchsvoll, relativ lästig und keinesfalls so erfolgssicher, wie man glaubt. Bessere Ergebnisse lassen sich mit einem Minimum an Belästigung durch die temporäre Bohrdrahtarthrodese des Endgelenkes in Überstreckung und des Mittelgelenkes in Beugestellung erzielen, vorausgesetzt, daß die Verletzung nicht veraltet zur Behandlung kommt. Lehnt der Verletzte eine temporäre Bohrdrahtarthrodese des Endgelenkes ab, so empfiehlt sich statt des lästigen Mommsen-Gipses eine Kunststoffschiene nach *Stack,* die in verschiedenen Größen im Handel ist. Bleibt die konservative Behandlung erfolglos, so richtet sich das weitere Vorgehen nach den Prinzipien bei der veralteten Verletzung (Abb. 90, 91).

Technik der temporären Bohrdrahtarthrodese

Von der Fingerspitze wird ein Bohrdraht von 1 mm Durchmesser nagelnahe, jedoch ohne Schädigung des Nagelbettes, längs eingebohrt. Um die angestrebte Gelenkstellung für die Dauer des Bohraktes aufrechtzuerhalten, fixiert der Operateur den beschädigten Finger so, daß sein Ringfinger auf der Streckseite des Grundgliedes, der Mittelfinger unter dem gebeugten Mittelgelenk und der Zeigefinger auf der Streckseite des Endgelenkes liegt, während der Daumen durch Druck auf die Fingerbeere das Endgelenk in Überstreckkung zwingt. Eine zusätzliche Stack-Schiene schützt die Fingerspitze für

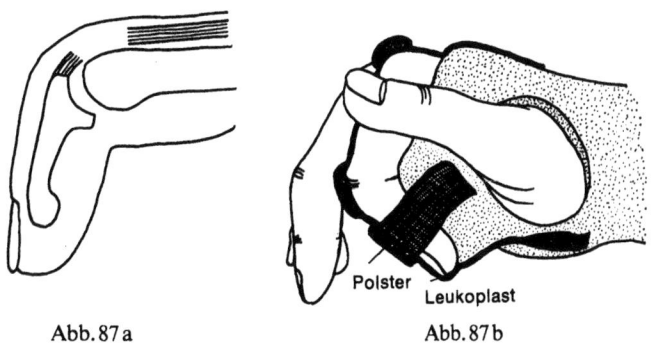

Abb. 87a Abb. 87b

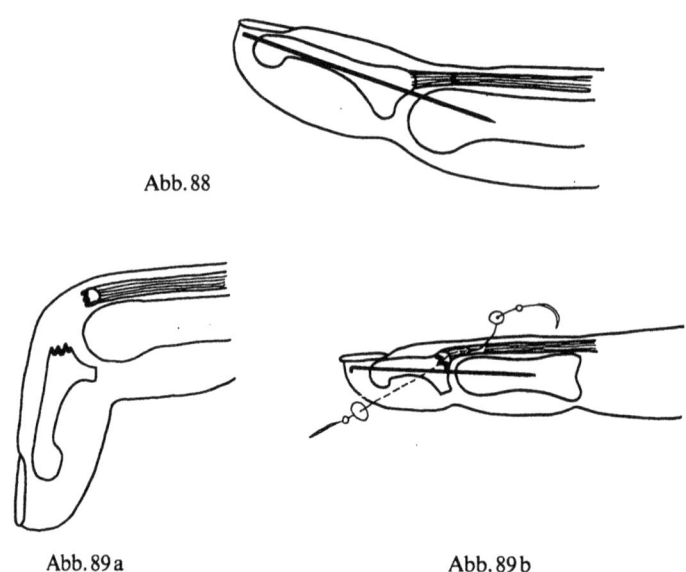

Abb. 88

Abb. 89 a   Abb. 89 b

1 Woche gegen unbeabsichtigte Berührung. Drahtentfernung nach 5 Wochen (Abb. 88). Auch hier gilt: Bei erfolgloser Behandlung richtet sich das weitere Vorgehen nach den Prinzipien bei der veralteten Verletzung.

7.7.4 Frischer gedeckter Strecksehnenabriß mit Knochenbeteiligung (Busch-Fraktur)

Er kann ebenfalls ausschließlich mit temporärer Bohrdrahtarthrodese behandelt werden. Besser ist aber die anatomisch genaue operative Adaptation des Fragmentes von einem Rechtwinkelschnitt aus mittels Lengemann-Naht und mit zusätzlicher temporärer Bohrdrahtarthrodese (Abb. 89 a, b).

7.7.5 Veraltete Streckzügelverletzungen

Bereits nach 24 h ist eine Ruptur als veraltet anzusehen, der mit konservativer Behandlung oder temporärer Bohrdrahtarthrodese kaum noch beizukommen ist. Hier hilft nur eine Verkürzung des um die Narbenstrecke verlängerten Sehnenzügels. Dazu muß die Ausbildung einer festen Narbe abgewartet werden. Operation also erst nach 4–6 Wochen.

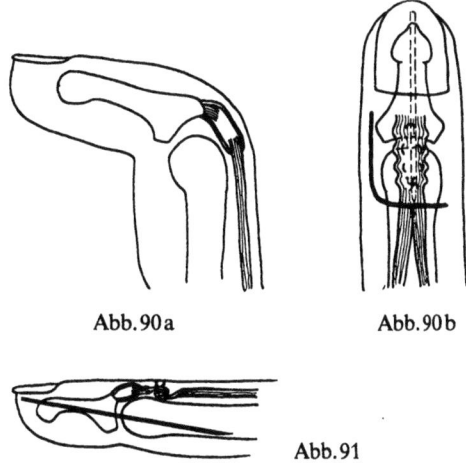

Abb. 90a   Abb. 90b

Abb. 91

Technik

1. Raffnaht nach Georg

Rechtwinkelschnitt. Die Narbenstrecke wird durch eine ellipsenförmig eingezogene Mersilenenaht 4/0 nach Mobilisierung von der Unterfläche verkürzt. Temporäre Bohrdrahtarthrodese des Endgelenkes für 5 Wochen (Abb. 90a, b).

2. Faltung des Strecksehnenzügels nach Pulvertaft

Rechtwinkelschnitt über dem Mittelglied. Der Streckzügel wird im noch intakten Bereich dargestellt und mit Mersilene 5/0 so aufgefaltet, daß eine ausreichende Verkürzung resultiert. Temporäre Bohrdrahtarthrodese des Endgelenkes für 5 Wochen (Abb. 91).

Für Defektverletzungen werden plastische Eingriffe von *Iselin* und *Nichols* angegeben. Sicherer ist hier die Arthrodese im Endgelenk (Technik unter 7.8).

7.8 Verletzung der tiefen Beugesehne im Endgliedbereich

Diagnose

Das Endgelenk steht in Streckstellung und kann aktiv nicht gebeugt werden.

Der geschlossene knöcherne Ausriß der tiefen Beugesehne am Endglied wird durch eine ruckartige Überstreckung herbeigeführt. Häufiger ist die offene, scharfe Abtrennung distal des Durchtrittes der tiefen durch die oberflächliche Beugesehne, also in Höhe des Mittelgliedes. Während der knöcherne Ausriß keine große Retraktionsneigung besitzt, schlüpft der zentrale Sehnenstumpf bei scharfer Durchtrennung häufig weit, oft bis in die Hohlhand zurück. Der knöcherne Ausriß bedarf sofortiger operativer Versorgung. Die Naht der durchtrennten Profundussehne dagegen sollte im Interesse der sicheren Erhaltung der Gleitfähigkeit der Superfizialissehne unterbleiben, sofern die Verletzung zentral der Vincula liegt. In diesen Fällen sollte zur Stabilisierung des Endgelenkes auf die Arthrodese (ggf. Tenodese) des Endgelenkes ausgewichen werden. Dabei wird eine Stellung angestrebt, die den individuellen beruflichen Bedürfnissen des Verletzten am dienlichsten ist. Man muß das vorher mit dem Patienten besprechen! Ein Sehnentransplantat unter Opferung der oberflächlichen Beugesehne ist bei der bekannten Problematik des Beugesehnenersatzes undiskutabel! Liegt die Durchtrennung der tiefen Beugesehne distal der Vincula, so ist die Primärnaht erwünscht, sogar eine Sekundärnaht kann erfolgreich sein.

Behandlung

Die Behandlungstechnik des knöchernen Profundussehnenausrisses folgt dem Prinzip, ein unter proximalem Zug stehendes Sehnenfragment durch belastungsfähigen Ausziehdraht distal so zu befestigen, daß auch bei Anspannung des Muskels und in Funktionsstellung keine Retraktion möglich ist.

Technik

Knöcherner Profundussehnenausriß
Mittseitlicher Längsschnitt, am Zeige- und Mittelfinger immer ulnar! Die Sehnenscheide wird erforderlichenfalls eröffnet. Eine Lengemann-Naht wird durch die Sehne nahe dem Knochenfragment angelegt und durch das Fragment hindurch oder auf dessen Volarseite entlang in einem Bohrkanal im Endglied durch den Nagel distal der Lunula nach außen geführt. Nach exakter Reposition wird die Naht straff über einem Knopf oder einem Gummiplättchen verplombt. Nahtentfernung nach 3 Wochen (Abb. 92a, b).

Durchtrennung der Profundussehne in der Zone I (Abb. 107b)
Primärnaht:
Eröffnung der Fingerbeugeseite nach *Bruner* (Abb. 118, S. 121). Naht in der Technik von Kirchmayr oder Variante, sofern ein 1 cm langer distaler Sehnenstumpf zur Verfügung steht. Nachbehandlung im *Kleinert-Gips* (Abb. 111 a–c, S. 115, Abb. 115, S. 116).

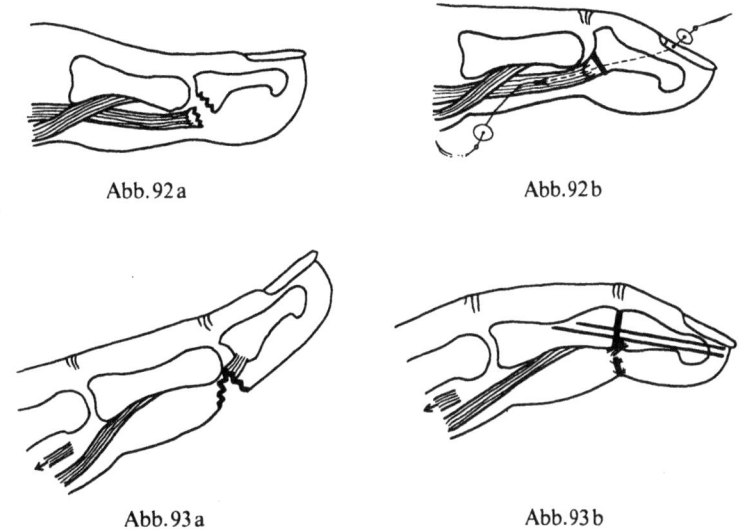

Abb. 92 a Abb. 92 b

Abb. 93 a Abb. 93 b

Endgelenksarthrodese:
Das Endgelenk wird durch Querschnitt oder Rechtwinkelschnitt auf der Streckseite eröffnet. Resektion der gelenkbildenden Flächen mit der Säge, wobei gleich der Arthrodesenwinkel berücksichtigt werden muß. Die Resektionsflächen werden – wenn vorhanden mit der Arthrodesenzange – aufeinandergepreßt und mit zwei längsparallel eingebohrten kurzen Kirschner-Drähten von 0,8–1 mm Durchmesser fixiert. Die Drahtenden werden unter der Haut abgekniffen und versenkt. Ein streckseitig angelegter Gipsschienenverband schützt für 8–10 Tage die Fingerspitze gegen unbeabsichtigtes Anstoßen. Die Drähte werden nach vollständiger Durchbauung der Arthrodese entfernt (Abb. 93 a, b).

Tenodese des Endgelenkes (Moberg):
Mittseitlicher Längsschnitt mit Eröffnung der Sehnenscheide. Der distale Sehnenstumpf wird mit einer multifilen Ausziehdrahtnaht 4/0 armiert. Unterhalb des Mittelgliedköpfchens wird mit dem Meißel eine Knochenkerbe vorbereitet. Mit dem Draht wird der Sehnenstumpf so in die Kerbe gezogen, daß die gewünschte Stellung erzielt wird. Der Draht selbst wird durch einen Knochenkanal zur Streckseite geführt und dort außen über einem Knopf geknotet. Zur Stabilisierung wird eine temporäre Bohrdrahtarthrodese des Endgelenkes hinzugefügt (Abb. 94). Ist der distale Sehnenstumpf zu kurz, so bleibt natürlich nur die Arthrodese.

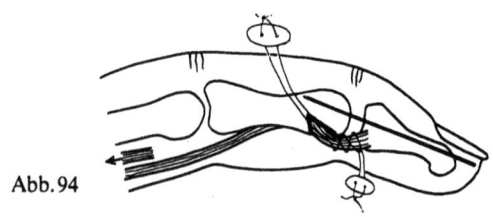

Abb. 94

7.9 Traumatische Epithelzyste

Sie bevorzugt Fingerendglieder und Amputationsstümpfe, findet sich seltener aber auch in der Hohlhand. Sie imponiert als subkutan gelegener, druckempfindlicher Knoten und entsteht durch traumatische Verlagerung von proliferationsfähigem Epithelgewebe gewöhnlich infolge feiner Stichverletzungen, die lange Zeit zurückliegen können. In seltenen Fällen können sie Kirschgröße erreichen, den Knochen usurieren, zur Spontanfraktur führen und dadurch den Verdacht auf eine echte Neubildung erwecken. Sie behindern den Greifakt und bedürfen operativer Entfernung. Knochendefekte werden mit autologer Spongiosa (Beckenkamm) ausgefüllt.

Literatur

Adler, H.: Die Zuggurtungsosteosynthese bei knöchernem Fingerstrecksehnenabriß (sog. Busch-Fraktur). Handchirurgie *14*, 121 (1982)

Atasoy, E., et al.: Reconstruction of the amputated finger tip with a tringular volar flap. J Bone Joint Surg [Am] *52*, 921 (1970)

Brody, G.S., Cloutier, A.M., Woolhouse, F.M.: The finger tip injury and assessment of management. Plast Reconstr Surg *26*, 80 (1960)

Fleischer, H.: Streckkontrakturen der Fingerendgelenke. Chir Praxis *11*, 107 (1967)

Frank, E.: Ergebnisse der konservativen Behandlung der subcutanen Strecksehnenausrisse an den Fingern. Chir Praxis *1*, 531 (1975)

Georg, H.: Zur Behandlung der geschlossenen Strecksehnenabrisse am Fingerendglied. Langenbecks Arch Chir *292*, 485 (1959)

Horner, R.L.: Finger tip trauma Surg Clin North Am *49*, 1373 (1969)

Kruhl, E., Stimming, W.: Typische Fingerverletzungen beim Ballspielen. Monatsschr Unfallheilkd *67*, 478 (1964)

Mittelbach, H.R.: Fingerendgliedverletzungen. Chirurg *37*, 306 (1966)

Mommsen, R.: Muskelphysiologie der Fingerstrecker und Verbandbehandlung des Strecksehnenabrisses am Endgelenk. Zbl Chir *79*, 265 (1954)

Narr, H., Reill, P.: Die Behandlung des knöchernen Strecksehnenabrisses. Plast. Chir. *4*, 102 (1980)

Neumann, H.: Zur Verletzung des Fingerendgliedes und dessen biologische Schienung durch Nagelplastik. Monatsschr Unfallheilkd *66*, 398 (1963)

Pratt, D. R.: Internal splint for closed and open treatment of injuries of extensor tendons at distal joint of finqers. J Bone Joint Surg [Am] *34*, 785 (1952)

Recht, P.: Ästhetische Gesichtspunkte der Chirurgie der Fingerendglieder. Langenbecks Arch Chir *229*, 105 (1961)

Recht, P.: Die Bedeutung der aufgeschobenen Dringlichkeit bei Verletzungen der Hand, insbesondere der Fingerspitzen. Unfallmed. Tagg., Baden-Baden 1963

Schicker, N.: Ergebnisse der operativen und konservativen Therapie subcutaner Strecksehnenrisse am Fingerendgelenk. Krankenhausarzt *55*, 316 (1982)

Snow, J. W.: Isolated fingertip injuries. J. Fla Med Assoc *55*, 820 (1968)

Walcher, K.: Zum subcutanen Riß der Streckaponeurose über dem Endgelenk der Langfinger und des Daumens. Chirurg *39*, 431 (1968).

8 Weichteilverletzungen der Streckseite

(Verletzungen der Handgelenksstrecker, der Langfingerstrecksehnen und der Dorsalaponeurose der Finger)

Die seit *Bunnell* erzielten Fortschritte auf dem Gebiet der Beugesehnenchirurgie der Hand ließen die Strecksehnen dank ihrer relativ anspruchslosen Gleitlager lange sehr zu Unrecht ein Schattendasein führen. Funktionsausfälle durch Strecksehnenverletzungen mögen im allgemeinen nicht so schwer wiegen wie der Ausfall der Beuger, für einen differenzierten Greifakt ist jedoch das dosierte Zusammenspiel zwischen Beugern und Streckern unerläßlich. Ohne große Probleme ist sicher die Naht wie der Ersatz einer Strecksehne am Handrücken und im Handgelenksbereich, insbesondere dann, wenn man die bei den Beugesehnen bewährten Nahttechniken auf die Strecker überträgt. Hier ist aber dank der Connexus intertendinei die Funktionseinbuße auch am geringsten (Abb. 95). Erst distal der Connexus intertendinei beginnen die Schwierigkeiten. Hier hat nun im letzten Jahrzehnt die Erweiterung der Kenntnisse der Anatomie und der physiologischen wie pathologischen Bewegungsabläufe die chirurgische Bedeutung des Streckapparates der Finger wieder ins rechte Licht gerückt.

Bei Aufstellung des Operationsplanes zur Versorgung frischer oder veralteter Strecksehnenverletzungen muß man bedenken, daß beim Greifvorgang die Streckung der Langfinger, also die Öffnung der Hand, bis zu einem gewissen Grade – und zwar jeweils dem Beruf des Verletzten angepaßt – gegenüber der Beugung in den Hintergrund tritt, solange nämlich, wie die Empfangsmöglichkeit der Hand nicht beeinträchtigt wird. Man wird also unter Umständen eine nicht ganz vollständige Streckung in einem oder manchmal auch zwei Fingergelenken in Kauf nehmen können, wenn die benachbarten Gelenke einen solchen Zustand zu kompensieren vermögen. Man denke daran, daß die posttraumatische Zwangsbeugestellung eines Mittelgelenkes relativ rasch durch Überstreckbarkeit des Grundgelenkes kompensiert wird, und das auch bei älteren Menschen! Der Stabilität des Griffes und der Schmerzfreiheit ist jedoch höchste Aufmerksamkeit zu widmen. Die primäre operative Versteifung eines Gelenkes, bei dem mit Wiederherstellung seiner natürlichen Funktionen nicht gerechnet werden kann, ermöglicht oft die Erhaltung eines brauchbaren Fingers, kürzt gelegentlich die Behandlungsdauer erheblich ab und verhindert gleichzeitig einen Schaden, der durch spontane Versteifung in ungünstiger Stellung oder durch Amputation entstehen würde.

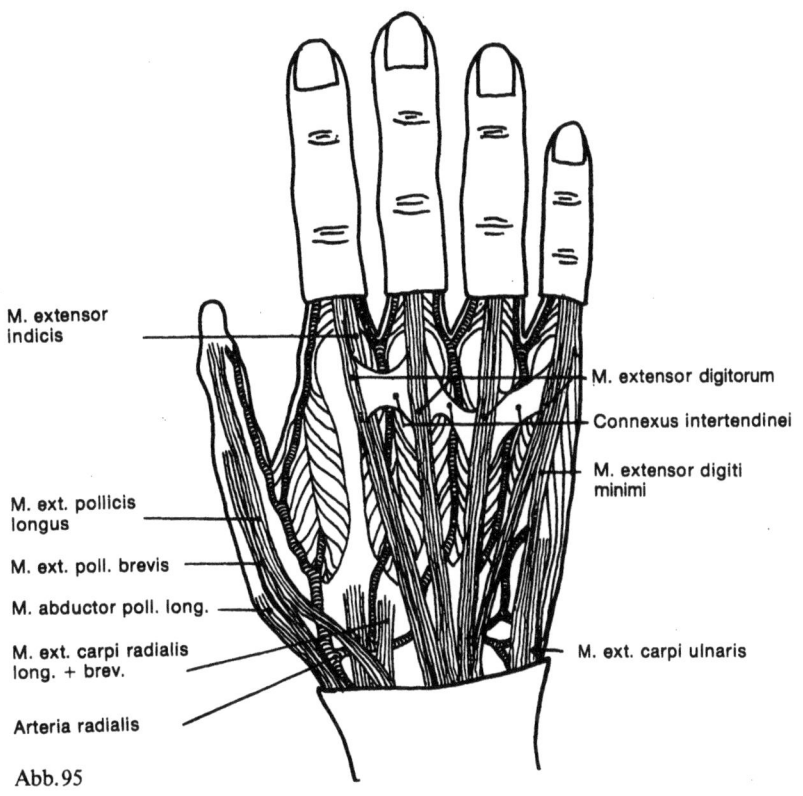

Abb. 95

Eine Analyse der beruflichen Erfordernisse bei jedem einzelnen Verletzten ist notwendig. Eine Regel für die sogenannte günstige Stellung kann man nicht ableiten, wenn sie auch meist zwischen 130 und 150° liegt.

Ehe auf technische Einzelheiten eingegangen wird, muß noch auf einige grundsätzliche Dinge hingewiesen werden:

1. Glatte Durchtrennung von Haut und Sehne in einer Ebene an Stellen, die keinem starken Zug ausgesetzt sind, also insbesondere im Bereich der Grund- und Mittelglieder, erlauben eine gleichzeitige Naht von Haut und Sehne durch mehrere, nach dem Prinzip der Achter-Aufstellnaht geknüpfte Nähte (Abb. 96). Sonst wird die in querer Richtung durchtrennte Sehne nach dem Prinzip der „Naht auf Entfernung" mit einer Lengemann-Naht versorgt (Abb. 97a). Die routinemäßige Entlastung einer Sehnennaht durch die Naht auf Entfernung in Form der Lengemann-Technik erlaubt die Immobilisation in Funktionsstellung, kürzt dadurch die Nachbehandlungszeit ab und ver-

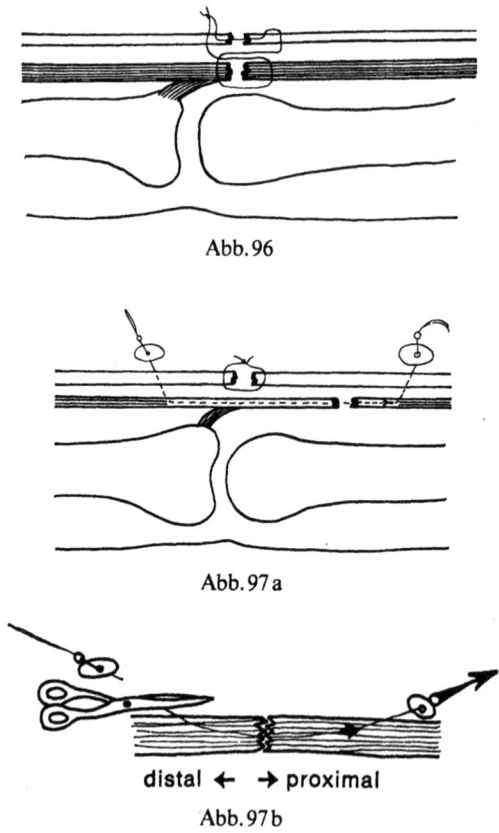

Abb. 96

Abb. 97 a

distal ← → proximal
Abb. 97 b

meidet Gelenksteifen. Zur Entfernung der Naht wird das distale Drahtende nach Desinfektion unter der Plombe gekappt, der Draht wird am zentralen Ende mit einer Klemme gefaßt und mit kurzem Ruck ausgezogen (Abb. 97 b). Durch Unfall oder aus operativen Notwendigkeiten heraus längsgespaltene Strecksehnen werden durch eine fortlaufende Naht vereinigt, deren Enden durch die Haut geführt und mit Plomben gesichert werden (Abb. 98). Proximal des Handgelenkes ist versenkte Naht nach *Dychno-Bunnell* mit multifilem Stahldraht 4/0 angezeigt (Abb. 99). Die postoperative Ruhigstellung wird für 3 Wochen beibehalten.

2. Auch die Strecksehnenchirurgie verlangt Übersicht über das Operationsgebiet. Erweiterungen frischer Wunden und adäquater Zugang bei Wiederherstellungsoperationen sind daher unumgänglich. Es ist selbstverständlich, daß sie nach den von *Bunnell* aufgestellten Grundsätzen erfolgen müssen, um der-

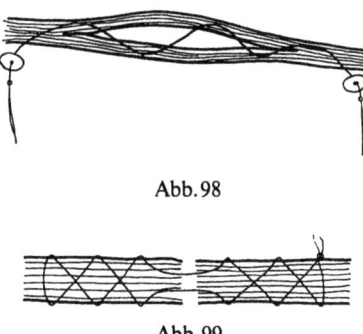

Abb. 98

Abb. 99

matogene Kontrakturen zu vermeiden. Dabei müssen aber die Äste des R. superficialis nervi radialis geschont werden, da diese von erheblicher funktioneller Bedeutung im Hinblick auf Wiederherstellungsmaßnahmen am Daumen sein können.

3. Wenn Sehnen gleiten sollen, ist gute narbenfreie Hautdeckung Voraussetzung. Das gilt insbesondere für die Streckseite von Hand und Fingern. Kontrakte, mit den Sehnen verwachsene Narben stellen den Erfolg jeder Sehnenwiederherstellung in Frage. Schlechte Narben haben überdies an der Streckseite der Hand immer wieder schmerzhafte Narbengeschwüre zur Folge. Plastischer Hautersatz muß daher immer in den Kreis der Erwägungen bei der Operationsplanung einbezogen werden.

4. Begleitende Knochenverletzungen müssen einer Osteosynthese zugeführt werden, um Fehlstellungen zu vermeiden, die das Muskelgleichgewicht stören, und um eine rechtzeitige Übungsbehandlung zuzulassen.

8.1 Handgelenksstrecker

Diagnose

Keine Bewegungsausfälle, die Diagnose wird bei der Inspektion der Wunde gestellt.

Isolierte Verletzungen sind relativ selten. Der Ausfall nur eines Handgelenkstreckers hat allenfalls eine Kraftminderung zur Folge, da die Stabilisierung des Handgelenkes durch die übrigen Strecksehnen gewährleistet ist. Trotzdem ist die Naht angezeigt, insbesondere beim Schwerarbeiter. Die zentralen Sehnenstümpfe ziehen sich zurück und müssen von einem entsprechenden Hilfsschnitt aufgesucht werden. Liegt die Verletzung ansatznahe, so erfolgt die Wiedervereinigung mit einer Lengemann-Naht (Abb. 97), sonst in der Technik von *Dychno-Bunnell* mit multifilem Stahldraht 4/0 (Abb. 99). Ruhigstellung des Handgelenkes in Funktionsstellung für 3 Wochen.

8.2 Durchtrennung der Langfingerstrecker zentral der Connexus intertendinei

Diagnose

Bei der Verletzung nur einer Sehne besteht allenfalls ein geringer Streckausfall im Grundgelenk. Dieser Ausfall nimmt bei gleichzeitiger Verletzung mehrerer Sehnen zu.

Am Handrücken ziehen sich die Streckersehnen gewöhnlich weniger weit zurück, aber schon im Bereich des Handgelenkes und am distalen Unterarm besteht große Retraktionsneigung. Das Aufsuchen der zentralen Sehnenstümpfe geschieht daher mittels Hilfsschnitten. Das blinde „Fischen" nach den Sehnenstümpfen ist zu verwerfen.

Die Vereinigung erfolgt am Handrücken mittels Lengemann-Naht, wobei die Feinadaptation der Stümpfe mit atraumatischen Dexonnähten 3/0 durchgeführt wird. Im Bereich des Retinaculum extensorum muß das entsprechende Sehnenfach gespalten werden, um Verwachsungen zu vermeiden. Am Unterarm ist die Versorgung mit versenkten multifilen Stahldrahtnähten 4/0 in der Technik von *Dychno-Bunnell* vorzuziehen. Ruhigstellung von Handgelenk und Langfingern in Funktionsstellung für 3 Wochen.

8.3 Durchtrennung der Strecksehnen im Bereich des Grundgelenkes

Diagnose

Der Finger kann im Grundgelenk aktiv nicht gestreckt werden. Die Versorgung erfolgt durch eine entlastende „Naht auf Entfernung" mit einer Lengemann-Naht, die Feinadaptation mit atraumatischen Dexonnähten 3/0. Liegen Hautwunde und Sehnendurchtrennung in einer Ebene, so kann die Adaptation der Sehnenstümpfe mit gleichzeitigem Hautverschluß mittels Achter-Aufstellnähten unter Verwendung von Mersilene 4/0 vorgenommen werden. Auch hierbei erfolgt die Ruhigstellung für 3 Wochen in Funktionsstellung im Gipsverband. Die Fäden werden erst nach Entfernung des Gipses gezogen.

Nicht jeder Streckausfall des Grundgelenkes ist Folge einer direkten Sehnenverletzung. Vielmehr kann auch die Luxation der Strecksehne aufgrund eines gedeckten Risses oder einer offenen Durchtrennung des Sehnenhäubchens („interosseus hood") das gleiche Bild verursachen. In diesem Falle muß die Streckseite des Grundgelenkes ausgiebig freigelegt werden, um genügende Übersicht über die hier bereits komplizierte Anatomie des Streckapparates zu bekommen. Naht der durchtrennten Anteile mit atraumatischen Dexonnähten 3/0 ist auch bei alter Verletzung erfolgreich. Ruhigstellung für 3 Wochen mit Gipsverband in Funktionsstellung.

8.4 Durchtrennung der Dorsalaponeurose im Bereich des Grund- und Mittelgliedes

In diesem Bereich werden zwei Kraftsysteme wirksam, nämlich die langen Strecker und das System der Binnenmuskeln der Hand, die auf die drei Fingergelenke einwirken. Die durch Ligamente und fibröse Platten miteinander verbundenen Sehnen des M. extensor digitorum, der Mm. interossei und Mm. lumbricales bilden hier die Dorsalaponeurose, die mit einem an der Mittelgliedbasis ansetzenden Tractus intermedius das Mittelgelenk und mit den am Endgelenk zusammenlaufenden Seitenzügeln das Endgelenk strecken. Den schräg von der Beugesehnenscheide in Höhe des Grundgliedes zu den Tractus laterales in Höhe des Mittelgelenkes und Mittelgliedes einstrahlenden Landsmeer-Bändern kommt hier für die Mechanik der beiden distalen Fingergelenke besondere Bedeutung zu, überträgt es doch mit seinem dynamischen Tenodeseeffekt *(Wilhelm)* die Kraft je eines Streckers und eines Beugers auf diese Gelenke (Abb. 100a, b).

Bei einer frischen Verletzung dieser diffizilen Strukturen, sei es durch gedeckte Ruptur oder offene Durchtrennung ohne Defektbildung, sind keine besonderen operativen Schwierigkeiten zu erwarten. Eine adäquate Freilegung des Verletzungsgebietes ist jedoch erforderlich, um eine anatomische Wiederherstellung zu ermöglichen.

Besondere Aufmerksamkeit ist der Durchtrennung des Tractus intermedius am Mittelgelenk zu widmen, um dem *Knopflochphänomen* vorzubeugen, bei dem die Seitenzügel des Streckapparates seitlich bis unterhalb der Mittelgelenkebene abgleiten und auf diese Weise zu Beugern des Mittelgelenkes werden, während sie gleichzeitig das Endgelenk stark überstrecken.

Bei der Versorgung wird die Retraktionstendenz des Mittelzügels durch Lengemann-Naht ausgeschaltet, die Feinadaptation der übrigen Strukturen geschieht mit Knopfnähten aus atraumatischem Dexon 3/0. Hier haben sich auch Achter-Aufstellnähte bewährt, sofern Hautwunde und Sehnennaht in einer Ebene liegen. Die Naht führt zu einer leichten Beugung im Grundgelenk, während die Interphalangealgelenke gestreckt werden. In dieser Stel-

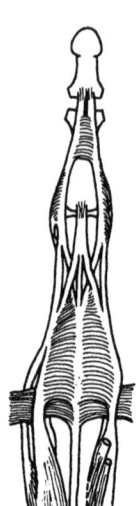
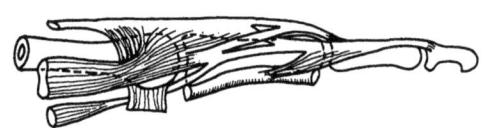

(nach Tubiana)

Abb. 100a   Abb. 100b

lung erfolgt auch die Fixierung im Gipsverband für 5 Wochen (Abb. 101 a, b). Distal des Mittelgelenkes wird die Streckaponeurose mit Achter-Aufstellnähten vereinigt.

Ein Problem stellen im Bereich des Mittelgelenkes veraltete Verletzungen und frische Defektverletzungen dar. Das dokumentiert sich durch eine Vielzahl von angegebenen Operationsverfahren.

Durch Einfachheit besticht das Verfahren von *Wilhelm* bei veralteten Verletzungen, welches allerdings voraussetzt, daß keine Substanzdefekte vorliegen.

Technik

Durch einen seitlichen, bogenförmig längsverlaufenden Schnitt wird die Streckseite des Mittelgelenkes freigelegt. Anfrischen der Sehnenstümpfe. Der Zug des Tractus intermedius wird durch eine Lengemann-Naht abgefangen. Die Feinadaptation erfolgt durch Einzelknopfnähte mit Dexon 3/0. Ruhigstellung in leichter Beugestellung des Grundgelenkes sowie Streckstellung der Interphalangealgelenke im Gipsverband für 5 Wochen (Abb. 102).

Genial ist die Technik von *Littler* und *Eaton*, die die gesamte Streckkraft der Strecker und der Interossei auf die Basis des Mittelgliedes übertragen und gleichzeitig den restlichen Aponeurosenabschnitt, der das Endgelenk streckt,

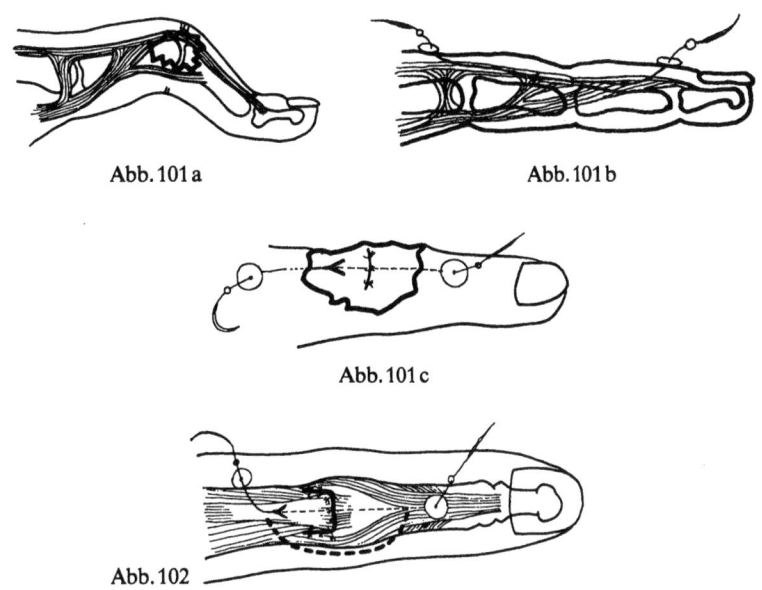

Abb. 101 a   Abb. 101 b

Abb. 101 c

Abb. 102

entspannen, indem sie die Streckung des Endgelenkes nunmehr den Landsmeer-Ligamenten und auf der Speichenseite dem M. lumbricalis überlassen. Dieses Verfahren eignet sich auch zur Überbrückung kleinerer Defekte und ist auch bei weniger guten Hautverhältnissen erfolgreich.

Technik

Großzügige Freilegung der Streckaponeurose durch S-förmigen Längsschnitt. Die von den Streckerzügeln und den Interosseusmuskeln stammenden Abschnitte der Dorsalaponeurose werden vollständig von den Landsmeer-Ligamenten und dem M. lumbricalis abgetrennt. In voller Streckung des Mittelgelenkes werden die Seiten nach innen gefaltet und miteinander durch Einzelnähte Dexon 3/0 vereinigt. Gegebenenfalls müssen sie noch an der Basis des Mittelgliedes durch Naht fixiert werden. Zusätzliche temporäre Bohrdrahtarthrodese des Mittelgelenkes in Streckstellung für 2 Wochen. Ruhigstellung des operierten Fingers für eine weitere Woche (Abb. 103).

Für größere Defekte eignen sich nur Verfahren, die sich freitransplantierter Sehnenzügel bedienen. Hier hat die klassische *Fowler-Plastik* noch immer ihren Platz. Sie ist sicher besser als ihr Ruf, jedoch sind gute Hautverhältnisse Voraussetzung. Diese müssen gegebenenfalls erst durch plastische Maßnahmen geschaffen werden.

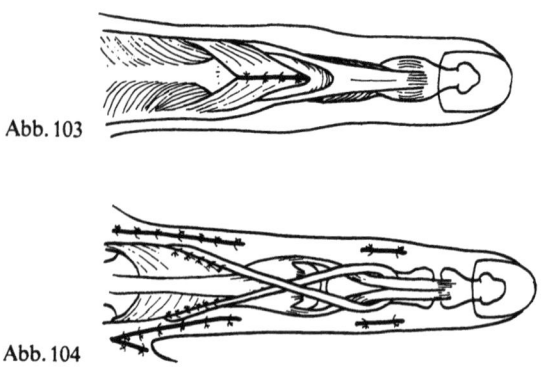

Abb. 103

Abb. 104

Technik

Entnahme einer Palmarissehne. Längsschnitte beiderseits im mittleren Drittel des Mittelgliedes. Von hier aus wird die Streckseite des Mittelgelenkes untertunnelt. Zentral werden die Sehnen der M. interossei beiderseits dargestellt, distal die Seitenzügel der Streckaponeurose. Letztere werden auf einer kleinen Strecke von der Unterlage abgehoben. Durch diesen Tunnel wird die Palmarissehne hindurchgezogen, in Höhe des Mittelgelenkes unter der Haut gekreuzt, durch den Hauttunnel geführt und beiderseits durch Einzelnähte Dexon 3/0 auf die Interosseussehnen aufgesteppt. Ruhigstellung für 5 Wochen in leichter Beugestellung des Grundgelenkes und Streckstellung der Interphalangealgelenke im Gipsverband (Abb. 104).

8.5 Strecksehnenverletzungen mit begleitenden Knochenverletzungen

Derartige Verletzungen finden sich nicht selten bei Sägeunfällen und schweren Maschinenquetschungen. Eine erfolgreiche Sehnennaht setzt voraus, daß das Muskelgleichgewicht nicht durch Fehlstellungen des Skeletts gestört wird. Begleitende Knochenverletzungen müssen daher einer Osteosynthese zugeführt werden (s. Kap. 11).

Sind die Gelenkflächen des Mittel- und Grundgelenkes zerstört, so stehen zwei Behandlungsverfahren zur Wahl, in erster Linie die primäre Arthrodese, gegebenenfalls aber auch die Arthroplastik. Am Mittelgelenk ist die Arthrodese vorzuziehen, am Grundgelenk kann vor weiteren Maßnahmen der Erfolg einer Arthroplastik abgewartet werden. Den Bemühungen um eine *dauerhafte* Wiederherstellung der Beweglichkeit derart verletzter Gelenke mit

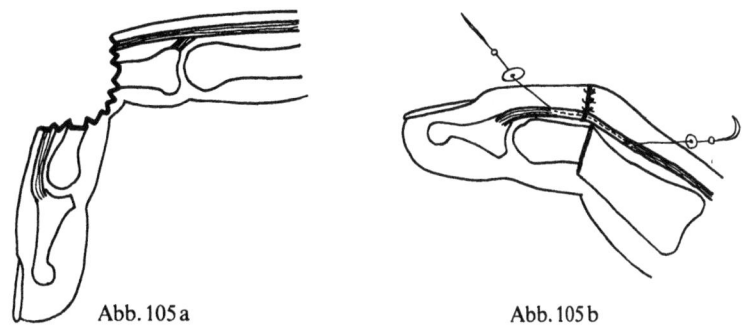

Abb. 105 a   Abb. 105 b

den Mitteln der Alloarthroplastik stehen wir einstweilen noch mit Mißtrauen gegenüber. Immerhin darf aber die Alloarthroplastik am Grundgelenk bei strenger Indikation vor allem bei der Zerstörung mehrerer Grundgelenke einer Hand als Fortschritt bezeichnet werden. Eine Insuffizienz der Prothese schließt ein späteres Vorgehen im Sinne einer Resektionsarthroplastik (Abb. 147, 148, S. 153) nicht aus. Diese Verfahren eignen sich aber sicher ebensowenig für die tägliche Praxis wie der autoplastische Gelenkersatz aus Zehengelenken oder gegebenenfalls aus Gelenken zu amputierender Finger. Welchen Weg man auch immer wählen wird, die Wiederherstellung der Sehnen ist unbedingt anzustreben, um wenigstens eine gewisse Beweglichkeit der verbliebenen Gelenke zu sichern. Die Arthrodese erfolgt nach den Regeln, wie sie bereits für das Endgelenk besprochen worden sind (Abb. 105 a, b; 146 a–d, S. 153). Am Mittelgelenk kann die zusätzliche Anbringung einer Zuggurtung (Abb. 146 d, S. 153) die Knochenheilung beschleunigen. Es sei noch besonders darauf hingewiesen, daß manchmal die Erhaltung eines durchaus brauchbaren, wenn auch verkürzten Fingers erst durch Arthrodese im Mittel- und Endgelenk möglich wird, falls im Grundgelenk ausreichende Beweglichkeit gegeben ist. Das gilt insbesondere für den Zeigefinger.

Auf die Arthroplastik (Abb. 147, 148, S. 153) wird im Kap. 11 (Knochenbrüche) näher eingegangen.

Literatur

Dolphin, J.A.: The extensor tenotomy for chronic boutonniere deformity of the finger, J Bone Joint Surg [Am] *47*, 161 (1965)
Fowler, S.B.: The management of tendon injuries. J Bone Joint Surg [Am] *41*, 579 (1959)
Gülgönen, A., Vlasich, E.: Strecksehnendurchtrennungen der Hand. Chir Praxis *13*, 111 (1969)

Haas, H. G.: Primäre Versorgung von Strecksehnenverletzungen. Handchirurgie *13,* 199 (1981)

Hellmann, K.: Die Wiederherstellung der Strecksehnen im Bereich der Fingermittelgelenke. Langenbecks Arch Chir *309,* 36 (1965)

Kettelkamp, D. J., Flatt, K. E., Moulds, R.: Traumatic dislocations of the long-finger extensor tendon. J Bone Joint Surg [Am] *53,* 229 (1971)

Landsmeer, J. M. F.: The anatomy of the dorsel aponeurosis of the human finger and its functional significance. Anat Rex *104,* 31 (1943)

Littler, J. W.: The finger extensor mechanism. Surg Chlin North Am *47,* 415 (1967)

Littler, J. W., Cooley, S. G. E.: Restoration of the retinacular system in hyperextension deformity of the proximal interphalangeal joint. J Bone Joint Surg [Am] *47,* 637 (1965)

Littler, J. W., Eaton, R. G.: Redistribution of forces in the correction of the boutonniere deformity. J Bone Joint Surg [Am] *49,* 1267 (1967)

Matev, J.: Transposition of the lateral slips of the aponeurosis in treatment of the longstanding „boutonniere deformity" of the fingers. Br J plast Surg *17,* 281 (1964)

Michow, J., Vichsed, P.: Luxations latérales des tendons extenseurs en regard de l'articulation métacarpophalagienne. Rev Med Nancy *86,* 595 (1961)

Mittelbach, H. R.: Strecksehnenverletzungen an der Hand. Bericht über die Behandlung von 159 Fällen. Chirurg *34,* 169 (1963)

Tubiana, R.: Surgical repair of the extensor apparatus of the fingers. Surg Clin North *48,* 1050 (1968)

Tubiana, R., Valentin, P.: The anatomy of the extensor apparatus of the fingers. Surg Clin North Am *44,* 897 (1964)

Tubiana, R., Valentin, P.: The physiology of the exensor apparatus of the fingers. Surg Clin North Am *44,* 907 (1964)

Wheeldon, F. Z.: Recurrent dislocation of extensor tendons in the hand. J Bone Joint Surg [Br] *36,* 612 (1954)

Wilhelm, A.: Neue Operationstechniken in der Strecksehnenchirurgie. Chir Plast Reconstr *6,* 23 (1969).

9 Weichteilverletzungen der Beugeseite

(Verletzungen der Langfingerbeugesehnen, der Handgelenksbeuger, des N. medianus und des N. ulnaris)

Ihre Prognose wird im wesentlichen davon bestimmt, ob und in welchem Ausmaß die hier liegenden, für die Funktion der Hand entscheidenden anatomischen Strukturen – Beugesehnen und Nerven – verletzt wurden (Abb. 106).

Jede beugeseitige Wunde ist primär einmal auf eine begleitende Sehnen- oder Nervenverletzung verdächtig, wobei deren Durchtrennung keineswegs unbedingt in der Verletzungsebene der Haut liegen muß. In dieser Hinsicht sind Glassplitterwunden besonders berüchtigt!

Die Diagnose einer frischen Beugesehnen- oder Nervendurchtrennung muß unter Beachtung der Durchblutungsverhältnisse durch sorgfältige Untersuchung *vor* der Versorgung gestellt werden, um die Operation richtig planen zu können.

9.1 Beugesehnenchirurgie

1. Die Problematik der Wiederherstellung nach Beugesehnenverletzungen besonders im Bereich der Sehnenscheiden („Niemandsland", Abb. 107a, Zone II n. *Nigst*, Abb. 107b) liegt darin, daß zur Heilung einer Nahtstelle oder zur Einheilung eines Sehnentransplantates gefäßführendes Bindegewebe aus der Umgebung an die Sehnen herantreten muß. Das führt zu fibrösen Verwachsungen zwischen Sehnenoberfläche und Gleitlager, die von zarten, kaum behindernden Adhäsionen bis zu derben, flächenhaften Narben reichen, die ein Gleiten der Sehne für immer unmöglich machen können.

2. Das Behandlungsergebnis ist abhängig
 – unbeeinflußbar von der Art und Lokalisation der Verletzung (Zone I–VII nach *Nigst*, Abb. 107b) und der individuellen Neigung zur Narbenbildung.
 – beeinflußbar von Technik und Methodik der operativen Versorgung.

 Für glatte Schnittverletzungen ist daher zunächst einmal eine bessere Prognose anzunehmen als für schwere Gewebszertrümmerungen. Eine traumatisierende Operationstechnik und eine ungeeignete Methodik verschlechtern dagegen von vornherein die Prognose.

Weichteilverletzungen der Beugeseite

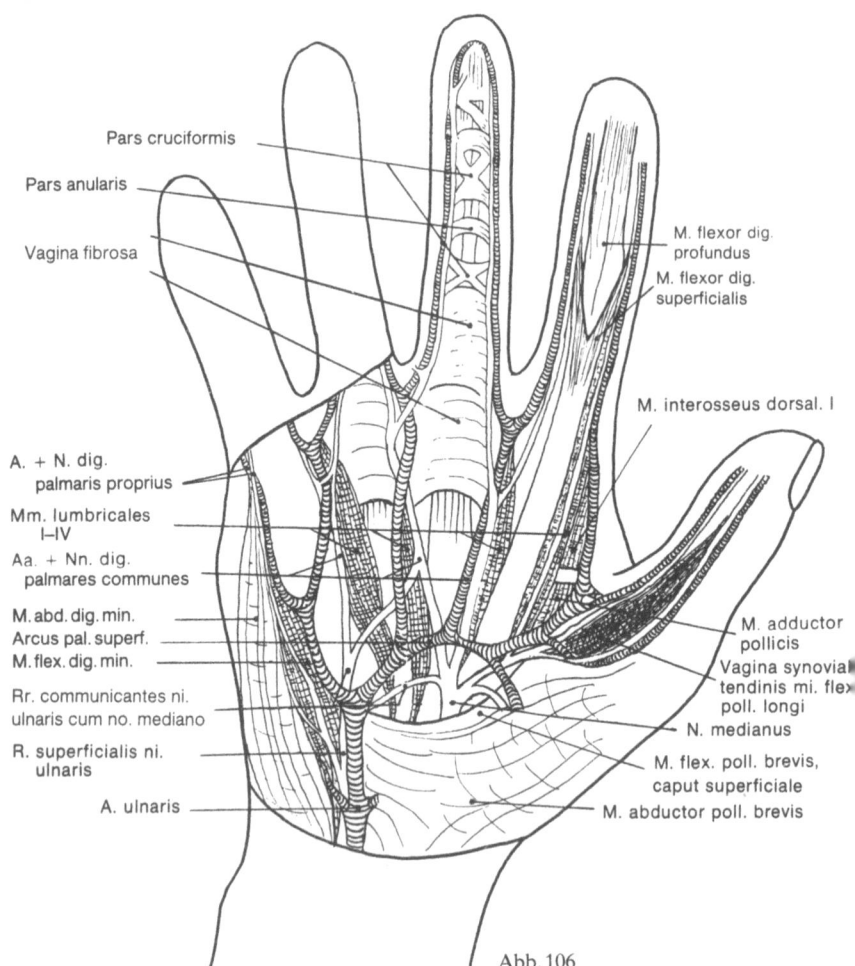

Abb. 106

Für die Beugesehnenchirurgie gilt daher in besonderem Maße:

- Angemessene Schmerzausschaltung.
- Adäquater Zugang nach handchirurgischen Regeln. Man denke daran, daß sich die zentralen Sehnenstümpfe weit zurückziehen können. Sie müssen durch Hilfsschnitte aufgesucht werden.
- Übersichtliches Operationsfeld, daher Operation nur in Blutleere. Nur so wird man vermeiden können, daß unbemerkt Sehnen- mit Nervenstümpfen vereinigt werden.

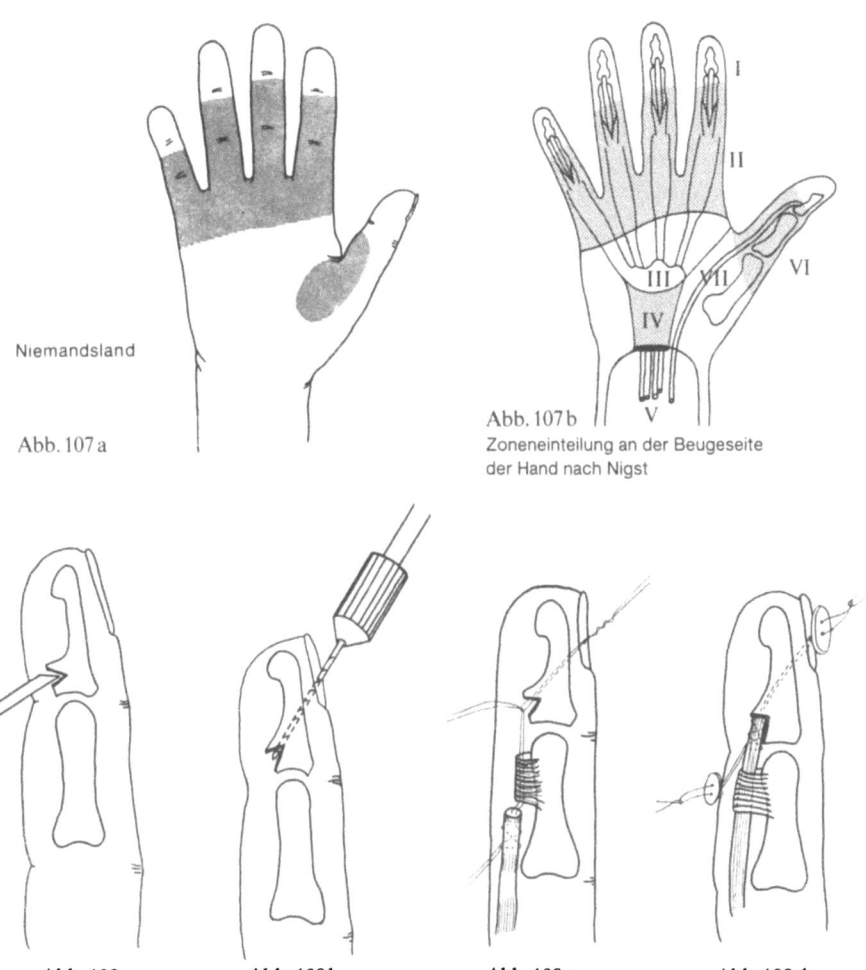

Niemandsland

Abb. 107 a

Abb. 107 b
Zoneneinteilung an der Beugeseite der Hand nach Nigst

Abb. 108 a   Abb. 108 b   Abb. 108 c   Abb. 108 d

- Atraumatisches Operieren unter Verwendung feinster Instrumente.
- Austrocknung des Gewebes vermeiden durch Berieselung mit Ringerlösung.
- Berührung der Sehnengleitlager tunlichst vermeiden.
- Berührung der Sehnenoberfläche vermeiden. Ein Transplantat darf nur an den Enden gefaßt werden. Die unvermeidlich traumatisierten Stellen werden nach der Sehnenanastomose abgetrennt.
- Sparsamste Benutzung nur feuchter Tupfer.

3. Das Nahtmaterial spielt in der Beugesehnenchirurgie eine besondere Rolle:
   - Es muß gewebsfreundlich sowie nicht resorbierbar sein und darf nicht quellen. Geeignet sind Kunststoffäden und rostfreier, multifiler Stahldraht.
   - Es muß so fein wie möglich und so zugfest wie nötig sein. Je nach Sehnendimension sind die Stärken 4/0 oder 5/0 richtig.
4. Die Nahttechnik muß den Gewebsverhältnissen Rechnung tragen:
   - Distale Anheftung eines Transplantates mit transossärer Ausziehdrahttechnik nach *Bunnel* (Abb. 108 a–d).
   - Vereinigung des dünneren zentralen Transplantatstumpfes mit dem dickeren zentralen Beugesehnenstumpf mittels Durchflechtung nach *Pulvertaft* (Abb. 109 a–e).

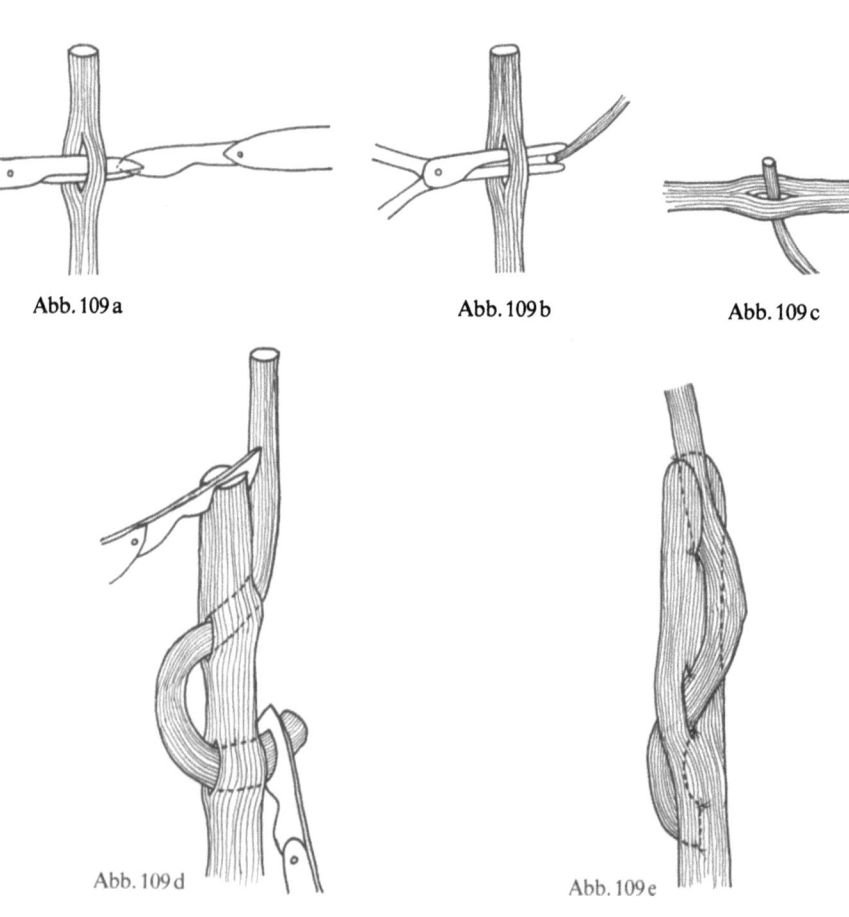

Abb. 109 a Abb. 109 b Abb. 109 c

Abb. 109 d Abb. 109 e

- Bei gleichem Sehnenquerschnitt beider Enden erfolgt die End-zu-End-Vereinigung in der Schnürsenkeltechnik nach *Dychno-Bunnell* (Abb. 110a, b) oder besser mittels *Kirchmayr*-Naht oder einer ihrer Varianten (Abb. 111 a–c).
- Bei Primärnaht im „Niemandsland" (Zone II und VI) ist die „Naht auf Entfernung" *(Lengemann, Bunnell)* oder die Blockierung nach *Bsteh*

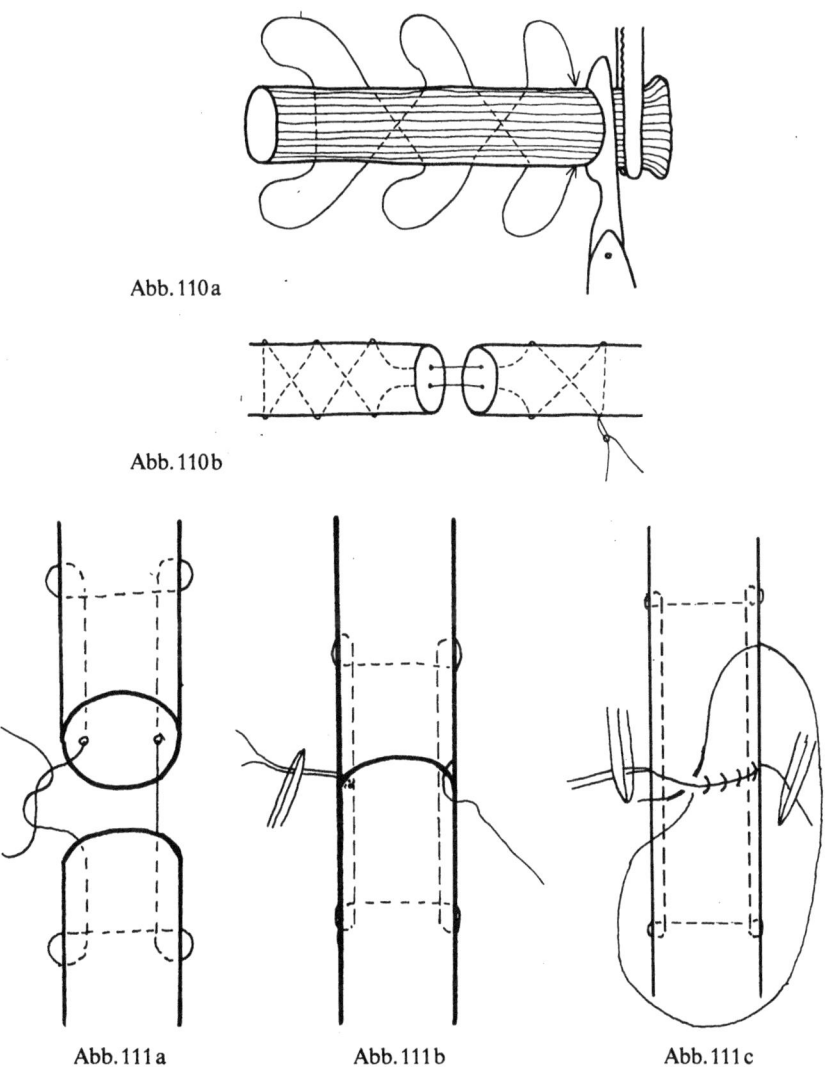

Abb. 110a

Abb. 110b

Abb. 111a   Abb. 111b   Abb. 111c

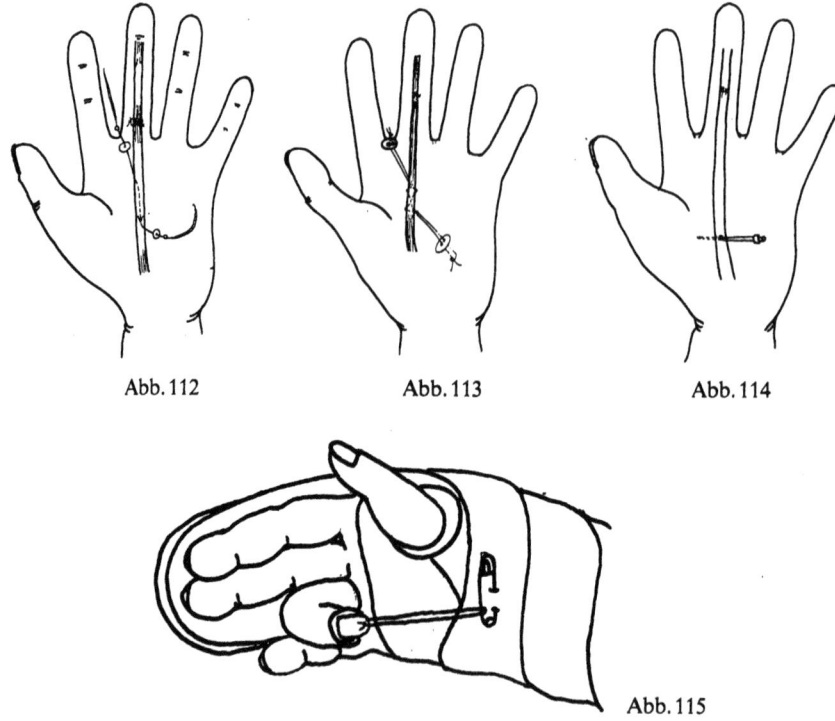

Abb. 112 Abb. 113 Abb. 114

Abb. 115

(Abb. 112, 113, 114) zur Entlastung des zentralen Sehnenstumpfes mit Adaptation der Nahtstelle nur noch durch zwei feine Dexonnähte 3/0 heute zugunsten der *Kirchmayr*-Naht oder einer ihrer Varianten (Abb. 111 a–c) verlassen.

5. Ein Sehnentransplantat braucht Zeit und Ruhe zur Heilung. Ruhigstellung für 3 Wochen mit dorsaler Gipsschiene in leichter Beugestellung der Fingergelenke und des Handgelenkes vermeidet Störungen in der Sehnenheilung, unnötige Narbenbildung und Kontrakturen.

Bei der Primärnaht erlaubt die Verbandanordnung von *Kleinert* (Abb. 115) eine gewisse aktive Streckung, ohne die Nahtstelle wesentlich zu belasten, um Adhäsionen im Bereich der Sehnenanastomose zu verhüten. Vorsicht ist jedoch am Platze! Der Verletzte muß unter Aufsicht des Arztes lernen, aktiv zu strecken, die Beugung jedoch völlig passiv dem Gummizügel zu überlassen.

6. Durchtrennte oberflächliche Beugesehnen werden grundsätzlich nicht genäht.

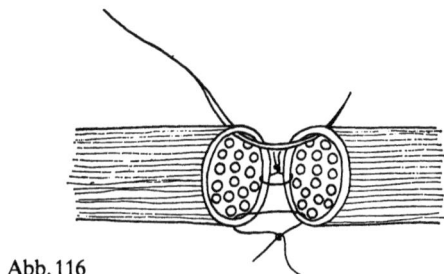

Abb. 116

7. Teildurchtrennungen bedürfen keiner Naht.

8. Die Nachbehandlung ist so wichtig wie die operative Versorgung. Sie erfordert Einfühlungsvermögen, Konsequenz und Geduld vom Arzt, Genesungswillen, Einsicht und wiederum Geduld vom Patienten. Aktive Übungen mit apparativer Unterstützung unter erfahrener krankengymnastischer Anleitung stehen im Vordergrund. Eine operative Tendolyse kann unter Umständen ein schlechtes Ergebnis verbessern.

9. Niemand ist gegen schlechte Behandlungsergebnisse in der Beugesehnenchirurgie gefeit! Man denke aber daran, daß ein in Funktionsstellung versteifter und mit Gefühl ausgestatteter Langfinger keineswegs wertlos ist, solange die Beweglichkeit des Grundgelenkes erhalten werden kann, die bekanntlich von der Beugesehnenfunktion unabhängig ist. Andernfalls ist eine Amputation im Interesse der Gesamtfunktion der Hand nicht zu umgehen.

9.2 Nervenchirurgie

1. Die Adaptation der Stümpfe eines durchtrennten Nerven durch die herkömmliche epineurale Naht (Abb. 116) ist nur selten so exakt, daß sie auch zu einer Adaptation der Faszikel führt, so daß die regelrechte Regeneration der Achsenzylinder ausbleiben muß.

2. Fibrosen zwischen den Nervenstümpfen durch ungenügende Resektion der geschädigten Nervenanteile verhindern ebenfalls die Regeneration der Achsenzylinder.

3. Spannung an der Nahtstelle führt zur Narbenbildung und behindert die Regeneration ebenfalls. Eine „spannungslose" Naht durch extreme Entlastungsstellung der Gelenke schiebt das Problem „Dehnungsschaden des Nerven" lediglich bis zur Freigabe der Gelenke auf.

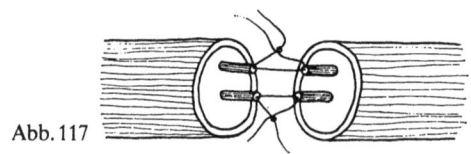
Abb. 117

4. Mikrochirurgische Operationstechniken (Faszikelnaht, Abb. 117) unter Verwendung von autologen Nerventransplantaten haben die Prognose der Nervendurchtrennungen in jüngster Zeit wesentlich verbessert, während die Umscheidungen von Nervennähten *(Millipore)* nicht gehalten haben, was man sich von ihnen versprach.

9.3 Die Stellung des Anfängers, des Erfahrenen und des Spezialisten in der Behandlung von Beugesehnen- und Nervenverletzungen an der Hand

Auf diesem so heiklen Gebiet gibt es wie in der operativen Knochenbruchbehandlung eine objektive und eine subjektive Indikation zu wiederherstellenden Maßnahmen. Erstere bezieht sich auf die örtlichen Möglichkeiten und die Art der Verletzung, letztere auf die Person des Operateurs. Nur wenn beide gegeben sind, darf man vom geplanten Eingriff einen Erfolg erwarten. Das verlangt vor allem Einsicht und Selbstkritik vom Arzt.

Der Anfänger

Er muß sich unter allen Umständen auf einen primären Wundverschluß, gegebenenfalls einschließlich der Versorgung begleitender Knochenverletzungen beschränken. Übersteigt das in komplizierten Fällen seine Kapazität, so wird er sich keineswegs die Mißachtung vernünftiger Kollegen zuziehen, wenn er einen Erfahreneren um Rat und Hilfe bittet. Fehleinschätzungen der Lage und der eigenen Fähigkeiten können für den Verletzten hochbedauerliche Folgen haben.

Der Erfahrene

Es gibt keinen Grund, warum der „gelernte" Chirurg nicht alle Routineeingriffe an den Beugesehnen, auch einschließlich einer Primärnaht, ausführen soll, wenn er handchirurgische Technik und Methodik nicht nur vom Hörensagen her kennt und bereit ist, mit Geduld die für solche meist langdauernden Eingriffe benötigte Zeit aufzubringen.

Der Handspezialist

Replastiken an den Beugesehnen, die Plastik nach Sehnennekrose und die Tendolyse gehören in die Hand des Spezialisten. Ihm sollten im Hinblick auf mikrochirurgische Operationstechniken auch wiederherstellende Eingriffe an den Nerven vorbehalten bleiben.

9.4 Behandlungstaktik für den täglichen Routinebetrieb

1. Spannungsloser Wundverschluß und primäre Wundheilung unter Vermeidung möglicher dermatogener Kontrakturen sind unabdingbare Voraussetzungen für das Gelingen von Eingriffen an Beugesehnen und Nerven. Dazu müssen nötigenfalls primär-plastische Maßnahmen beitragen.

2. Begleitende Knochenbrüche bedürfen vor der Versorgung von Beugesehnen und Nerven der stabilen Osteosynthese.

3. Eröffnete Sehnenscheiden werden wieder genäht. Die Erhaltung der Ringbänder sollte nach Möglichkeit angestrebt werden.

4. Die Primärnaht beider Beugesehnen innerhalb der ersten 8 Stunden nach der Verletzung durch einen erfahrenen Operateur ist das Verfahren der Wahl. Zwischen dem 3. und dem 7. Tag ist ein Eingriff an der Sehne kontraindiziert. Eine spätprimäre Naht kann dann bis zum Ende der 2. Woche vorgenommen werden. Früh-sekundäre Nähte bis zu 6 Wochen nach der Verletzung sind erlaubt, weisen aber eine hohe Komplikationsrate auf.

5. Neue Erkenntnisse über die Ernährung der Beugesehnen haben die Primärnaht wieder in den Vordergrund rücken lassen. Dadurch ist jedoch die sekundäre, evtl. zweizeitige Beugesehnenplastik keineswegs obsolet geworden. Sie kann in der Regel 4-8 Wochen nach der Verletzung, Primärheilung der Wunde vorausgesetzt, durchgeführt werden, kann aber auch später noch so lange erfolgreich sein, wie die unvermeidliche Atrophie des kraftspendenden Muskels nicht zu weit fortgeschritten ist. Jenseits des ersten Unfalljahres wird sie problematisch.

6. Eine primäre Profundussehnennaht ist bei schweren Weichteilzertrümmerungen an der Hand kontraindiziert und am Handgelenk problematisch.

7. Eine sorgfältige primäre epineurale Adaptation von Nervenstümpfen ist erlaubt. In Ausnahmefällen wird man damit sogar eine erfolgreiche Nervennaht erzielen, ansonsten wird die anatomische Orientierung bei der Wiederherstellungsoperation erleichtert.

8. Die Indikation zu einem mikrochirurgischen Eingriff am durchtrennten Nerven ist sofort gegeben, wenn die Diagnose einer Nervendurchtrennung gestellt ist. Grundlage ist die sorgfältige Untersuchung vor der Versorgung.
9. Die Palmaraponeurose wird, soweit vom Operationsgebiet aus zugänglich, entfernt.
10. Motorische und sensible Ersatzplastiken nach Nervenverletzungen haben auch im Zeitalter der Mikrochirurgie noch ihre Berechtigung.

9.5 Operationstechniken

9.5.1 Die Verletzung liegt im „Niemandsland" der Langfingerbeugeseite (Zone II)

Diagnose

Ist aktive Beugung des Mittel- und Endgelenkes bei erhaltener selbsttätiger Beweglichkeit des Grundgelenkes unmöglich, so liegt eine Durchtrennung beider Beugesehnen vor. Beim Ausfall nur der aktiven Endgelenksbeugung ist die Profundussehne allein durchtrennt. Geringe Wackelbewegungen, ausgelöst über bindegewebige Stränge, können intakte Sehnen vortäuschen! Die isolierte Superfizialisverletzung hat allenfalls eine Kraftminderung, aber keinen direkten Funktionsausfall zur Folge. Die Sehnenverletzung wird häufig von einer Verletzung der volaren Gefäß-Nerven-Bündel begleitet. Man beachte, daß eine erhaltene volare Arterie die Ernährung des Fingers garantiert.

Durchtrennung beider Beugesehnen mit primärer Naht

Primärnähte im Niemandsland sind für den Erfahrenen die Methode der Wahl. Wir sind mit *Buck-Gramcko* der Meinung, daß deshalb das Niemandsland keinesfalls zum „Jedermannsland" werden darf.
- Freilegung der Verletzungsstelle und Aufsuchen der zentralen Sehnenstümpfe mittels Schnittführung nach *Bruner* (Abb. 118).
- Freilegung immer nur so weit als unbedingt nötig.
- Sehnenscheide soweit als möglich schonen.
- Vincula schonen! Sie sichern die Ernährung der Sehne.
- Torsion der Sehnenstümpfe gegeneinander vermeiden.
- Vereinigung der Sehnenstümpfe unter Vermeidung eines Ziehharmonikaeffektes nach Anfrischung mittels Rasierklinge durch Naht nach *Kirchmayr* oder einer ihrer Varianten (Abb. 111).
- Naht der Sehnenscheide.

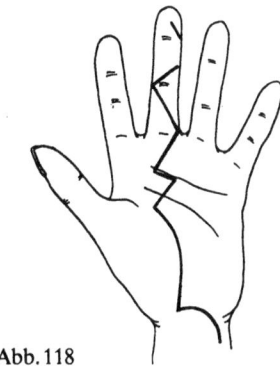

Abb. 118

Durchtrennung beider Beugesehnen mit einzeitigem Ersatz der Profundussehne durch freies Transplantat (Palmarissehne, Zehenstrecker, Plantarissehne)
- Der Zeitpunkt zur Operation ist gekommen, wenn die Fingergelenke passiv voll bewegt werden können und reizlose Narbenverhältnisse eingetreten sind. Das ist frühestens nach 3–4 Wochen der Fall.
- Ausschneidung der Sehnenscheide unter Erhaltung der Ringbänder.
- Entfernung der distalen Sehnenstümpfe.
- Entnahme des Transplantates. Vollständige Freilegung ist am schonendsten.
- Das Transplantat wird eingezogen.
- *Längenbestimmung und Fixierung.* Das Transplantat muß zumindest die Strecke vom Endgelenk bis in die Hohlhand unbedingt jenseits der zentralen Begrenzung der Zone II überbrücken. Besser ist es, die Sehnenanastomose weiter zentralwärts zu verlegen. Zur Längenbestimmung wird das Transplantat zunächst durch transossären Ausziehdraht am Endglied fixiert (Abb. 108), die Vereinigung mit dem zentralen Profundusstumpf erfolgt nach *Pulvertaft* (Abb. 109) so, daß der Finger eine den benachbarten Fingern adäquate Ruhestellung einnimmt.
Seit einigen Jahren bevorzugen wir die durch *Stenström* modifizierte Technik von *Rank* und *Wakefield,* bei der im Gegensatz zur Pulvertaft-Technik zuerst die zentrale Anastomose angelegt wird (Abb. 119 a, b).
- Die Blutsperre wird vor dem Verschluß der Wunde gelöst, mit der Wundnaht wird so lange gewartet, bis die reaktive Hyperämie abgeklungen ist. Vollständige Entfernung der Manschette verhindert Stauungsblutung. Bei technisch richtiger Anlage der Schnitte treten gewöhnlich keine größeren Blutungen auf. Unumgänglich notwendige Blutstillung erfolgt durch punktförmige Mikrokoagulation. Ligaturen sind zu vermeiden. Zur Sekret-

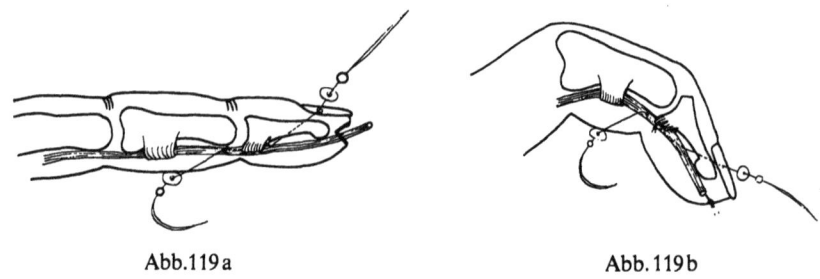

Abb. 119a						Abb. 119b

ableitung wird für 24 h eine Redon-Drainage in das Wundgebiet eingelegt, die die Sehne jedoch nicht berühren darf.
- Wundnaht nur durch Knopfnähte der Haut. Sie dürfen nur so fest geknotet werden, daß sie die Wundränder eben aneinander legen und müssen so locker bleiben, daß das unvermeidliche postoperative Ödem nicht zum Einschneiden der Fäden führt.
- *Nachbehandlung.* Ruhigstellung mit dorsaler Gipsschiene in Funktionsstellung mit leichter Entlastung im Handgelenk. Postoperativ wird der Arm hochgehängt. Entfernung des Gipses und des Ausziehdrahtes nach 3 Wochen, dann Übungstherapie.

Durchtrennung beider Beugesehnen mit zweizeitigem Ersatz der Profundussehne

Diese Technik hat eine entscheidende Verbesserung der Prognose von Beugesehnenplastiken gebracht.

Erste Sitzung

Vorbereitung des Transplantatlagers wie bei der einzeitigen Plastik. Statt eines Sehnentransplantates wird ein Silastikschlauch eingezogen, der im Verlauf von 8–10 Wochen ein Gleitlager ausbildet.

Zweite Sitzung

Entfernung des Platzhalters und Ersatz durch das Transplantat in üblicher Technik. Dazu ist nur Freilegung des Anfanges und des Endes des neu gebildeten Gleitlagers erforderlich.

Isolierte Durchtrennung der Profundussehne

Primäre Naht. Eine sekundäre Plastik ist im Interesse der Erhaltung der Funktion der Superfizialissehne zu unterlassen (s. Kap. 7.8).

Isolierte Durchtrennung der Superfizialissehne

Eine Wiedervereinigung erübrigt sich. Stellt sich im Verlaufe der Heilung eine narbige Blockierung der Profundussehne durch die Superfizialissehne ein, so wird letztere operativ entfernt.

Durchtrennung eines Gefäß-Nerven-Bündels

Blutungen stehen in der Regel von selbst, so daß sich eine Versorgung der Gefäßstümpfe erübrigt. In Ausnahmefällen ist Ligatur mit Catgut 6/0 erlaubt, besser ist die wirklich punktförmige Elektrokoagulation nur der Gefäßöffnung. An den Fingernerven wird bis in Höhe des Mittelgliedes die Wiederherstellung der Kontinuität primär durch epineurale End-zu-End-Naht nach Nervenanfrischung mittels Rasierklinge angestrebt.

9.5.2 Die Verletzung liegt in der Hohlhand außerhalb des Niemandslandes (Zone III), im Daumenballen- (Zone VII) oder Kleinfingerballenbereich (Zone IV)

Die Palmaraponeurose wird – soweit erreichbar – entfernt.

Begleitende Muskelverletzungen sind häufig. Muskulatur ist nicht nahtfähiges Gewebe, allenfalls lassen sich die zarten Muskelhüllen adaptieren. Muskelnähte führen nur zum Untergang weiterer Muskelsubstanz durch Ischämie.

Verletzungen der Beugesehnen

Hier gelten die gleichen Grundsätze wie bei den Verletzungen in Zone II. Die primäre Naht beider Beugesehnen wird angestrebt. Kommt die Nahtstelle an den Eingang des Ringbandes zu liegen, so ist dessen Resektion zu vertreten. Ein Teil des Retinaculum flexorum sollte nach Möglichkeit erhalten werden.

Gefäßverletzung

Eine Blutung aus den Hohlhandbögen bedarf der Gefäßversorgung durch Ligatur 5/0, wobei die Arterienstümpfe sauber dargestellt werden müssen. Für die Durchblutung der Hand ergeben sich daraus keine Konsequenzen.

Nervenverletzung

Neben der Läsion der sensiblen Äste der Nn. medianus und ulnaris muß auch die Möglichkeit einer Schädigung ihrer motorischen Äste in Erwägung gezogen und entsprechend geprüft werden. Im Kleinfingerballenbereich ist auch eine Durchtrennung des Stammes des N. ulnaris nicht selten. Bei der operativen Versorgung der Hohlhandverletzungen ist der bis dahin vielleicht unverletzt gebliebene motorische Medianusast besonders in Gefahr!

Adaptation der Nervenstümpfe durch epineurale Naht ist erlaubt. Rechtzeitig müssen mikrochirurgische Operationen, gegebenenfalls Ersatzplastiken in den Kreis der therapeutischen Überlegungen einbezogen werden.

Das Ausmaß einer Blutung oder einer handgelenknahen Nervenverletzung kann die Spaltung des Karpaltunneldaches oder der Guyon-Loge wünschenswert erscheinen lassen, um einem Nervendruckschaden vorzubeugen.

9.5.3 Die Verletzung liegt im Bereich des Handgelenkes (Zone V)

Kombinationsverletzungen sind häufig! Zur Versorgung sind auch hier Ruhe im Operationsfeld und Übersichtlichkeit erste Voraussetzungen, daher Narkose oder Plexusanästhesie und Blutleere!

Potentiell besteht eine Durchtrennungsmöglichkeit für
- die Sehne des M. flexor pollicis longus (Kap. 13),
- die Sehne des M. palmaris longus,
- die Sehnen der Mm. flexor carpi radialis und ulnaris,
- die oberflächlichen Fingerbeugesehnen, sie liegen zu je zweien übereinander, oberflächlich die Beuger 3 und 4, darunter die Beuger 2 und 5 (Abb. 120, 121).
- die tiefen Fingerbeugesehnen. Sie liegen auf dem Boden des Karpalkanals nebeneinander unter den oberflächlichen Beugern 2 und 5.
- Nn. medianus und ulnaris,
- Aa. radialis und ulnaris (Abb. 121).

Sehnen

Primäre Versorgung ist erforderlich. Die zentralen Stümpfe ziehen sich oft weit zurück. Zum Aufsuchen und zur sicheren Identifikation ist eine breite Freilegung erforderlich. Nur dadurch ist schonendste Gewebebehandlung möglich, nur so werden die unglücklichen Anastomosen zwischen Nerv und Sehne vermieden.

Nicht genäht wird:
Palmaris longus.

Operationstechniken 125

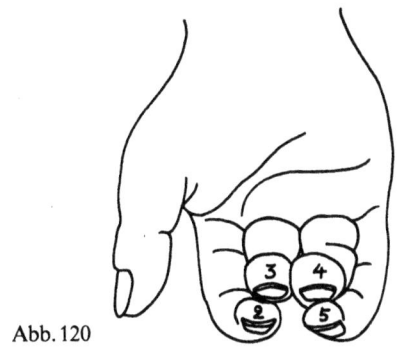

Abb. 120

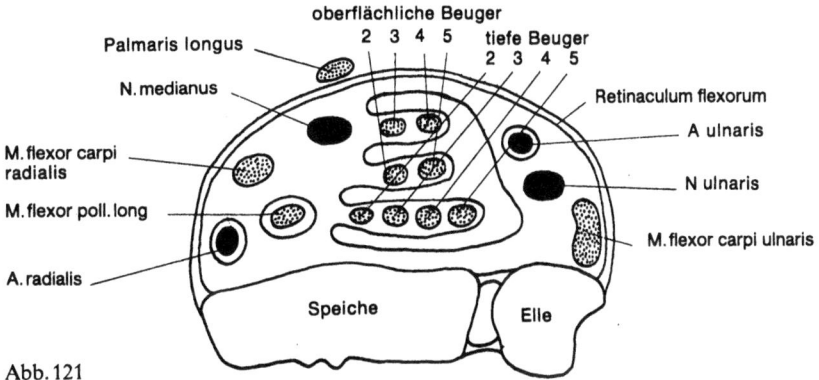

Abb. 121

Wünschenswert, aber nicht unbedingt erforderlich ist die Naht des
Flexor carpi radialis,
Flexor carpi ulnaris,
Flexor digitorum superficialis.

Wiederhergestellt werden muß die Kontinuität der tiefen Fingerbeuger und des langen Daumenbeugers.

Die Naht erfolgt durch End-zu-End-Anastomose nach *Kirchmayr* oder Variante. Das Gleitgewebe wird soweit als möglich ausgeschnitten, um die fibroplastische Reaktion auf ein Minimum zu reduzieren. Anschließend Nachbehandlung im Kleinertgips für 3 Wochen.

Nerven

Auch die zentralen Nervenstümpfe schlüpfen zurück, sie müssen daher ebenso wie die Sehnen durch Erweiterung der Wunde aufgesucht werden. Die primäre epineurale Naht ist nur selten erfolgreich. Hier ist die Domäne der mit dem Operationsmikroskop durchgeführten frühen Sekundärnaht der Faszikel bzw. der Nerventransplantation. Beide gehören in die Hand des Spezialisten. Umso wichtiger ist die praeoperative Diagnose einer Nervenverletzung! Es ist falsch, Sehnen zu versorgen, ohne gleichzeitig eine mikrochirurgische Nervennaht durchführen zu können.

Verzögert sich die Wiederherstellung des Nerven aus irgendwelchen Gründen, so ist unter allen Umständen durch krankengymnastische Maßnahmen dafür Sorge zu tragen, daß keine Gelenkversteifungen eintreten und daß die kleinen Handmuskeln durch Elektrotherapie in funktionstüchtigem Zustand erhalten werden. Jede Naht eines motorischen Nerven ist zum Scheitern verurteilt, wenn seine Erfolgsorgane unbrauchbar geworden sind!

Gefäße

Ist nur eine der beiden großen Arterien durchtrennt, kann sie unterbunden werden, denn die Ernährung der Hand ist über den Hohlhandbogen gesichert.

Der Ausfall beider Arterien besiegelt nicht unbedingt das Schicksal der Hand, führt jedoch unweigerlich zu einer Mangeldurchblutung. Eine Gefäßnaht ist daher angezeigt, auch wenn sie wegen der relativ kleinen Gefäßquerschnitte nicht ohne Problematik ist. Sie sollte daher sobald wie möglich versucht, tunlichst aber von einem Erfahrenen ausgeführt werden. Nach dem Prinzip der aufgeschobenen Erstversorgung abzuwarten, ist hier nicht mehr zu vertreten. Der venöse Rückfluß ist über den Handrücken immer gewährleistet.

Literatur

Anzel, S. H., Lipscomb, P. R., Grindlay, J. H.: Construction of artificial tendon sheaths in dogs. Am J Surg *101*, 355 (1961)

Arkin, A. M., Sieffert, R. S.: The use of wire in tenoplasty and tenorrhaphy. Am J Surg *85*, 795 (1953)

Biesalski, K.: Über Sehnenscheidenauswechslung. Dtsch Med Wochenschr *36*, 1615 (1910)

Boyes, J. H.: Immediate vs. delayed repair of the digital flexor tendons. Ann West Med Surg *1*, 147 (1947)

Boyes, J. H.: Repair of the motor branch of the ulnar nerve in the palm. J Bone Joint Surg [Am] *37*, 920 (1955)

Brand, P. W.: Tendon grafting. J Bone Joint Surg [Br] *43*, 444 (1961)
Broder, H.: Rupture of flexor tendons associated with malunited Colles fracture. J Bone Joint Surg [Am] *37*, 404 (1955)
Brown, P. W.: Lacerations of the flexor tendons of the hand. Surg Clin North Am *49*, 1255 (1969)
Bsteh, O.: Sehnentransfixation bei Sehnendurchtrennungen. Chir Praxis *2*, 317 (1958)
Buck-Gramcko, D.: Probleme der Behandlung der Beugesehnenverletzungen. Chir Praxis *11*, 577 (1967)
Buck-Gramcko, D.: Die Bedeutung der Erstversorgunq bei der Wiederherstellung von Sehnenverletzungen der Hand. Unfallmed. Tagg. Heft *6*, 33 (1969)
Buck-Gramcko, D.: Wiederherstellung durchtrennter peripherer Nerven. Chir. Praxis *15*, 66 (1971)
Buck-Gramcko, D.: Erstbehandlung von Beugesehnendurchtrennungen an der Hand. Unfallheilkd *80*, 57 (1977)
Carroll, R. E., Bassett, A. L.: Formation of tendon sheath by silicone-rod implants. J Bone Joint Surg [Am] *45*, 884 (1963)
Christ, W.: Erfahrungen mit handgelenksnahen Schnittverletzungen. Zbl Chir *86*, 2090 (1961)
Cowan, R. J., Courtemanche, A. D.: An experimental study of tendon suturing techniques. Can J Surg *2*, 373 (1959)
Edshage, S.: Peripheral nerve suture. Acta Chir Scand [Suppl] *331*, 1 (1964)
Flückiger, R.: De la réparation des tendons fléchisseurs sectionnés au niveau des doigts („no man's land"). Diss. Bern 1964
Gadzaly, D.: Tubulisation von Nervennähten. Hefte Unfallheilkd *81*, 310 (1965)
Geldmacher, J.: Technik der zweizeitigen freien Beugesehnentransplantation. Handchirurgie *2*, 109 (1969)
Hunter, J. M., Salisbury, R. E.: Flexor-tendon reconstruction in severely damaged hand. J Bone Joint Surg [Am] *53*, *829 (1971)*
Iselin, M.: Gegenwärtiger Stand der Behandlungsprobleme der verletzten Beugesehnen. Langenbecks Arch Chir *287*, 533 (1957)
Kaplan, E. E.: Device for measuring lenqth of tendon graft in flexor tendon surgery of the hand. Bull Hosp Joint Dis *3*, 97 (1942)
Kessler, I.: The „grasping technique for tendon repair. Hand *5*, 253 (1973)
Kirchmayr, L.: Zur Technik der Sehnennaht. Zbl. Chir. *44*, 906 (1917)
Kleinert, H. E., Kutz, J. E., Atasoy, E., Stormo, A.: Primary repair of flexor tendons. Orthop Clin North Am *4*, *865 (1973)*
Kleinert, H. E., Kutz, J. E., Cohen, M. J.: Primäry repair of Zone 2 Flexor Tendon Laceration. In: A. A. O. S. Symposium on Tendon Surgery in the Hand. p. 91. St. Louis: Mosby (1975)
Koschitz-Kosic, H.: Zum Problem der Narbe bei der Verheilung durchtrennter peripherer Nerven. Langenbecks Arch Chir *301*, 864 (1962)
Kurtze, T.: Microtechnique in neural surgery. Clin Neurosurg *11*, 128 (1964)
Loew, F.: Die Nervennaht und die Deckung von Nervendefektion bei dem Verschluß akzidenteller und operativ gesetzter Wunden. Chir Plast Reconstr *6*, 136 (1969)
Mason, M. C., Allen, H. S.: Rate of healing of tendons; experimental study of tensile strength. Ann Surg *113*, 424 (1914)
Millesi, H.: Zur Technik der freien Sehnentransplantation. Langenbecks Arch Chir *309*, 40 (1965)
Millesi, H., Ganglberger, J., Berger, H.: Fortschritte in der Versorgung von Nervenverletzungen der Hand. Unfallmed. Tagg. Heft *6*, 27 (1969)

Millesi, H., Meissl, G., Berger, A.: The interfascicular nervegrafting of the median and ulnar nerves. J Bone Joint Surg [Am] *54*, 727 (1972)

Millesi, H., Meissl, G., Berger, A.: Further experience with interfascicular grafting of the median, ulnar and radial nerves. J Bone Joint Surg [Am] *58*, 209 (1976)

Mittelmeier, H.: Umscheidungen von Sehnen. Langenbecks Arch Chir *303*, 938 (1963)

Moberg, E.: Aspects of sensation in reconstructive surgery of the upper extremity. J Bone Joint Surg [Am] -0446, 817 (1964)

Neef, H.: Die primäre Operation der peripheren Verletzungen der Fingerbeuger, Zbl Chir *90*, 313 (1965)

Neumann, R.: Der heutige Stand der chirurgischen Versorgung der Beugesehnenverletzungen an der Hand. Der Deutsche Arzt *12*, 35 (1981)

Paneva-Holevich, E.: Two-stage tenoplasty in injuries of the tendons of the hand. J Bone Joint Surg [Am] *51*, 21 (1969)

Pannike, A., List, M.: Erfahrungen und Wiederherstellungsresultate bei einzeitigem und zweizeitigem Beugesehnenersatz. Monatsschr Unfallheilkd *74*, 211 (1971)

Pieper, W.: Neuere Operationstechniken in der Beugesehnenchirurqie. Chir Plast Reconstr *6*, 13 (1969)

Pulvertaft, R.G.: Tendon grafts for flexor tendon injuries in the fingers and thumb. J Bone Joint Surg [Br] *38*, 175 (1956)

Pulvertaft, R.G.: Problems of flexor-tendon surgery of the hand. J Bone Joint Surg [Am] *47*, 123 (1965)

Recht, P.: Frische Nervenverletzungen an der Hand. Langenbecks Arch Chir *287*, 538 (1957)

Reill, P.: Die primäre Beugesehnennaht. Handchirurgie *14*, 152 (1982)

Rudigier, J., Walde, H., Kirschner, P.: Primärversorgung von Sehnenverletzungen an der Hand. Ärp *12*, 1094 (1979)

Sabri, W., Weißenborn, W.: Ergebnisse der primären Beuqesehnennähte nach Kleinert an 114 Beugesehnendurchtrennungen. Unfallheilkunde *85*, 349 (1982)

Schink, W.: Die Behandlung frischer Sehnenverletzungen. Zbl Chir *93*, 62 (1968)

Seddon, H.J.: The use of autogenous grafts for the repair of large gaps in peripheral nerves. Br J Surg *35*, 151 (1966)

Stenström, St.J.: A contribution to the technique of the distal anastomosis in secondary flexor tendon grafting. Plast Reconstr Surg *33*, 171 (1964)

Streei, R.: Technik der Fingernervennaht. Chir Praxis *2*, 325 (1958)

Struppler, A.: Myographie in der Facialis- und Handchirurgie. Chir Plast Reconstr *8*, 3 (1970)

Tönnis, D.: Der Wert der Elektromyographie für die Beurteilung peripherer Nervenverletzungen. Hefte Unfallheilkd *81*, 312 (1965)

Wilhelm, A.: Sehnennähte, -transplantationen und -transfer an der Hand. Chirurg *46*, 301 (1975)

Zrubecky, G.: Primäre Sehnenplastiken mit der oberflächlichen Beugesehne. Hefte Unfallheilkd *78*, 86 (1964)

Zrubecky, G.: Plastischer Beugesehnenersatz im Rahmen der chirurgischen Erstversorgung. Monatsschr Unfallheilkd *67*, 115 (1964)

Zrubecky, G.: Mitteilung über eine technische Modifikation des primärplastischen Sehnenersatzes an den Langfingern. Monatsschr Unfallheilkd *68*, 34 (1965).

10 Kapselbandschäden der Fingergelenke

10.1 Anatomie

Alle Interphalangealgelenke sind als Scharniergelenke anatomisch gleich gebaut. Vom Drehmittelpunkt der Köpfchen der Phalangen ziehen distalwärts zur Basis des nächsten Knochens beiderseits die Ligamenta collateralia. Nach volar zu gehen sie in die Ligamenta collateralia über, die ihrerseits nicht am Knochen ansetzen, sondern in die volare Faserknorpelplatte einstrahlen. Diese ist an der Basis des distalen Knochens breit fixiert, grenzt die Beugesehnenscheide vom Gelenkraum ab und geht zentralwärts in die dünne Pars flaccida über. Letztere ist bei maximaler Streckung angespannt und in mittlerer Beugestellung gefaltet. Bei maximaler Beugung wird sie durch die starre Faserknorpelplatte zentralwärts ausgespannt. Unter der Pars flaccida liegt die volare Kapseltasche.

Die Grundgelenke hingegen sind Kugelgelenke, deren Bewegungsausmaß durch den straffen Bandapparat eingeengt wird. Hier sind die Seitenbänder exzentrisch angeordnet, so daß sie in Beugestellung straff, in Streckstellung leicht erschlafft sind (Abb. 8 a–c, S. 7). Daher die Neigung dieser Gelenke zur Strecksteife bei Immobilisation in Streckstellung!

10.2 Klinik

Distorsion und Verrenkung als klinische Diagnose finden ihr anatomisches Substrat in mehr oder weniger ausgedehnten Läsionen des Kapselbandapparates, abhängig vom Ausmaß der Gewalteinwirkung. Jede Verrenkung ist von einer Kapselbandzerreißung begleitet, eine Distorsion ist immer mit einer Kapselbandschädigung unterschiedlichen Ausmaßes (Zerrung bis Riß) verbunden. Das wird nicht selten vergessen und kann deshalb zu schwerwiegenden Funktionsstörungen führen.

10.2.1 Diagnose

Verrenkung

Die federnde Fixation mit Deformierung des gewöhnlich zur Streckseite verrenkten Gelenkes ist kaum zu übersehen. Eine Röntgenuntersuchung ist zur Dokumentation und zum Ausschluß begleitender Knochenverletzungen unerläßlich. Nach der Einrenkung läßt sich das Ausmaß der Bandzerreißung klinisch durch Instabilität und Schmerz lokalisieren und durch gehaltene Röntgenaufnahmen, die in Leitungsanästhesie angefertigt werden müssen, auch dokumentieren.

Anlaß zu Irrtümern geben nicht selten „Fingerverrenkungen" bei Kindern. Hier luxiert das Gelenk nur selten, in der Regel kommt es zu einer Epiphysiolyse.

Verrenkungen der Fingerendgelenke können durch die „Schwellung", auf die allein die Bewegungsunfähigkeit bezogen wird, der Diagnose entgehen.

Also nochmals: Bei jedem Verdacht auf Gelenkschädigung Röntgenaufnahme nicht vergessen. Bei Zweifel gehaltene Aufnahmen und Vergleichsaufnahmen der gesunden Seite!

Distorsion (= Kapselbandschädigung von der Zerrung bis zum Riß!)

Die frische Verletzung ist gekennzeichnet durch eine schmerzhafte Bewegungseinschränkung des betroffenen Gelenkes, verbunden mit einer mehr oder weniger starken, spindelförmigen Schwellung. Druck- und Dehnungsschmerz lassen eine Lokalisation der stets vorhandenen Läsion des Kapselbandapparates zu. Eine Röntgenuntersuchung ist notwendig. Spätestens bei der Feststellung einer feinen Knochenabsprengung im Gelenkbereich sollte jedem klarwerden, daß eine „Fingergelenksdistorsion" keine Bagatellverletzung ist.

Veraltete Kapselbandschäden

Die unbehandelte Kapselbandläsion hinterläßt über Wochen ein schmerzhaft geschwollenes, bewegungsbehindertes Gelenk. Im extremen Fall verbleibt ein unstabiles Gelenk. Das kann bei einer Ruptur des ulnaren Seitenbandes am Daumengrundgelenk und bei Kapselbandschädigungen des Daumensattelgelenkes eine schwere Beeinträchtigung aller natürlichen Greifformen zur Folge haben. Auch in veralteten Fällen wird die Röntgenuntersu-

chung zur Klärung der Diagnose beitragen, evtl. unter Zuhilfenahme von gehaltenen Aufnahmen und Vergleichsaufnahmen der gesunden Seite.
Die Grundgelenkstrecksteife der Langfinger durch Schrumpfung der Seitenbänder – entstanden auf dem Boden einer fehlerhaften Ruhigstellung in Streckstellung – bedarf insbesondere der Abgrenzung gegenüber einer Binnenmuskel-Minusstellung durch Lähmung.

10.2.2 Behandlung

Die frische dorsale Verrenkung

Die Einrenkung erfolgt in Leitungsbetäubung durch Zug und volaren Druck gegen das zentralwärts gelegene Phalangenköpfchen. Nicht selten wird man erleben, daß man bereits bei der Untersuchung ohne Anästhesie eine Reposition herbeiführen kann. Der Patient wird es aber danken, wenn man keine Reposition ohne Anästhesie vornimmt.

> **Merke: „Heroische" Reposition ohne Anästhesie verhindert exakte Banddiagnostik!**

Nach der Reposition ist Ruhigstellung im Gipsverband in Funktionsstellung für 4 Wochen notwendig. Man muß schließlich dem Kapselbandapparat Gelegenheit zur ungestörten narbigen Ausheilung geben!
Es gibt allerdings Verrenkungen, die einer geschlossenen Reposition trotzen. Betroffen davon sind meist das Daumengrundgelenk, aber auch die Langfingergrundgelenke, selten die Mittelgelenke. Bei diesen irreponiblen Verrenkungen tritt das Köpfchen des proximalen Knochens durch eine Ruptur des beugeseitigen Kapselbandapparates hindurch, in das Gelenk legen sich als Repositionshindernis volare Kapselbandanteile. Am Daumen kann die Sehne des M. flexor pollicis longus ein absolutes Hindernis für die unblutige Reposition bilden. In diesen Fällen muß operativ vorgegangen werden. Die Indikation dazu ist bereits nach dem ersten vergeblichen Repositionsversuch gegeben. Es läge nahe, einen volaren Zugang zu wählen. Er birgt jedoch die Gefahr von Nebenverletzungen in sich. Folgendes Vorgehen wird daher empfohlen:

Langfinger

Mittseitlich lateraler Zugang dorsal des Gefäß-Nerven-Bündels an den Mittelgelenken, an den Grundgelenken dorsaler Zugang zwischen den Köpfchen der Mittelhandknochen. Die Ligamenta collateralia sind zu schonen. Nach erfolgter Reposition erübrigt sich eine Nahtversorgung des volaren Kapselbandapparates, der seitliche Streckapparat bzw. die Sehnenhäubchen müssen nötigenfalls durch Naht wieder vereinigt werden. Ruhigstellung im Gipsverband für 4 Wochen in Funktionsstellung ist erforderlich.

Daumen

Mittseitlich radialer Zugang zum Grundgelenk. Nach der Reposition Ruhigstellung im Gipsverband für 5 Wochen.

Palmare Verrenkung der Langfingermittelgelenke

Sie ist selten und bedarf – gleich ob frisch oder alt – operativer Behandlung, da sie im allgemeinen mit einer Ruptur des Mittelzügels des Streckapparates vergesellschaftet ist, wobei zusätzlich ein Seitenband als absolutes Repositionshindernis wirken kann. Der Zugang erfolgt von dorsal, die Versorgung nach den Regeln der Strecksehnenchirurgie (Abb. 101, S. 107).

> **Man beachte! Geschlossene Reposition ist möglich, Heilung im Gipsverband mit Wiedergewinnung der Funktion ist jedoch wegen der begleitenden Ruptur des Mittelzügels des Streckapparates unmöglich!**

Veraltete dorsale Verrenkung

Noch 8–10 Tage nach der Verletzung kann eine geschlossene Reposition gelingen. Sonst muß offen reponiert werden. Der Zugang kann an allen drei Fingergelenken wie bei der frischen Verrenkung erfolgen. Anschließend wird in Funktionsstellung im Gipsverband für 4 Wochen ruhiggestellt (Abb. 98, S. 103).

Frische Distorsion der Langfingergelenke

Die Behandlung ist grundsätzlich konservativ, auch wenn aufgrund des klinischen Befundes eine begleitende Bandzerreißung anzunehmen ist.

> **Bei operativer Behandlung durch Bandnaht sieht man weder eine schnellere Heilung noch bessere Ergebnisse!**

Die Dauer der Ruhigstellung im Gipsverband richtet sich nach dem Ausmaß der Kapselbandschädigung: Bei Zerrungen und Dehnungen genügen in der Regel 2–3 Wochen, bei Rissen muß über mindestens 4 Wochen ruhiggestellt werden. Persistierende Schmerzen und Schwellungen erfordern eine Verlängerung der Immobilisationszeit.

Frische Distorsion des Daumengrundgelenkes

Am Daumengrundgelenk muß die vollständige Kontinuitätstrennung des Kapselbandapparates von den übrigen Bandschäden unterschieden werden. Auskunft über das Ausmaß der Schädigung ergibt neben der klinischen Untersuchung die gehaltene Röntgenaufnahme, evtl. mit Vergleich der gesunden Seite! Die Zerreißung des *ulnaren* Seitenbandes bedarf operativer Behandlung, will man mit großer Sicherheit die Stabilität aller natürlichen Greifformen wieder herbeiführen. Alle übrigen Bandläsionen können auch am Daumen konservativ behandelt werden. Das radiale Seitenband allerdings wird ebenfalls besser primär operiert. Die unbehandelte Verletzung führt nicht selten zu einer ulnaren Achsenabweichung.

Technik

Freilegung des Grundgelenkes durch bogenförmigen ulnaren oder radialen Schnitt. Naht des Seitenbandes durch einen transossär geführten Ausziehdraht (Abb. 122a, b). Ruhigstellung über 5 Wochen im zirkulären Gipsverband unter Einschluß des Handgelenkes in Funktionsstellung ist erforderlich.

Die Patienten sind oft nur schwer davon zu überzeugen, daß diese Verletzung operativ behandelt werden muß. Bei kategorischer Ablehnung operativer Maßnahmen muß aber wenigstens versucht werden, durch Ruhigstellung im zirkulären Unterarm-Daumen-Gipsverband für 5 Wochen eine Heilung herbeizuführen.

Nicht ausreichend behandelte und veraltete unbehandelte Kapselbandschäden

Jede Kapselbandläsion wird narbig überbrückt. Das braucht Zeit. Bis dieser gewissermaßen per secundam erfolgende Heilungsprozeß zu Ende gekommen ist, wird eine schmerzhafte Bewegungseinschränkung mit Schwellung

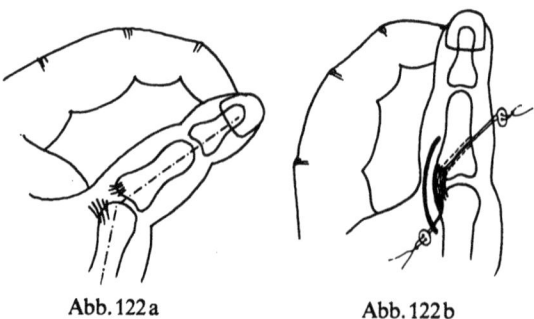

Abb. 122a Abb. 122b

des betroffenen Gelenkes zu beobachten sein. Der Heilungsprozeß läßt sich durch eine Ruhigstellung im Gipsverband in Funktionsstellung für 4–5 Wochen günstig beeinflussen. Auch in veralteten Fällen darf danach mit einer Restitutio ad integrum gerechnet werden.

Bei einer Zerreißung des Bandapparates muß jedoch eine größere Strecke narbig überbrückt werden. Das kann zur Instabilität des Gelenkes führen, sodaß operative Maßnahmen erforderlich werden. Das betrifft insbesondere die ulnare Seitenbandzerreißung am Daumengrundgelenk. Eine sekundäre Naht ist hier wenig erfolgversprechend. Liegt noch keine Sekundärarthrose vor, so darf ein operativer Bandersatz mit Palmarissehne versucht werden (Abb. 123). Besser noch erscheint die jüngst publizierte Rekonstruktion unter Verwendung der Sehne des M. extensor pollicis brevis, die sich auch zum Ersatz des radialen Seitenbandes eignet (s. auch Abb. 177a, S. 176). Sonst ist die Arthrodese bei 160° Beugung besser. Sie stabilisiert den Daumen ohne wesentliche Funktionseinbuße.

Ansonsten neigen nur noch die proximalen Interphalangealgelenke durch Zerreißung der Ligamenta collateralia oder der beugeseitigen Kapsel-

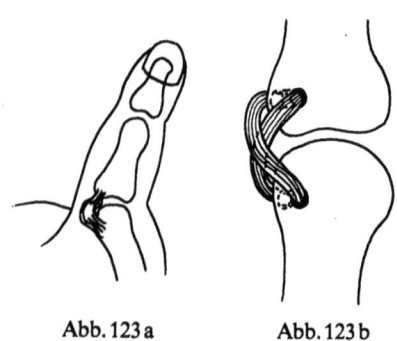

Abb. 123a Abb. 123b

bandverbindung (Faserknorpelplatte, Pars flaccida) zur Instabilität. Hier kann eine Wiederanheftung oder Raffung des Bandapparates mit Ausziehdraht mit Erfolg versucht werden. Nur selten wird sich in veralteten Fällen eine Indikation zur Swanson-Tenodese (mit einem Teil des langen Beugers) oder gar zur Arthrodese ergeben. Auch nach operativer Behandlung ist Ruhigstellung für 4 Wochen im Gipsverband erforderlich.

Die Grundgelenkstrecksteife der Langfinger

Die Ausschneidung der geschrumpften Seitenbänder (Kapsulektomie) ist geeignet, die Beweglichkeit der Grundgelenke zu verbessern. Die Ergebnisse der Operation sind anfangs meist gut, aber auch unter entsprechend konsequenter Nachbehandlung nicht immer auf die Dauer befriedigend.

> **Die Prophylaxe der Grundgelenkstrecksteife der Langfinger ist daher wichtiger und erfolgreicher als ihre operative Behandlung.**

Technik (Howard)

Zugang von der Streckseite längs durch den Streckapparat hindurch oder besser zwischen den Mittelhandköpfchen. Die Ligg. collateralia werden nicht nur durchtrennt, sondern reseziert, so daß ein ungehinderter Einblick in das Gelenk möglich ist (Abb. 124a–c).

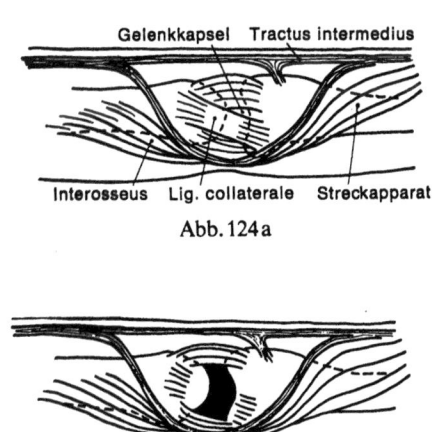

Abb. 124a

Abb. 124b

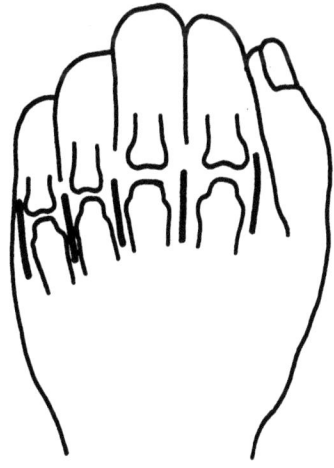

Abb. 124c

Nachbehandlung

Nach konservativer wie operativer Behandlung von Kapselbandschäden ist eine konsequente, ausreichend lange durchgeführte Übungsbehandlung unter ärztlicher Aufsicht mit krankengymnastischer Anleitung unerläßlich. Unterstützend wirkt frühzeitige Wiederaufnahme der gewohnten Tätigkeit. Man muß den Verletzten rechtzeitig darauf aufmerksam machen, daß Beschwerden auch nach regelrechter Behandlung über viele Wochen bestehenbleiben können. Es hat sich als praktisch erwiesen, die Rehabilitationsphase am Arbeitsplatz durch einen Heftpflasterverband zu erleichtern, der extreme Gelenkbewegungen vermeidet und trotzdem ein ausreichendes Bewegungsausmaß zuläßt. Er ist insbesondere zur Verwendung an den besonders empfindlichen Fingermittelgelenken geeignet und kann unschwer täglich vom Verletzten selbst angelegt werden. Das Gelenk wird in Funktionsstellung durch dorsal, volar, radial und ulnar längsgeklebte 1,25 cm breite Heftpflasterstreifen fixiert, die durch diagonal laufende Streifen unterstützt werden. Diese Verbandanordnung eignet sich im übrigen auch als Behandlungsmaßnahme für leichte Kapselbandläsionen, die nur zu einer Dehnung des Bandapparates geführt haben (Abb. 125).

10.2.3 Fazit

Alle frischen und veralteten Kapselbandschäden der Fingergelenke werden besser konservativ als operativ behandelt. Ausnahmen sind:
- irreponible Verrenkungen.
- palmare Verrenkungen der Langfingermittelgelenke,
- Zerreißung des ulnaren Seitenbandes am Daumengrundgelenk,

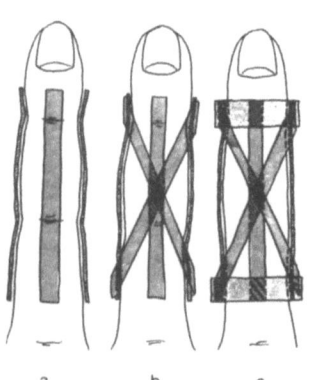

Abb. 125

- Zerreißung des radialen Seitenbandes am Daumengrundgelenk,
- veraltete Verletzungen, die zur Gelenkinstabilität geführt haben,
- Grundgelenkstrecksteife durch Schrumpfung der Seitenbänder.

Literatur

Curtis, R. M.: Capsulectomy of the interphalangeal joints of the fingers. J Bone Joint Surg [Am] *36*, 1219 (1954)
Gaudernak, T., Seligo, W.: Frische Verrenkungen und Bandrisse der proximalen Interphalangealgelenke. Handchirurgie *13*, 231 (1981)
Günther, H.: Kapselbandverletzungen der Finger – ein dringliches Behandlungsproblem. Landarzt *43*, 160 (1967)
Moberg, F.: Fractures and ligamentous injuries of the thumb and fingers. Surg Clin North Am *40*, 297 (1960)
Moberg, E., Steuer, B.: Injuries of the ligaments of the thumb and fingers. Diagnosis, treatment and prognosis. Acta Chir Scand *106*, 166 (1953)
Sakelllarides, H. T., DeWeese, J. W.: Instability of the metacarpophalangeal joint of the thumb. Reconstruction of the collateral ligaments using the extensor pollicis brevis tendon. J Bone Joint Surg [Am] *58*, 106 (1976)
Scharizer, E.: Die frischen geschlossenen Bandverletzungen des Daumengrundgelenkes. Chir Praxis *6*, 205 (1962)
Scharizer, E.: Spätergebnisse von über 300 geschlossenen Bandverletzungen des Daumens. Hefte Unfallheilkd *78*, 88 (1964)
Scharizer, E.: Zur Stabilität des Daumengrundgelenkes. Monatsschr Unfallheilkd *67*, 121 (1964)
Scharizer, E.: Die konservative und operative Behandlung der Kapselbandverletzungen der Fingergelenke. Unfallmed. Tagg. Heft *6*, 111 (1969)
Scharizer, E., Zrubecky, G.: Bandverletzungen der Finger. Z Orthop *96*, 46 (1962)
Solonen, K. A.: Rupture of the ulnar collateral ligament of the metacarpophalangeal joint of the thumb. Int Surg *45*, 669 (1966)
Spinner, M., Choi, B. Y.: Anterior dislocation of the proximal interphalangeal joint. J Bone Joint Surg [Am] *52*, 1329 (1970)
Witt, A. N.: Funktionsverbessernde Eingriffe an den Fingergelenken. Langenbecks Arch Chir *287*, 541 (1957)
Zrubecky, G.: Konservative und operative Behandlung der Bandverletzungen der großen und kleinen Gelenke. Unfallmed. Tagg., Baden-Baden 1963.

11 Knochenbrüche an Fingern und Mittelhand

Das Vorgehen bei Frakturen im Bereich der Hand folgt den gleichen Grundsätzen, wie sie allgemein für die Knochenbruchbehandlung gelten:
- einwandfreie Diagnose,
- exakte Reposition des Bruches,
- ausreichend lange Immobilisation in Funktionsstellung,
- Überwachung der Haut- und Durchblutungsverhältnisse,
- Erhaltung der Bewegungsmöglichkeit aller Gelenke, deren Ruhigstellung nicht erforderlich ist.

Diagnose

Zur Diagnostik ist heutzutage aus chirurgischen und forensischen Gründen eine Röntgenuntersuchung unerläßlich. Sie muß auch dann schon veranlaßt werden, wenn nur die Möglichkeit einer Knochenverletzung besteht. Sich rein auf den klinischen Befund verlassen heißt, wichtige Funktionen leichtsinnig aufs Spiel setzen. Darüber hinaus bereitet das Drücken, Ziehen, Stauchen und Biegen der Verletzungsstelle dem Patienten unnötige Schmerzen, so daß man darauf verzichten kann und sich lediglich auf die Prüfung der aktiven Gelenkbeweglichkeit (Functio laesa) beschränken sollte. Die Prüfung auf Crepitatio ist obsolet!

Zur exakten Beurteilung der Fingergelenke eignen sich neben den Standardebenen Zahnfilme ausgezeichnet.

Reposition

Die kinetische Kette vom Muskel über die Sehne bis zum Sehnenansatz ist im Bereich der Hand relativ kurz, schon geringe Fehlstellungen beeinträchtigen daher durch Störung des Muskelgleichgewichtes die Funktion des verletzten Strahles und aufgrund der engen anatomisch-funktionellen Beziehungen damit die ganze Hand. Je weiter zentral die Fehlstellung sitzt, um so ungünstiger wirkt sie sich auf die Funktion aus. Verkürzungen, Achsenknicke und Drehfehler müssen vermieden werden. Geringe Seitenverschiebungen sind tolerierbar. Dauerzug ist ein ungeeignetes Mittel, provoziert er doch Distraktionen und damit Pseudarthrosen. Ist geschlossen keine befriedigende Stellung zu erzielen, so muß offen reponiert werden. In diesen Fällen sollte aber gleichzeitig eine möglichst stabile Osteosynthese angeschlossen werden.

Die Schnittführung zur Freilegung des Knochens orientiert sich an den allgemeinen Grundsätzen, auch wenn sie durch Wunden diktiert wird.

Es ist selbstverständlich, daß das Repositionsergebnis durch Röntgenkontrolle dokumentiert wird. Eine weitere Kontrolle ist nach 8–10 Tagen notwendig, um sekundäre Dislokationen nach Rückgang der ersten Schwellung rechtzeitig erkennen und daraus therapeutische Konsequenzen ziehen zu können.

Immobilisation

Die Ruhigstellung der Fingerbrüche erfolgt in der Regel im Gipsverband mit Einschluß des Unterarmes unter Verwendung von filz- oder schaumgummigepolsterten Draht- oder Aluminiumschienen für den Finger, die zweckmäßigerweise über die Fingerstreckseite zu liegen kommen. Der Finger wird mit Heftpflaster fixiert, das Endglied bleibt beweglich. Die Mittelhandfraktur wird im Unterarm-Faust-Gips ruhiggestellt. Funktionsstellung ist grundsätzlich zu beachten.

> **Merke: Pfötchenstellung durch zu festes Anwickeln des Gipses in Höhe der Mittelhandköpfchen vermeiden!**
> **Eine daraus resultierende Kontraktur kann irreversibel sein!**

Die Dauer der Immobilisation richtet sich nach dem klinischen und dem röntgenologischen Kontrollbefund. Im allgemeinen ist durchschnittlich nach 5–6 Wochen die Konsolidierung so weit fortgeschritten, daß der Gipsverband entfernt werden kann. Eine Ausnahme bilden die Schaftbrüche der Fingermittelglieder, die oft 8 Wochen und mehr benötigen. Die vollständige Durchbauung im Röntgenbild braucht man nicht abzuwarten, sind doch die Bruchlinien bei den Phalangenfrakturen oft noch nach Monaten nachweisbar.

Bei einer sich abzeichnenden pseudarthrotischen Heilung (Defekt, devitales Fragment) sollte eine operative Intervention bereits nach der 3. Woche erfolgen.

Überwachung

Das Ausmaß eines Bruchhämatoms oder eines posttraumatischen Ödems ist nicht vorausberechenbar. Der Verband bedarf daher in den ersten Tagen sorgfältiger Kontrollen, um Durchblutungsstörungen rechtzeitig zu erkennen. Ein schnürender Verband ist sofort zu lockern oder sogar zu erneuern. Der Verletzte ist unmittelbar nach der Erstversorgung auf die Symptome einer Durchblutungsstörung, insbesondere auf Schwellung, quälenden Schmerz und Hautverfärbung hinzuweisen. Er muß angewiesen werden, sich bei ihrem Auftreten sofort zu melden. Im weiteren Verlauf ist auf Druckstellen zu achten. Auch auf die Möglichkeit ihres Auftretens muß der Verletzte hingewiesen werden. Sie müssen sofort beseitigt werden, selbst wenn dazu die Anlegung eines neuen Verbandes notwendig ist.

> **Aus forensischen Gründen tut man gut daran, sich die Aufklärung vom Patienten auf einem kleinen Vordruck schriftlich bestätigen zu lassen.**

Jeder Patient unserer Klinik mit Gipsverbandbehandlung unterschreibt folgende Erklärung:

GIPSREVERS

Ich bescheinige, darauf aufmerksam gemacht zu sein, daß ich bei Eintritt von Schmerzen, Druckgefühl oder sonstigen Störungen sofort den Arzt benachrichtigen oder das Krankenhaus **unverzüglich** wieder aufsuchen muß.

Pirmasens, den ⎯⎯⎯⎯⎯⎯⎯⎯⎯⎯⎯⎯⎯ 19⎯⎯⎯⎯

⎯⎯⎯⎯⎯⎯⎯⎯⎯⎯⎯⎯⎯⎯⎯⎯⎯⎯⎯
(Unterschrift des Patienten oder
seines Sorgeberechtigten)

Bewegungstherapie

Sofortige, gezielte und regelmäßige Bewegungstherapie aller nicht ruhiggestellten Gelenke der Gliedmaße fördert die schnelle Rückbildung einer Schwellung und ist die beste Prophylaxe einer Dystrophie. Der Arzt muß den Verletzten daher bei der Erstversorgung in der Technik der Übungen unterweisen und ihm die Bedeutung einer regelmäßigen Durchführung erklären.

Neben einer frühzeitigen kontrollierten Übungsbehandlung aller nicht fixierten Gelenke für die Ödembehandlung und Dystrophieprophylaxe kommt der Bewegbarkeit des Endgelenkes des verletzten Fingerstrahles besondere Bedeutung zu. Sie sichert ein ständiges Gleiten der Sehnen im Frakturbereich. Auf diese Weise lassen sich Verwachsungen der Sehne mit dem Gleitlager und der Bruchstelle und damit aufwendige Wiederherstellungsmaßnahmen oder gar Funktionsverluste vermeiden.

11.1 Versorgung der frischen Fraktur

11.1.1 Endgliedfrakturen: Siehe Kap. 7 (Fingerendgliedverletzungen)

11.1.2 Mittel- und Grundgliedfrakturen der Langfinger

Diaphysenfrakturen

Sie werden im allgemeinen konservativ behandelt. Bei der Reposition ist die typische Dislokation zu beachten: Am Grundglied und den proximalen zwei Dritteln des Mittelgliedes entsteht durch Muskelzug ein dorsal offener Winkel, im distalen Drittel des Mittelgliedes ein volar offener Winkel. Nach der Reposition in Leitungsanästhesie erfolgt die Ruhigstellung in einem Gipsverband, der den Unterarm einschließt und bis zu den Fingergrundgelenken reicht. Der Finger wird auf einer gut gepolsterten Fingerschiene in Beugestellung mit breitem Heftpflaster fixiert, ohne ihn zu strangulieren! Die Schiene wird streckseitig mit eingegipst (Abb. 126).

> **Der offenbar unausrottbare Rachenspatelverband hat hier wie auch sonst in der Handchirurgie nichts zu suchen!** (Abb. 127)

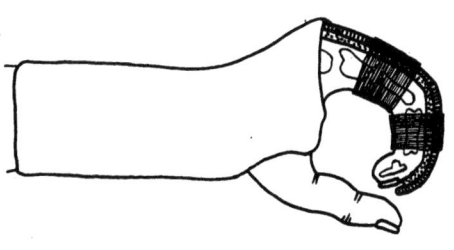
Abb. 126

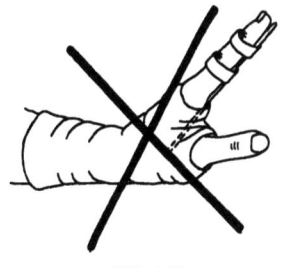
Abb. 127

Indikationen zu operativer Behandlung
- Sofortige oder sekundäre Dislokation.
- Breitoffene Fraktur, vor allem bei Mitverletzung anderer wichtiger anatomischer Substrate.
- Multiple Fingerfrakturen.
- Knochendefekte.

Bei offener Reposition ist eine möglichst stabile Osteosynthese anzustreben, um das Risiko des Eingriffes zu rechtfertigen. Die Indikation ist daher streng zu stellen.

Als Osteosynthesematerial sind geeignet
- Kirschner-Drähte bis 1,4 mm Durchmesser bei Quer- und kurzen Schrägbrüchen sowie bei Trümmerbrüchen als Minimalosteosynthese (Abb. 129. 134, 135, 136; 139, S. 145, 147, 149).
- Kleinfragmentmaterial der Internationalen Arbeitsgemeinschaft für Osteosynthesefragen (Abb. 137).
- Drahtumschlingungen bei langen Schräg- und Längsbrüchen (Abb. 131).
- Zuggurtungen (Abb. 146d, S. 153).

Operationstechnik
Schnitt schräg über die Streckseite des Gliedes, distal und proximal bogenförmig längs auslaufend. Der Streckapparat wird längs gespalten und die Fraktur subperiostal freigelegt (*Pratt,* Abb. 128).

Osteosynthese mit Kirschner-Draht:
Von der Bruchstelle wird der Draht in das distale Fragment so eingebohrt, daß er an der Fingerkante austritt und sein zentrales Ende in der distalen Markhöhle verschwindet. Dann erfolgt die Reposition. Die Fixierung wird dadurch erreicht, daß der Draht nunmehr retrograd in die kontralaterale Kortikalis des zentralen Fragmentes eingebohrt wird. Er wird so abgekniffen, daß seine Enden unter der Haut verschwinden (Abb. 129). Um eine feste Fixierung zu gewährleisten, muß der Winkel zwischen Knochen- und Drahtachse möglichst spitz sein, ohne die benachbarten Gelenke zu beeinträchtigen. Beim kurzen Schrägbruch muß er eine nicht tolerierbare Verkürzung verhindern, indem er fast senkrecht zur Bruchebene verläuft. Nach Beendigung der Drahtung werden die Fragmente ineinandergestaucht.

Bei Trümmerbrüchen dient ein längseingebohrter Kirschner-Draht, der die benachbarten Gelenke in Funktionsstellung temporär arthrodisiert, der Retention der Bruchstücke. Bei diesen Frakturen ist von vornherein mit Teilversteifungen zu rechnen.

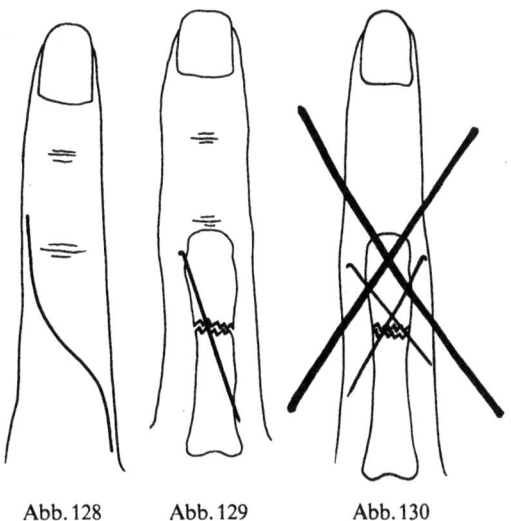

Abb. 128　　Abb. 129　　Abb. 130

Gekreuzte Drähte sind im Schaftbereich nicht zu empfehlen, da sie zur Pseudarthrose führen können (Abb. 130).
Drahtentfernung nach 6–8 Wochen.

Osteosynthese mit Drahtumschlingung:
Es müssen im allgemeinen zwei Umschlingungen in ausreichendem Abstand voneinander subperiostal angelegt werden, um genügende Festigkeit zu erzielen (Abb. 131). Ist das nicht möglich, so ist der Bruch für diese Osteosynthese ungeeignet (Abb. 132).
Drahtentfernung nach 6 Wochen.

Osteosynthese mit Kleinfragmentschrauben der AO:
Dieses Verfahren kann in der Hand des Erfahrenen am Grundglied Ausgezeichnetes leisten, deswegen soll hier nur darauf hingewiesen werden. Wer mit den Prinzipien und der speziellen Technik der AO nicht absolut vertraut ist, sollte auf eines der oben beschriebenen Verfahren zurückgreifen.

Nach Beendigung der Osteosynthese wird der Streckapparat durch ausziehbare Drahtnaht vereinigt (Abb. 133). Ruhigstellung wie bei konservativer Behandlung angezeigt.

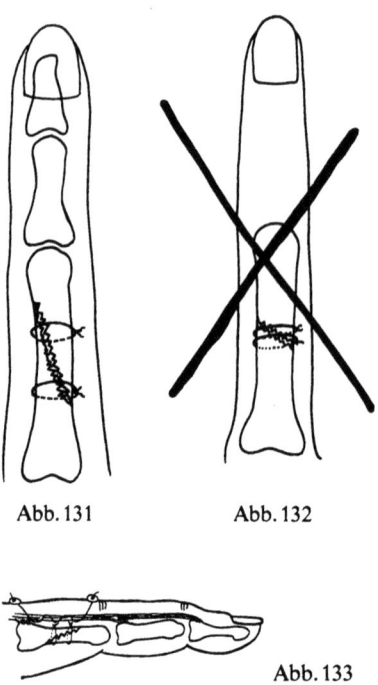

Abb. 131 Abb. 132

Abb. 133

Metaphysenfrakturen mit Gelenkbeteiligung

Mit der Wiederherstellung eines frei beweglichen, stabilen und schmerzfreien Gelenkes kann nur gerechnet werden, wenn durch die Behandlung volle Kongruenz der Gelenkflächen erzielt werden kann. Gelenkbrüche sind daher in der Regel besser operativ als konservativ zu behandeln.

Merke: Gelenkbrüche werden besser operativ als konservativ behandelt!

Selbst bei korrekter geschlossener Reposition entwickeln sich gewöhnlich später Fehlstellungen. Die Vielzahl der vorkommenden Bruchformen (T-, Y-Brüche, Abscherfrakturen, intraartikuläre Lösungen der Gelenkrolle) erfordert es, die Freilegung und die Technik der Osteosynthese den Gegebenheiten anzupassen (Abb. 134, 135, 136). Eingriffe dieser Art sind also nichts für blutige Anfänger!

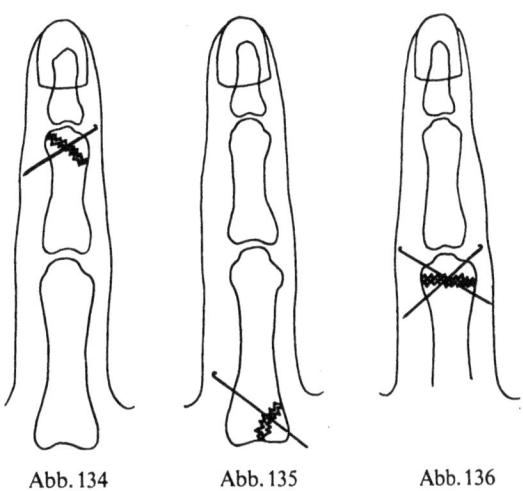

Abb. 134 Abb. 135 Abb. 136

Abscherfrakturen lassen sich von einem mittseitlichen Längsschnitt aus gut reponieren. Dabei müssen die Seitenbänder geschont werden. Sonst gibt die streckseitige Eröffnung des Gelenkes von einer Schnittführung analog der Freilegung nach *Pratt* bei der Schaftfraktur gute Übersicht. Eine Devitalisierung der Fragmente ist tunlichst zu vermeiden, ihre völlige Lösung von allen Weichteilen jedoch keine Indikation zur Entfernung. Selbst intraartikulär abgelöste Gelenkrollen finden in der Regel wieder Anschluß.

Die Osteosynthese erfolgt mit einem oder mehreren dünnen (bis 1,0 mm) Kirschner-Drähten, deren Lage der Situation angepaßt werden muß. An der Metaphyse sind gekreuzte Drähte erlaubt! Ruhigstellung wie bei konservativer Behandlung, Drahtentfernung nach 6 Wochen.

Nicht wiederherstellbare Interphalangealgelenke erfordern eine primäre Arthrodese (Abb. 146, S. 153), wenn die spätere Schmerzfreiheit des Griffes gewährleistet sein soll.

Epiphysenverletzungen

Sie bedürfen exakter Reposition, um Wachstumsstörungen zu vermeiden, und sind in der Regel rein konservativer Behandlung zugängig. Läßt sich eine Epiphysiolyse ausnahmsweise nicht im Gipsverband halten, so ist eine Bohrdrahtosteosynthese angezeigt, wobei der Draht die Wachstumsfuge unter gleichzeitiger temporärer Arthrodese möglichst rechtwinklig kreuzen sollte.

11.1.3 Frakturen des Daumens

Endgliedfrakturen: Siehe Kap. 7 (Fingerendgliedverletzungen)

Grundgliedschaftfrakturen

Hier ist konservative Behandlung im zirkulären Gipsverband angezeigt. Er hält den Daumen in Funktionsstellung, schließt die Mittelhand und den Unterarm ein und erlaubt freie Beweglichkeit der Langfinger. Die Daumenkuppe muß sichtbar bleiben (Abb. 21, S. 20).

Eine Indikation zu operativer Behandlung ist zumindest bei geschlossenen Frakturen nur selten gegeben, da geringe Dislokationen sich in der Regel nicht funktionsbehindernd auswirken.

Sesambeinbrüche

Sie verursachen vorübergehend eine schmerzhafte Bewegungseinschränkung und werden daher für 1 Woche mit einer dorsalen Unterarm-Daumen-Gipsschiene ruhiggestellt, ehe durch Übungsbehandlung die Beweglichkeit wiedergewonnen wird.

Gelenkbrüche

Sie werden wie bei den Langfingern operativ behandelt. Die Indikation zur primären Arthrodese ist ebenfalls die gleiche. Sie kann großzügiger gehandhabt werden, da insbesondere das Grundgelenk Stabilität und nicht unbedingt Beweglichkeit erfordert, um die Daumenfunktion zu gewährleisten (Abb. 93b, S. 97; Abb. 146, S. 153).

11.1.4 Frakturen des II.–V. Mittelhandknochens

Brüche der Mittelhand können durch Drehfehler, Achsenknicke und Verkürzungen die Greiffunktion der ganzen Hand beeinträchtigen.

Eine Standardisierung ihrer Behandlung stößt jedoch wegen der Vielzahl der Bruchformen auf nicht geringe Schwierigkeiten. Der geschlossenen Reposition sind durch die engen räumlichen und funktionellen Beziehungen zu den Nachbarknochen Grenzen gesetzt. Das Ergebnis einer dennoch gelungenen Reposition wird nicht selten durch das meist große, streckseitig sich ausbreitende Bruchhämatom zunichte gemacht, weil es keine zureichende Fixierung des Knochens im Gipsverband zuläßt. Kein Wunder, daß hier schon lange, meist perkutan durchgeführte Osteosynthesen Eingang gefunden haben. Zwei Nachteile dieser Behandlungstechnik dürfen aber nicht übersehen werden: Einmal wird dabei in der Regel weder eine korrekte Reposition noch eine funktionsstabile Osteosynthese erzielt, zum andern ist oft eine iatrogene Verletzung funktionell wichtiger anatomischer Gebilde im Bereich der Fingergrundgelenke unvermeidbar, ganz abgesehen von einer Blockierung dieser Gelenke, die nach der Knochenheilung eine langdauernde, nicht immer erfolgreiche Nachbehandlung erfordert. *Eine Osteosynthese wird sinnlos, wenn sie nur die Behandlungsgefahren vergrößert, ohne einen funktionellen Gewinn zu bringen!*

Einen Ausweg aus diesen Schwierigkeiten bietet die Osteosynthese mittels Platten und Schrauben des Kleinfragmenteinstrumentariums der Internationalen Arbeitsgemeinschaft für Osteosynthesefragen (Abb. 137). Man darf jedoch hier nicht übersehen, daß diese Osteosynthesen neben dem vollständigen Instrumentarium einen erfahrenen Operateur verlangen.

Trotz der aufgezeigten Schwierigkeiten soll versucht werden, einige allgemeinverbindliche Richtlinien herauszuarbeiten; die tägliche Praxis zwingt dazu:

1. Stabile Mittelhandfrakturen werden konservativ für 4–6 Wochen im Unterarm-Faust-Gips behandelt (analog Abb. 163, S. 165). Dazu gehören die meisten Basisbrüche und die Querbrüche mit nur geringer Seitenverschiebung. Nach Anlegen des Gipses muß durch Röntgenkontrolle nicht nur das Repositionsergebnis dokumentiert, sondern auch kontrolliert werden, ob die Langfingergrundgelenke wirklich ausreichend gebeugt sind!

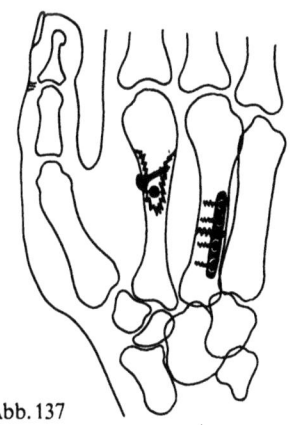

Abb. 137

148 Knochenbrüche an Fingern und Mittelhand

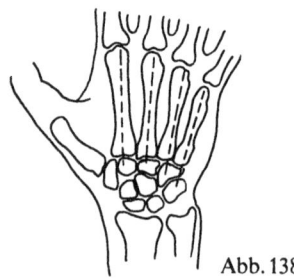

Abb. 138

2. Auch geschlossene, unstabile Mittelhandfrakturen dürfen nach geschlossener Reposition konservativ behandelt werden. Die Einrichtung erfolgt so gut als möglich in Leitungsanästhesie, die Retention für 5–8 Wochen im Unterarm-Faust-Gips. Drehfehler und damit das Übereinanderlegen der Finger beim Faustschluß lassen sich damit recht gut vermeiden. Eine geringe Verkürzung bei Schrägbrüchen beeinträchtigt in der Regel nur das Aussehen der Hand, nicht aber die Funktion. Bleiben Achsenknickungen und stärkere Verkürzungen bestehen, so führen sie zu Funktionsausfällen durch Störung des Muskelgleichgewichtes. Sie bedürfen daher mindestens annähernd anatomischer Reposition mit angeschlossener Osteosynthese. Das kann nur in offener Wunde mit der erforderlichen Sicherheit erfolgen. Der gebrochene Mittelhandknochen wird durch Schnitt parallel zur Mittelhandachse unter schonender Behandlung der Sehnen freigelegt (Abb. 138). Offene Brüche sind keine Kontraindikation zu operativer Behandlung.

3. Eine offene Reposition ohne Osteosynthese sichert keine Retention der Bruchstücke. Das Behandlungsrisiko wird dadurch nur vergrößert, ohne einen funktionellen Gewinn zu sichern. Ein solches Vorgehen ist daher abzulehnen.

4. Eine Osteosynthese muß so stabil sein, daß sie das Repositionsergebnis wirklich sichert, zumindest unter Hilfestellung durch einen Faustgips, der wohl bei den meisten Drahtosteosynthesen angezeigt ist. Nur mit Platten und Schrauben dürfte Übungsstabilität zu erzielen sein.

5. Bei der Einbringung des Osteosynthesematerials ist darauf zu achten, daß die Funktion der Fingergrundgelenke nicht behindert wird und daß keine Nebenverletzungen gesetzt werden.

6. Gekreuzte Kirschner-Drähte sind nur bei metaphysären Brüchen angebracht. Bei Diaphysenfrakturen können sie zur Pseudarthrose führen (Abb. 139). Bei letzteren ist daher nur die Fixierung mit einem schrägen Bohr-

Versorgung der frischen Fraktur 149

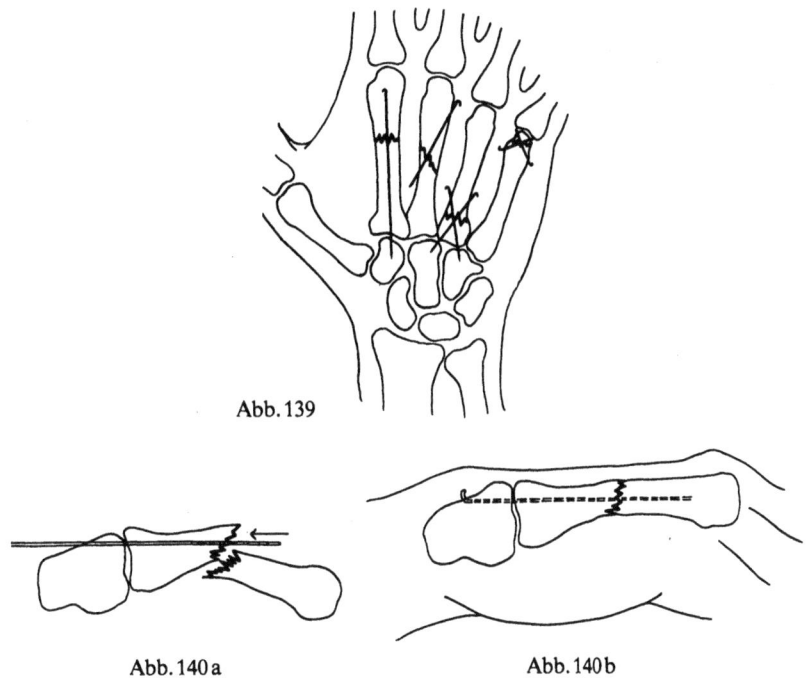

Abb. 139

Abb. 140a   Abb. 140b

draht nach *Flatt* (Abb. 129, S. 143) oder die retrograde Markraumschienung nach *Iselin* (Abb. 140a, b), allenfalls eine Drahtumschlingung angezeigt.

7. Das oft erhebliche Frakturhämatom am Handrücken im subaponeurotischen Raum muß durch Saugdrainage im sterilen geschlossenen System (Redon) abgeleitet werden. Das gilt nicht nur bei operativer Behandlung! Auch bei konservativem Vorgehen kann die Beseitigung des Hämatoms durch Saugdrainage, die unter hochaseptischen Kautelen durch eine Stichinzision eingebracht wird, notwendig sein, um das Repositionsergebnis durch eine exakte Ruhigstellung zu sichern.

11.1.5 Frakturen des I. Mittelhandknochens

Hier gelten die gleichen Grundsätze wie für die übrigen Mittelhandknochen. Die konservative Behandlung in Funktionsstellung erfolgt im zirkulären Unterarm-Daumen-Gipsverband, der die Mittelhand einschließt, aber den Langfingergrundgelenken volle Bewegungsfreiheit läßt.

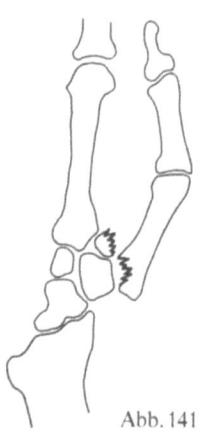
Abb. 141

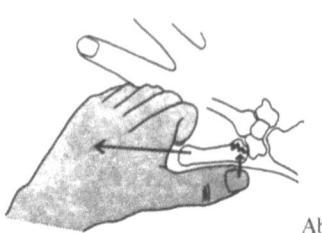
Abb. 142

Von den basisnahen Brüchen bedarf der Bennet-Verrenkungsbruch (Abb. 141) besonderer Beachtung, führt doch eine persistierende Luxation oder Subluxation ebenso wie eine ungenügende Wiederherstellung der Gelenkfläche an der Basis des I. Mittelhandknochens zu einer schweren, vor allem auch schmerzhaften Funktionsstörung des Sattelgelenkes und damit des gesamten Greifaktes.

Die Einrichtung ist einfach: Durch Zug am abgespreizten und halbopponierten Daumen und Druck von außen auf die Basis des I. Mittelhandknochens wird fast immer eine befriedigende Stellung erzielt (Abb. 142). Die dauerhafte Retention im Gipsverband gelingt dagegen meist nicht, da der unter den Bedingungen des Repositionsmanövers angelegte zirkuläre Unterarm-Daumen-Gipsverband infolge des dicken Weichteilmantels die Redislokation nicht verhindern kann. Wir bleiben daher nur in Ausnahmefällen – nämlich dann, wenn die Reposition stabil ist – konservativ, halten die perkutane Bohrdrahtosteosynthese nicht zuletzt wegen der Strahlenbelastung für den Operateur für problematisch und bevorzugen die offene Reposition mit Bohrdrahtosteosynthese. Die Freilegung erfolgt nach *Wagner* (Abb. 143) oder *Moberg* und *Gedda* (Abb. 144). Nach anatomischer Reposition wird das kleine Basisfragment vom I. Mittelhandknochen her durch einen Kirschner-Draht von 1 mm Durchmesser aufgefädelt. Bei sehr kleinem Fragment kann der Draht in das Trapezium eingebohrt werden. Zur Verbesserung der Stabilität der Osteosynthese wird mit einem zweiten Draht der erste Mittelhandknochen in Opposition gegen den zweiten Mittelhandknochen fixiert (Abb. 145). Die reine Gelenktransfixation halten wir für unzureichend. Ruhigstellung mit zusätzlichem Gipsverband ist empfehlenswert. Auf die Möglichkeit einer funktionsstabilen Osteosynthese mit AO-Kleinfragmentschrauben *(Burri, Willebrand)* sei hier nur hingewiesen.

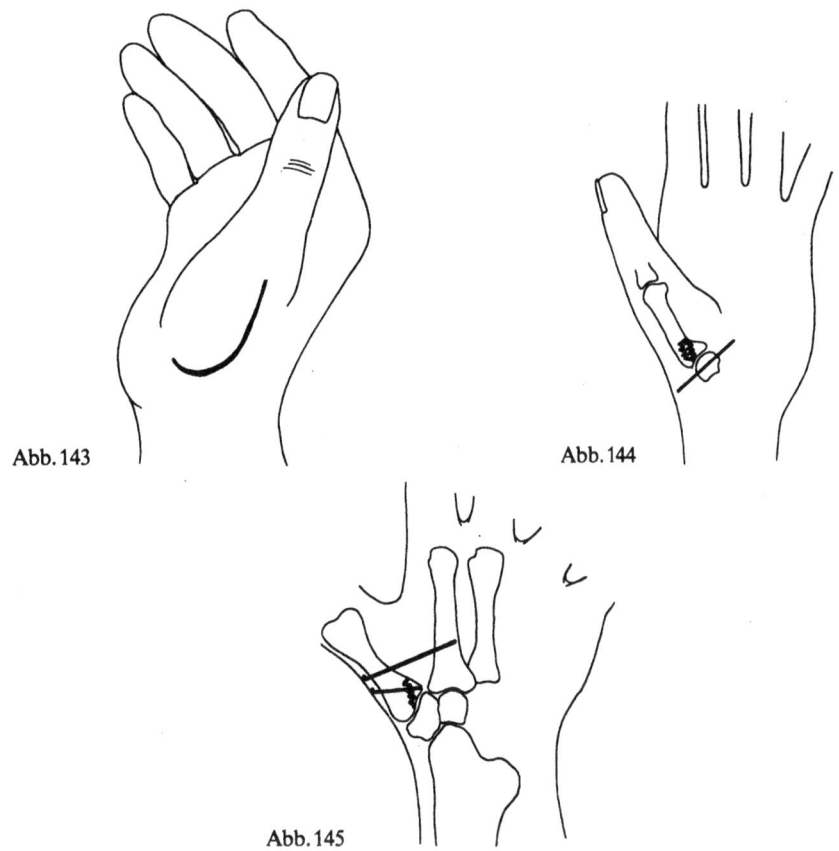

Abb. 143

Abb. 144

Abb. 145

11.1.6 Karpometakarpale Brüche und Verrenkungen des II.–V. Strahles

Frakturen und Luxationen dieser Region sind stets Folge einer erheblichen Gewalteinwirkung, begleitende Verletzungen im Bereich der beiden Handwurzelknochenreihen sind daher möglich. Röntgenaufnahmen des Handgelenks in vier Ebenen sind bei der Diagnose unerläßlich.

Für die Prognose dieser Verletzungen gilt in besonderem Maße, was schon bei der Besprechung der Finger- und Mittelhandbrüche gesagt wurde: Die zentrale Lage der Schädigung erfordert eine exakte, anatomische Reposition. Persistierende Luxationen oder in Fehlstellung geheilte basisnahe Frakturen der Mittelhandknochen II–V behindern das Bewegungsspiel der Finger durch Störung des Muskelgleichgewichtes in nicht zu vertretender Weise.

Da die Bewegungen der Mittelhandknochen untereinander und mit der distalen Handwurzelknochenreihe durch zahlreiche starke Bänder eingeengt sind, entstehen bei deren Zerreißung große Blutergüsse, die eine rein konservative Behandlung im Gipsverband wenig aussichtsreich erscheinen lassen, denn ein unblutig erreichtes, gutes Repositionsergebnis läßt sich wegen der Schwellung nicht halten. Zwei Gründe sprechen daher für eine operative Behandlung:

1. Es muß anatomisch exakt reponiert werden.
2. Das Repositionsergebnis muß zuverlässig gehalten werden.

Der Zugang muß den handchirurgischen Regeln gehorchen. Das Hämatom wird ausgeräumt. Die Fixation erfolgt durch Kirschner-Drähte, die bis in die Handwurzelknochen eingebohrt werden. Auch Schraubenosteosynthesen sind hier geeignet. Eine zusätzliche, ruhigstellende Behandlung im Unterarm-Hand-Finger-Gipsverband für 4–6 Wochen ist notwendig.

11.2 Wiederherstellungsmaßnahmen bei deform verheilten Finger- und Mittelhandbrüchen, Pseudarthrosen und Sehnenblockaden nach Frakturen

Derartige Eingriffe sind verantwortungsvoll und technisch nicht zu unterschätzen. Vor der Operation muß genau überlegt werden, ob der Funktionsgewinn das Risiko rechtfertigt und ob die eigenen operativ-technischen Fähigkeiten ausreichen, atypische Situationen zu bewältigen. Auf besondere Verhältnisse am 1. Fingerstrahl wird im Kap. 13 (Daumenverletzungen) eingegangen.

11.2.1 Brüche mit Gelenkbeteiligung

Indikation

Versteifung in ungünstiger Stellung, nur unter Schmerzen bewegliches Gelenk.

Technik

Interphalangealgelenke
Arthrodese in günstiger Beugestellung, im allgemeinen um 135°, nur unter Verwendung von Kirschner-Drähten (Abb. 146b, c) oder mit zusätzlicher Zuggurtung (Abb. 146d).

Metakarpophalangealgelenke
- Resektion des Mittelhandköpfchens (Abb. 147 b)
- Arthroplastik mit Fascia lata oder Coriumlappen (Abb. 148 b)
- Alloarthroplastik *(Swanson, Englert).*

Wir bevorzugen die einfache Resektion.

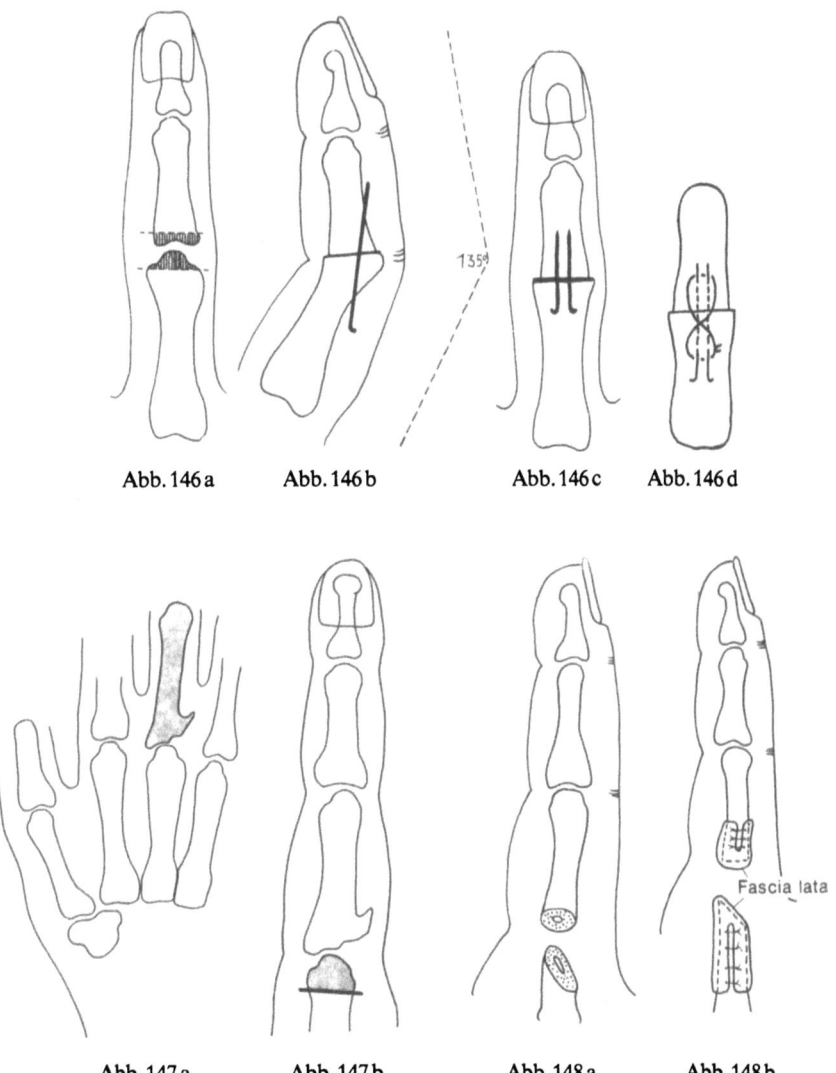

Abb. 146 a   Abb. 146 b   Abb. 146 c   Abb. 146 d

Abb. 147 a   Abb. 147 b   Abb. 148 a   Abb. 148 b

11.2.2 Schaftbrüche des Mittel- und Grundgliedes

Indikation

Grobe, funktionsbehindernde Fehlstellungen, vor allem bei Achsenknicken, die das Muskelgleichgewicht stören, und bei Drehfehlern. Zurückhaltung ist bei kosmetischer Indikation geboten.

Technik

Achsenknick
Keilosteotomie (Abb. 149 a, b) oder Aufrichtung durch Unterfütterung mit autologem Knochenspan (Beckenkamm) (Abb. 150 a, b), Bohrdrahtosteosynthese.

Drehfehler
Am Mittelglied Derotationsosteotomie mit Bohrdrahtosteosynthese (nur selten indiziert, funktioneller Gewinn problematisch!). Am Grundglied Derotationsosteotomie basisnah am zugehörigen Mittelhandknochen, Bohrdrahtosteosynthese.

Verkürzung
Verlängerungsosteotomie unter Zwischenschaltung von autologem Knochenspan (sehr selten wirklich indiziert, funktioneller Gewinn problematisch, dagegen Gefahr der Ischämie!). Indikation ist meist nur am 1. Strahl gegeben. Hier bannt der Minifixateur externe mit langsamer, dosierter Distraktion die Gefahr der Ischämie.

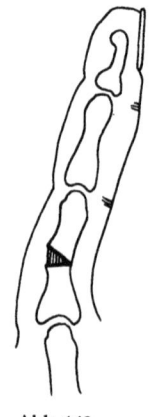
Abb. 149 a

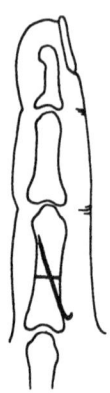
Abb. 149 b

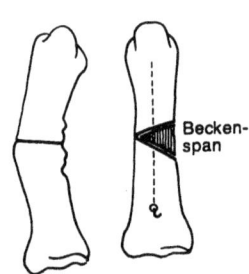
Abb. 150 a   Abb. 150 b

11.2.3 Mittelhandbrüche

Indikationen und Wiederherstellungsmaßnahmen erfolgen nach den gleichen Grundsätzen wie bei den Phalangenfrakturen. Die Indikation zur Verlängerungsosteotomie kann hier etwas weiter gestellt werden.

11.2.4 Pseudarthrosen

Indikation

Schlaffes Falschgelenk. Straffes Falschgelenk nur, wenn es Schmerzen verursacht oder die Funktion behindert. Defektpseudarthrose. Infektpseudarthrose (sie verlangt vorrangig Weichteilsanierung und Beseitigung devitalen Knochens).

> **Man beachte aber: Bei Teilversteifungen der Finger nach schweren Verletzungen können Pseudarthrosen verlorene Funktionen schmerzfrei übernehmen!**

Technik

Verriegelung mit autologem Knochenspan (Abb. 151 a–c). Knochen aus dem Beckenkamm eignet sich besser als jedes andere autologe Transplantat. Ein kortikospongiöser Span erlaubt eine übungsstabile Osteosynthese.

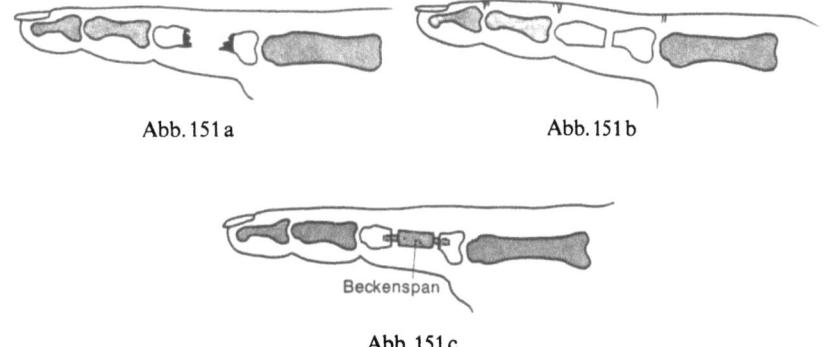

Abb. 151 a Abb. 151 b

Abb. 151 c

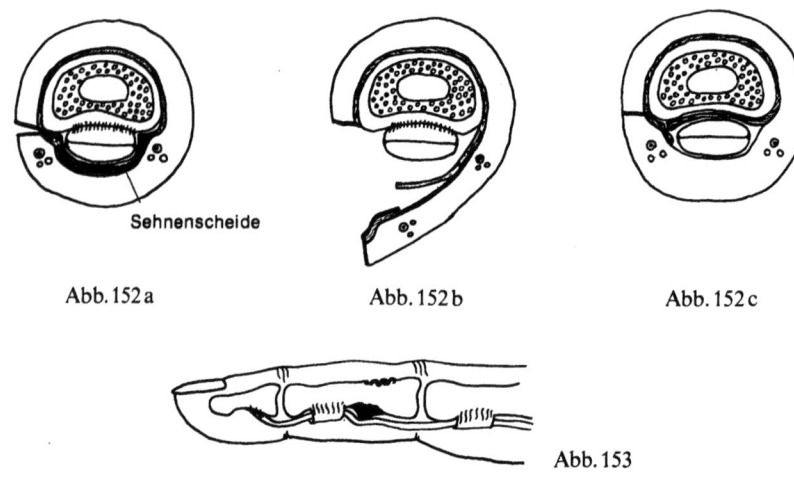

Abb. 152a Abb. 152b Abb. 152c

Abb. 153

11.2.5 Sehnenblockade

Indikation

Zerstörung des Gleitlagers und Verwachsung mit dem Frakturkallus, überschließende Kallusbildung und ausgesprengte Fragmente, die zu einer Störung des Muskelgleichgewichtes führen.

Technik

Sehnenverwachsung
Tendolyse, auf der Streckseite gegebenenfalls mit Unterfütterung durch gestielten Fettlappen, auf der Beugeseite mit Wiederherstellung eines Gleitlagers durch Unterfütterung mit Sehnenscheide (Abb. 152 a–c). Der Erfolg dieser Maßnahmen ist erst nach intensiver Übungsbehandlung zu beurteilen, bleibt aber oft problematisch.

Knöcherne Vorsprünge mit Störung des Muskelgleichgewichtes
Wiederherstellung der natürlichen Knochenform durch Abtragung der Vorsprünge, falls notwendig im Verein mit einer Tendolyse. Hierbei ist die Prognose besser als bei Sehnenverwachsungen (Abb. 153).

Literatur

Beckenbough, R. D., Dobyns, J. H., Linscheid, R. L., Bryan, R. S.: Review and analysis of silicone rubber metacarpophalangeal implants. J Bone Joint Surg [Am] *58*, 483 (1976)
Berkmann, E. F., Miles, G. H.: Internal fixation of metacarpal fracture excluxive of the thumb. J Bone Joint Surg *24*, 816 (1943)
Brandt, G.: Die wesentlichen Gesichtspunkte für die Behandlung der geschlossenen Frakturen im Bereich von Finger und Hand. Langenbecks Arch Chir *287*, 498 (1957)
Brody, G. S., White, W. L.: New concepts in prosthetic joints for use in the hand. Plast Reconst Surg *32*, 45 (1963)
Buck-Granko, D.: Funktionsverbessernde Eingriffe an den Fingergelenken. Chir Plast Reconstr *7*, 44 (1970)
Burri, C., et al: Stabile Osteosynthese: Frakturen im Handbereich. Aktuel Chir *4*, 305 (1969)
Crawford, G. P.: Screw fixation for certain fractures of the phalanges and metacarpals. J Bone Joint Surg [Am] *58*, 487 (1976)
Eades, J. W., Peacock, E. E.: Autogenous transplantation of an interphalangeal joint and proximal phalangeal epiphysis. J Bone Joint Surg [Am] *48*, 775 (1966)
Englert, H. M.: Fingergelenksendoprothetik mit den Modellen St. Georg bei Nichtrheumatikern. Med Orthop Tech. *4*, 85 (1975)
Flatt, A. E.: Fracture-dislocations of an index metacarpophalangeal joint and an ulnar deviating force in the flexor tendons. J Bone Joint Surg [Am] *48*, 100 (1966)
Fowler, G. B.: Mobilisation of metacarpophalangeal joint. J Bone Joint Surg *29*, 193 (1947)
Gedda, K. O.: Studies on Bennet's fracture. Anatomy, roentgenology and therapy. Acta Chir Scand [Suppl] 193 (1954)
Günther, H.: Frakturen im basalen Bereich des 1. Mittelhandknochens. Hefte Unfallheilkd *78*, 100 (1964)
Janss, S. A.: Fractures of the metacarpal. A new method of reduction and immobilisation. J Bone Joint Surg *20*, 178 (1938)
Littler, J. W.: Metacarpal reconstruction. J Bone Joint Surg, *29*, 723 (1947)
Lungmus, F.: Die Sesambeinbrüche des Daumens. Monatsschr Unfallheilkd *56*, 233 (1953)
Mansoor, J. A.: Metacarpal lengthening. A case report. J Bone Joint Surg [Am] *51*, 1638 (1969)
Nicolai, N.: Die operative Behandlung der Fingerpseudarthrosen. Langenbecks Arch Chir *299*, 135 (1961)
Nockemann, P. F.: Zur Knochenbruchbehandlung der Finger. Langenbecks Arch Chir *299*, 131 (1961)
Pratt, D. R.: Exposing fractures of the proximal phalanx of the finger longitudinally through the dorsal extensor apparatus. In: Clinical orthopaedics, Bd. 15 (De Palma, A. F. F., Ed.). Philadelphia. Lippincott 1959)
Reimer, Th. C.: Zur geschichtlichen Entwicklung gelenkplastischer Eingriffe. Chir Plast Reconstr *7*, 2 (1970)
Stellbrink, G., Zippel, G. J., Englert, H. M.: Fingergelenksprothesen „Modell St. Georg". Handchirurgie *3*, 83 (1971)
Swanson, A. B.: A flexible implant for replacement of arthritic or destroyed joints in the hand. New York Univ., Int-Clin Inform Bull *16*, 6 (1966)
Swanson, A. B.: Silicone rubber implants for replacement of arthritic or destroyed joints of the hand. Surg Clin North Am *48*, 1113 (1968)
Thevenin, R.: L'appareil standard réduit pour l'immobilisation des fractures des phalanges. Chir Main (Paris) *12*, 40 (1970)

Titze, A.: Indikation und Grenze der konservativen Knochenbruchbehandlung im Bereich der Hand. Zbl Chir *97,* 1723 (1972)
Wagner, C. J.: Method of treatment of Bennett's fracture dislocation. Am J Surg *80,* 230 (1950)
Wainwright, D.: Fractures of the metacarpals and phalanges. Proc R Soc Med *57,* 598 (1964)
Waugh, R. L., Ferrozzano, G. P.: Fractures of the metacarpal exclusive of the thumb. A new method of treatment. Am J Surg *59,* 186 (1943)
Weckesser, E. G.: Rotational osteotomy of the metacarpal for overlapping fingers. J Bone Joint Surg [Am] *47,* 751 (1965)
Willebrand, H., Schweikert, Ch.: Läßt sich die Versorgung der Mittelhandfrakturen standardisieren? Chir Plast Reconstr *6,* 43 (1969)
Zrubecky, G., Keller, B.: Operative Behandlung und plastischer Ersatz von versteiften Mittelgelenken. Chir Praxis *4,* 69 (1960).

12 Brüche und Verrenkungen der Handwurzelknochen

12.1 Allgemeines

Frakturen der Handwurzelknochen muß man aus anatomischen Gründen hinsichtlich ihrer Heilungstendenz zu den relativ ungünstigsten Brüchen rechnen. Sie sind einer exakten Ruhigstellung nur schwer zugänglich, ihre Heilung kann durch Devitalisierung eines Fragmentes verzögert oder verhindert werden. Das gilt vor allem für die Kahnbeinfraktur.

Jeder Handwurzelknochen kann durch direkte Gewalteinwirkung brechen, indirekte Kräfte führen hauptsächlich zu Brüchen des Kahn- und Mondbeins, aber auch zu Luxationen oder Luxationsfrakturen, die daher aus diagnostischen und therapeutischen Gründen im Zusammenhang mit den reinen Karpalfrakturen betrachtet werden müssen.

Zahlenmäßig treten gegenüber den Navikularefrakturen alle anderen Brüche von Handwurzelknochen in den Hintergrund, Luxationen und Luxationsfrakturen sind selten. Das darf aber nicht als Entschuldigung für ein Übersehen solcher Verletzungen gelten – zu folgenschwer sind die Auswirkungen auf die Funktion des Handgelenkes.

Schmerzen oder Formveränderungen im Handgelenksbereich (Abb. 154) nach direkter oder indirekter Gewalteinwirkung auf das Handgelenk gleich welchen Ausmaßes bedürfen daher neben der klinischen Untersuchung, die sich auch auf Nervenstörungen erstrecken muß (Lunatumluxation!), vor allem einer eingehenden Röntgenuntersuchung (4 Ebenen, Schichtaufnah-

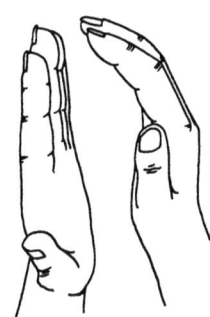

Abb. 154

men). Zur Beurteilung einer Handgelenksaufnahme muß man sich etwas Zeit nehmen, eine „Diagnose auf den ersten Blick" ist nicht selten falsch!

Nicht immer sind Aufnahmen in den Standardebenen ausreichend, das gilt vor allem für die Erkennung von Brüchen des Os scaphoideum, des Os hamatum und des Os pisiforme. Bei negativem Röntgenbefund und entsprechendem klinischen Verdacht ist eine präliminare Ruhigstellung des Handgelenkes durch dorsale Gipsschiene, die von den Fingergrundgelenken bis zur Ellenbeuge reicht und den Radius nach volar umgreift, immer richtig.

Eine Röntgenkontrolluntersuchung nach 2 Wochen bringt dann nicht selten doch infolge der inzwischen eingetretenen resorptiven Verbreiterung des Bruchspaltes eine Fraktur zur Darstellung. Für die Diagnose hilfreich kann hier auch eine Knochenszintigraphie sein.

12.2 Spezielle Röntgendiagnostik

12.2.1 Kahnbein

Kahnbeinstandardserie

- Handgelenk bei geschlossener Faust sagittal, da dann das Kahnbein parallel zur Filmebene liegt. Ein „dreieckiges Mondbein" spricht für eine Lunatumluxation! (Abb. 155).
- Handgelenk bei geschlossener Faust frontal. Sie dient ebenfalls gleichzeitig zum Ausschluß von Verrenkungen im Mondbeinbereich.
- Handgelenk bei geschlossener Faust, Vorderarm 15–20° supiniert. So kommt das Kahnbein in ganzer Länge zur Darstellung.
- Handgelenk bei geschlossener Faust, Vorderarm 15–20° proniert, zur Darstellung von Querbrüchen im proximalen Drittel.

Zusätzliche Aufnahmetechniken

- Drehserie des Handgelenkes bei geschlossener Faust in Supination von 50, 60, 70, 80° zur Darstellung vertikaler Schrägbrüche der proximalen Hälfte des Kahnbeins.

- *Schichtaufnahmen.* Sie helfen nicht nur bei schwieriger Diagnose, sondern insbesondere bei der Beurteilung des Behandlungserfolges.

- *Vergrößerungsaufnahmen (Feinfokusaufnahmen).* Sie sollen eine bessere Beurteilung der Knochenbruchheilung ermöglichen, erscheinen jedoch entbehrlich, da die Entscheidung durch Schichtaufnahmen sicherer ist.

Spezielle Röntgendiagnostik 161

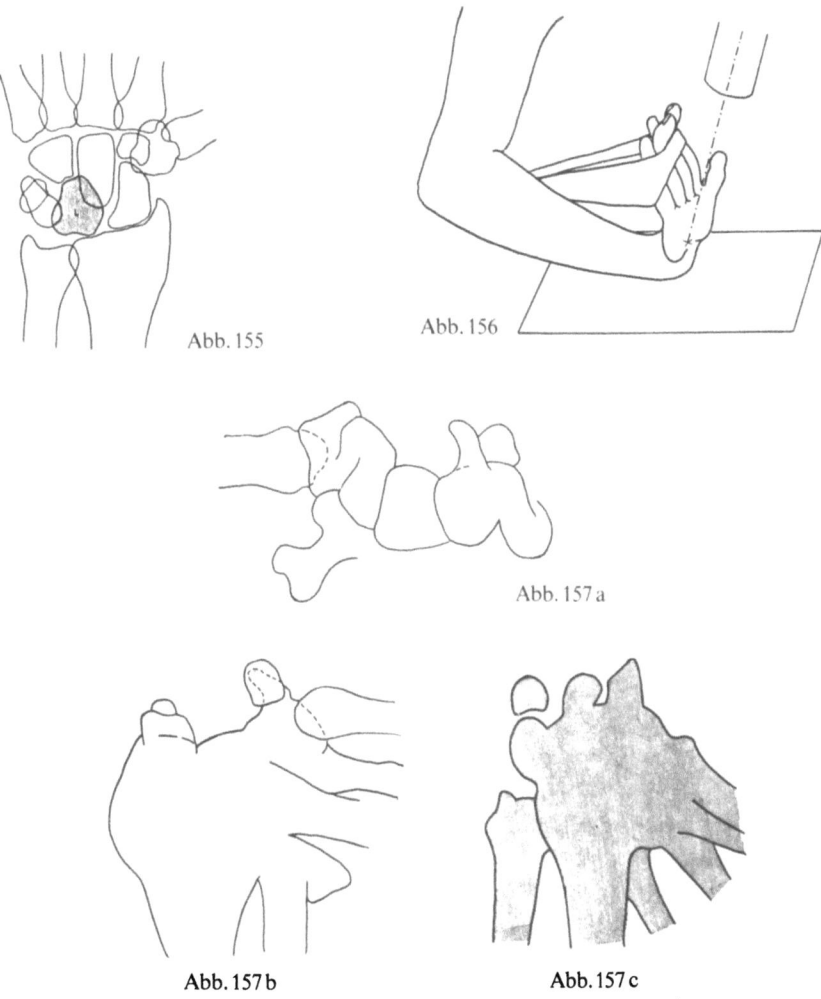

Abb. 155
Abb. 156
Abb. 157 a
Abb. 157 b
Abb. 157 c

12.2.2 Zentrale Handgelenksaufnahmen nach Hart, Gaynor und Barthold zur Darstellung des Karpalkanals und der Guyon-Loge

Dabei werden tangentiale Aufnahmen der Handwurzel bei extremer Dorsalflexion des Handgelenkes in Mittelstellung sowie bei Drehung der Hand um jeweils 45° nach ulnar und radial angefertigt (Abb. 156). Sie lassen neben Veränderungen im Bereich des Mondbeins besonders auch Verletzungen des Os hamatum und des Os pisiforme erkennen (Abb. 157 a–c).

12.3 Behandlung

12.3.1 Frischer und verzögert heilender Kahnbeinbruch sowie Kahnbeinpseudarthrose

Grundsätzlich müssen die intraartikulären Brüche des Kahnbeinkörpers von den extraartikularen Brüchen der Tuberositas unterschieden werden. Letztere sind problemlos und heilen bei Behandlung mit dorsaler Gipsschiene, die von den Fingergrundgelenken bis zum Ellbogengelenk reicht, in der Regel innerhalb von 3 Monaten knöchern aus.

Vor der Behandlung des intraartikulären Kahnbeinbruches muß man einige wichtige Punkte aus der Frakturenlehre rekapitulieren:

1. Die Brüche des zentralen Drittels und der Gegend des zentralen Drittelpunktes des Kahnbeins benötigen eine längere Ruhigstellung bis zur Ausheilung als die weiter distal gelegenen Frakturen. Das hängt mit der Gefäßversorgung zusammen. Der von *L. Böhler* mit 10–12 Wochen angegebene Zeitraum für die Immobilisierung zentraler Brüche bis zur Konsolidation dürfte wohl ebenso an der untersten Grenze liegen wie die 6–8 Wochen für Brüche der distalen zwei Drittel.

2. Auf die Kahnbeinbruchstücke wirken Druck-, Scher- und Biegekräfte ein, die man in Analogie zu den Verhältnissen am Oberschenkelhals setzen kann. Wir unterscheiden demnach folgende Bruchformen:
– Horizontale Schrägbrüche (entsprechend *Pauwels* I, Abb. 158a, b).
– Querbrüche (entsprechend *Pauwels* II, Abb. 159a, b).
– Vertikale Schrägbrüche (entsprechend *Pauwels* III, Abb. 160a–c).

Daraus ergibt sich einmal der Einfluß der Bruchform auf die Konsolidationszeit, zum andern aber auch, daß die vertikalen Schrägbrüche eher zur Pseudarthrose führen als die horizontalen Schrägbrüche.

Konservative oder operative Behandlung des frischen intraartikulären Kahnbeinbruches?
Die Polarität dieser Frage kann der Therapie des Kahnbeinbruches Richtungen aufzwingen, die sich zum Nachteil des Verletzten auswirken mögen. Es wird nicht bezweifelt, daß die primäre Osteosynthese am Kahnbein ausgezeichnete funktionelle Ergebnisse ohne längere Ruhigstellung zeitigen kann, wenn sie wirklich stabil ist und die Devitalisierung eines Fragmentes nicht fördert. Für die Osteosynthese geeignete Instrumente und Metallimplantate stellt die AO zur Verfügung. Das ist aber eine Behandlungsmethode, die nur dem Geübten vorbehalten sein sollte (Abb. 161). Minimalosteosynthesen mit Kirschner-Drähten aber sind ungeeignet! (Abb. 162).

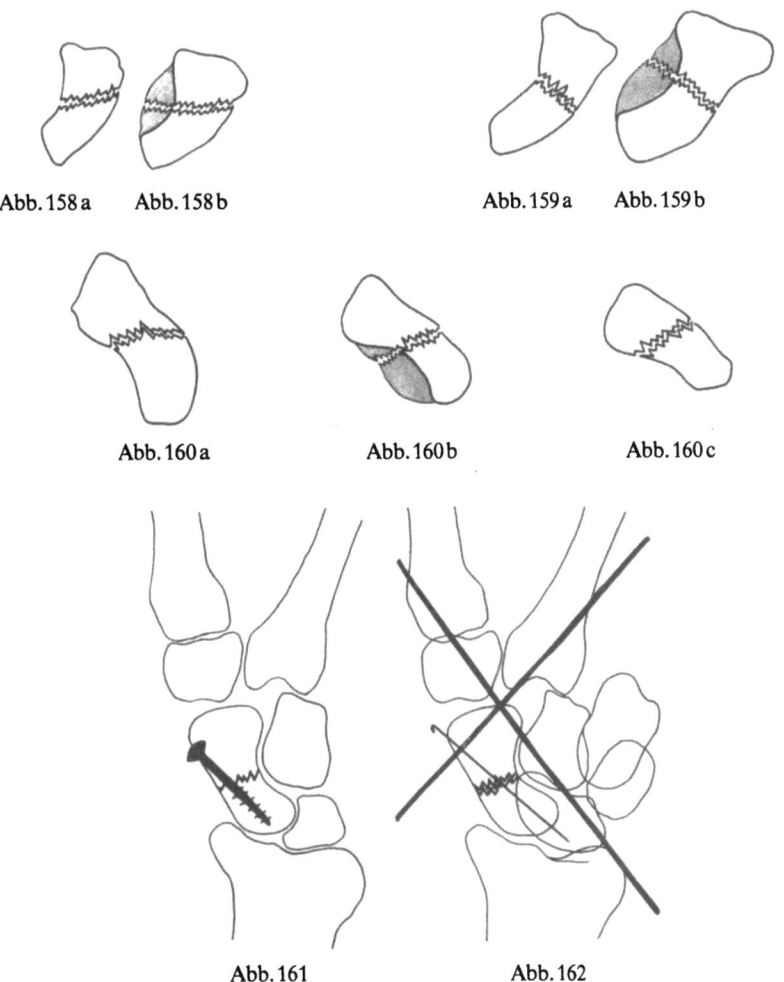

Abb. 158a Abb. 158b   Abb. 159a Abb. 159b

Abb. 160a   Abb. 160b   Abb. 160c

Abb. 161   Abb. 162

Es kann ebensowenig bezweifelt werden, daß die rein konservative Behandlung mit konsequenter Ruhigstellung im Gipsverband bis zur Konsolidation die Mehrzahl der Kahnbeinbrüche zur Ausheilung bringt.

Die obengestellte Frage sollte daher anders formuliert werden:

Wie lange konservative und ab wann operative Behandlung des frischen intraartikulären Kahnbeinbruches?

Grundsätzlich ist wohl jede Kahnbeinfraktur konservativ zur Ausheilung zu bringen, solange sich noch keine fest abgedeckelte Pseudarthrose ausgebildet hat. Das aber kann erst Monate bis Jahre nach dem Unfall eintreten. Eine derartig lange Ruhigstellung ist aus psychologischen und wirtschaftlichen Gründen heute keinem Verletzten mehr zuzumuten. Nichtsdestoweniger ist konservative Behandlung bis zur 12. Woche durchaus vertretbar. Zeigt dann das Röntgenbild noch keine Heilung oder wenigstens Heilungstendenz in Form einer Revitalisierung des proximalen Fragmentes, so kann man nunmehr von einer verzögernd heilenden Fraktur sprechen, und der Zeitpunkt zu operativem Vorgehen ist gekommen.

Ob man sich zu einer Schraubenosteosynthese (AO) oder zu einer Knochenspaneinlagerung *(Matti, Russe)* entschließt, hängt von den örtlichen Gegebenheiten und der Erfahrung des Operateurs ab. Der Knochenspan als das biologischere Verfahren sollte bevorzugt werden. Bei avitalem zentralem Fragment waren unsere Erfahrungen mit der Schraubenosteosynthese schlecht, auch wenn es groß genug war, um einer Schraube sicheren Halt zu geben, so daß wir dieses Verfahren verlassen haben.

Die konservative Behandlung des frischen Kahnbeinbruches

Indikation
Alle frischen Kahnbeinbrüche ohne grobe Dislokation.

Technik
Oberarm-Faust-Gips für 12 Wochen, Ellenbogengelenk 100° Beugung, Schreibstellung, Dorsalflexion des Handgelenkes mit radialer Abduktion, nur die Fingerspitzen bleiben frei (*Düben,* u. *Rehbein, Verdan, Weller,* Abb. 163). Bei starker Schwellung ist es empfehlenswert, statt einer Spaltung des Faustgipses für die ersten 10 Tage nur eine dorsale Gipsschiene anzulegen!

Nach Entfernung des Gipses erlangen die Gelenke in erstaunlich kurzer Zeit ihre volle Beweglichkeit wieder.

Die operative Behandlung des Kahnbeinbruches mit Knochenspaneinlagerung und Styloidektomie

Indikation
Verzögernd heilende Kahnbeinbrüche jenseits der 12. Woche, Pseudarthrosen, frische Kahnbeinbrüche mit starker Dislokation.

Kontraindikation
Sekundärarthrose des Handgelenkes bei alter Pseudarthrose.

Behandlung 165

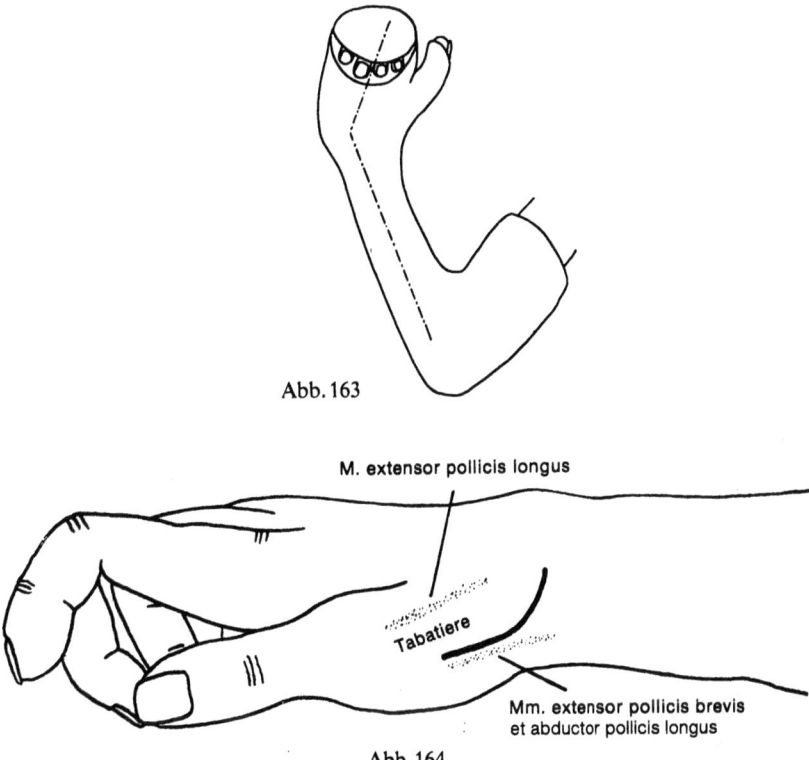

Abb. 163

Abb. 164

M. extensor pollicis longus

Tabatiere

Mm. extensor pollicis brevis et abductor pollicis longus

Technik
Für die Freilegung des Kahnbeins und des Radiokarpalgelenkes empfiehlt sich der Zugang nach *McLaughlin* (Abb. 164). Das Kahnbein wird durch einen bogenförmig queren, radiusnahen Kapselschnitt bei 30° Volarflexion des Handgelenkes und maximaler ulnarer Abduktion dargestellt. So wird die Gefäßversorgung des Kahnbeins weitgehend geschont. Der Bruchspalt wird mit einer kleinen Kugelfräse gesäubert. In beiden Bruchstücken wird ein Lager zur Aufnahme des Knochenspanes vorbereitet, der aus dem abgetrennten Griffelfortsatz der Speiche (Abb. 165) als Spongiosa-Kortikalis-Span zugeschnitten wird. Bestehenbleibende Lücken können aus dem großen Spongiosareservoir des unteren Speichenendes gefüllt werden.

An die zentrale Navikularespanung nach *Wilhelm* sei hier erinnert, sie erfordert ein spezielles Instrumentarium.

Ob die gelegentlich empfohlene alleinige Styloidektomie zur Behandlung des verzögernd heilenden Kahnbeinbruches wirklich ausreicht, mag dahinge-

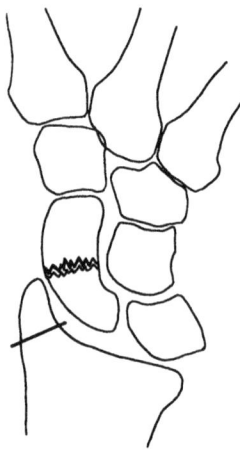

Abb. 165

stellt bleiben. Letztlich bleibt man aber mit diesem Eingriff auf halben Wege stehen und begibt sich der Möglichkeit, mit Sicherheit *(Verdan)* eine knöcherne Heilung herbeizuführen.

Postoperative Ruhigstellung für *mindestens* 8–10 Wochen im Oberarm-Faust-Gips. Bei Handarbeitern wird für das erste Jahr nach Wiederaufnahme der Arbeit eine Walkledermanschette mit Stahlschieneneinlage verordnet, die von den Fingergrundgelenken bis zum Ellbogengelenk reicht, den Langfingern und dem Daumen jedoch volle Bewegungsfreiheit läßt. Eine gleiche Manschette aus halbflexiblem Kunststoff ist ungeeignet, weil sie die Feuchtigkeit der Haut während der Arbeit nicht aufnimmt und deshalb zu Hautschäden führt.

Die seltene starke Dislokation frischer Kahnbeinfrakturen sollte nicht nur in offener Wunde beseitigt werden, sondern gleichzeitig Anlaß zu einer Schraubenosteosynthese sein.

Ein kleines devitales zentrales Fragment wird besser entfernt. Das läßt sich vom gleichen Zugang aus mühelos bewerkstelligen.

Kahnbeinpseudarthrose – zweigeteiltes Kahnbein
Eine Fehldiagnose kann erhebliche versicherungsrechtliche Konsequenzen nach sich ziehen. Es sei daran erinnert, daß echte Kahnbeinpseudarthrosen jahrelang symptomlos bleiben können, obwohl sie zu einer sekundären Handgelenksarthrose geführt haben, bis sie anläßlich eines Traumas entdeckt werden. Liegen andererseits keine degenerativen Handgelenksveränderungen vor, so muß jedoch durchaus nicht immer ein zweigeteiltes Kahnbein

vorliegen! Letztlich führen nur eine subtile Anamnese, der klinische Befund und nötigenfalls die Verlaufsbeobachtung zur richtigen Unterscheidung zwischen Kahnbeinpseudarthrose und zweigeteiltem Kahnbein.

12.3.2 Brüche der übrigen Handwurzelknochen

Sie sitzen so fest im Verband der Handwurzel, daß grobe Fragmentdislokationen selten sind, und heilen im Unterarm-Faust-Gipsverband in 4–8 Wochen aus. Beachtung verdienen Brüche des Os lunatum, die durch Verlagerung von Bruchstücken volarwärts den Karpalkanal einengen und zu einem Medianuskompressionssyndrom führen können (Abb. 166) sowie Brüche des Hamulus ossis hamati und des Os pisiforme (Abb. 167a, b), die eine Schädigung des N. ulnaris in der Guyon-Loge zur Folge haben können. Bei diesen Brüchen ist die operative Dekompression des Nerven unter Entfernung der Bruchstücke erforderlich. Kombinierte Verletzungen mit anderen Karpalknochen kommen vor, wie z. B. die gleichzeitige Fraktur von Os scaphoideum und Os capitatum.

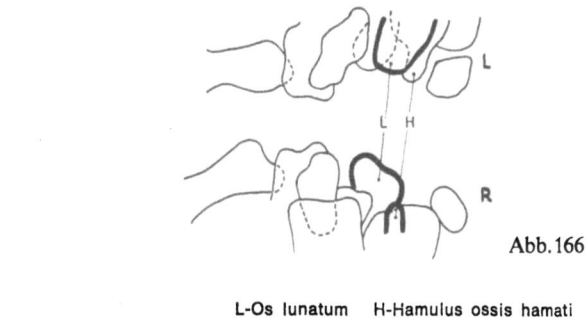

Abb. 166

L-Os lunatum   H-Hamulus ossis hamati

P = Os pisiforme

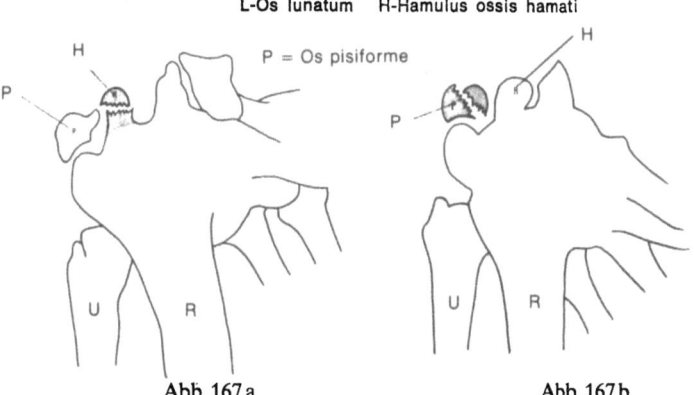

Abb. 167a   Abb. 167b

12.3.3 Luxationen und Luxationsfrakturen

Es handelt sich um seltene, aber folgenschwere Verletzungen, die sich vorzugsweise im Bereich des Os lunatum als interkarpale Luxationen abspielen und durch indirekte Gewalteinwirkung entstehen. Die Prognose dieser Verletzungen ist einerseits abhängig vom Zeitpunkt der Reposition, andererseits vom Ausmaß der begleitenden Kapselbandschäden, gegenüber denen die Frakturen in den Hintergrund treten *(Motta)*. Ganz selten sind radiokarpale Luxationen. Eine ausgesprochene Rarität ist eine isolierte Luxation des Kahnbeins nach radial *(Nusselt)* ebenso wie das „naviculo-capitate fracture"-Syndrom *(Fenton, Marsh u. Jones):* Querfraktur des Kahnbeins kombiniert mit Querfraktur des Os capitatum im proximalen Drittel, wobei das zentrale Kapitatumfragment um 180° gedreht nach palmar luxiert. Das klinische Bild entspricht einer Handgelenksdistorsion!

In der Hauptsache haben wir es mit folgenden Verletzungen zu tun:

1. Reine Lunatumluxation nach volar (Abb. 168 a, b, 155).
   Man beachte, daß das luxierte Lunatum in der a. p.-Aufnahme eine Dreiecksform annimmt!
2. Perilunäre Luxation, meist nach dorsal, selten nach volar, häufig mit Griffelfortsatzbrüchen kombiniert! (Abb. 169).
3. Periscapho-lunäre Luxation (Abb. 170).

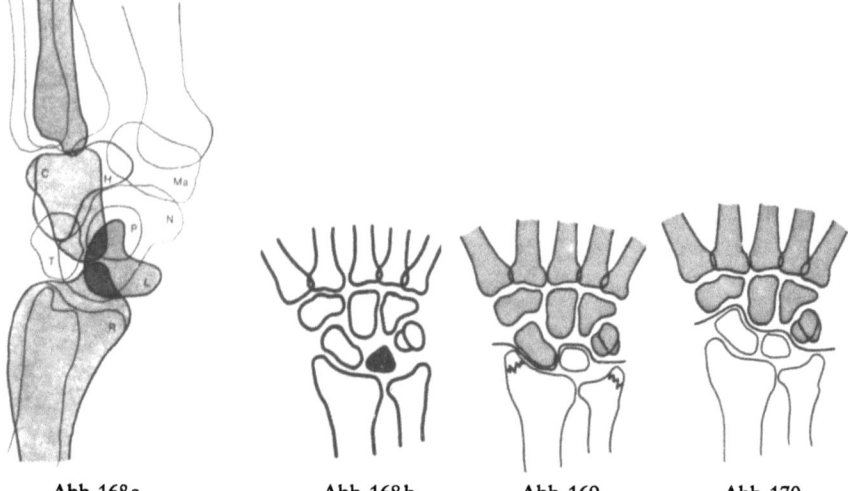

Abb. 168a   Abb. 168b   Abb. 169   Abb. 170

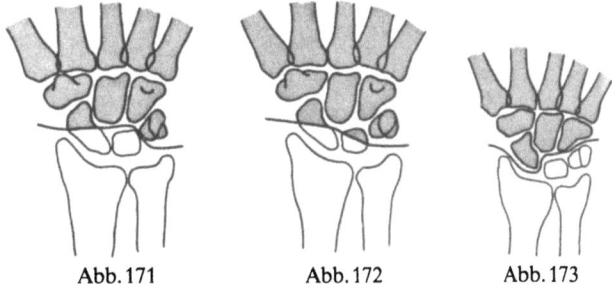

Abb. 171   Abb. 172   Abb. 173

4. Transscapho-lunäre Luxation (Abb. 171).
5. Transscapho-translunäre Luxation (Abb. 172).
6. Peritriquetro-lunäre Luxation (Abb. 173).

Klinisch ist das isoliert luxierte Mondbein manchmal zwischen Daumen- und Kleinfingerballen zu tasten. Bei den übrigen Verletzungen führt die Gabelstellung der Hand mit verkürzter Handwurzel, verstrichener Tabatiere und mangelndem Faustschluß zur Diagnose, die durch Röntgenuntersuchung präzisiert werden muß (Abb. 154).

Behandlung der frischen Luxationen und Luxationsfrakturen
Die Einrenkung erfolgt in Narkose geschlossen durch horizontalen oder vertikalen Zug über 10–15 min *(L. Böhler)*. Unter diesem Zug gibt das Os capitatum die Lunatumloge wieder frei. Sanfter manueller Druck kann das Repositionsmanöver unterstützen, bei der reinen Lunatumluxation ist jedoch wegen des über dem Mondbein angespannten N. medianus Vorsicht und Zurückhaltung geboten. Luxationen werden anschließend für 4 Wochen im Faustgips ruhiggestellt, Luxationsfrakturen nach den oben dargelegten Regeln für die Knochenbruchbehandlung an der Handwurzel bis zur Konsolidation im Oberarm-Faust-Gips weiterbehandelt.

Ist die Reposition nicht stabil, wird die Handwurzel zusätzlich mit zwei Kirschner-Drähten gegen den Radius fixiert.

Behandlung der veralteten Luxationen und Luxationsfrakturen
Jenseits der 3. Woche gelingt die geschlossene Einrichtung nur noch selten. Ein Versuch ist angesichts der nicht immer günstigen funktionellen Ergebnisse der offenen Reposition jedoch angezeigt! Muß operiert werden, so wird von dorsal eingegangen (Abb. 174a), bei den Zeichen einer Medianuskompression allerdings von volar (Abb. 174b). Dabei muß die Schnittführung den Grundprinzipien handchirurgischer Technik folgen.

Die perilunären Luxationen und Luxationsfrakturen sind offen, allerdings mit unterschiedlichem anatomischem Ergebnis, immer zurückzubrin-

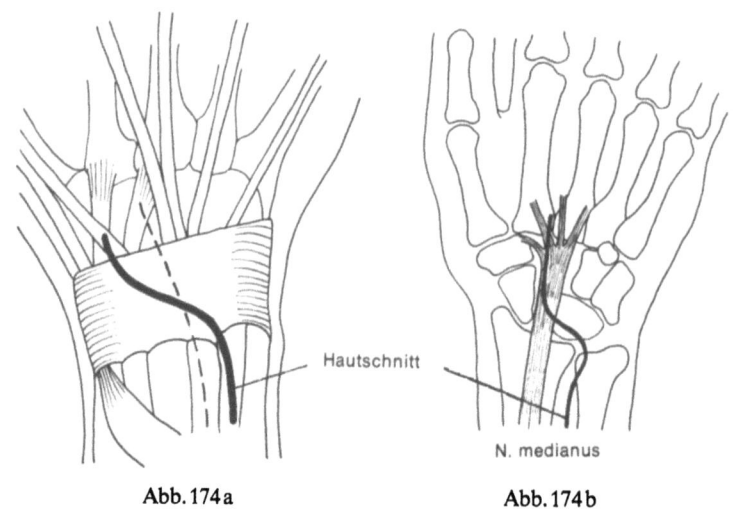

Abb. 174a   Abb. 174b   Hautschnitt   N. medianus

gen. Die reine Lunatumluxation kann dagegen allen, auch offenen Repositionsmanövern trotzen. Gegenüber der Prognose einer von manchen Autoren in solchen Fällen ausgeführten isolierten Exstirpation des Mondbeins wie einer gleichzeitig ausgeführten ⅔-Resektion des Kahnbeins ist hinsichtlich des funktionellen Ergebnisses sehr zurückhaltender Optimismus am Platze. Das gleiche gilt auch für den alloplastischen Ersatz des Mondbeins.

Karpusverletzungen und Handgelenksarthrodese

Für die volle Funktion der Hand ist ein bewegliches, aktiv stabilisierbares, schmerzfreies Handgelenk unerläßlich. Ein schmerzhaftes Handgelenk kann die Hand zur Funktionsuntüchtigkeit verurteilen. Ein steifes, schmerzfreies Handgelenk andererseits erhält der Hand unter Einbeziehung der Kompensationsmöglichkeiten durch das Schultergelenk die meisten Funktionen. Die Erhaltung der Handgelenksbeweglichkeit hat also nur Sinn, wenn ein schmerzfreier Greifakt gesichert ist. Das Handgelenk ist daher als Gelenk zweiter Ordnung zu betrachten, dessen operative Versteifung wünschenswert sein kann.

Indikation zur Handgelenksarthrodese

Sie ist bei schweren Arthrosen mit schmerzhafter Bewegungseinschränkung des Handgelenks gegeben, die die Funktion der ganzen Hand beeinträchtigen. Das gilt besonders für Schmerzen, verursacht durch alte Kahnbeinpseudarthrosen und veraltete Lunatumluxationen, aber auch für Schmerzen

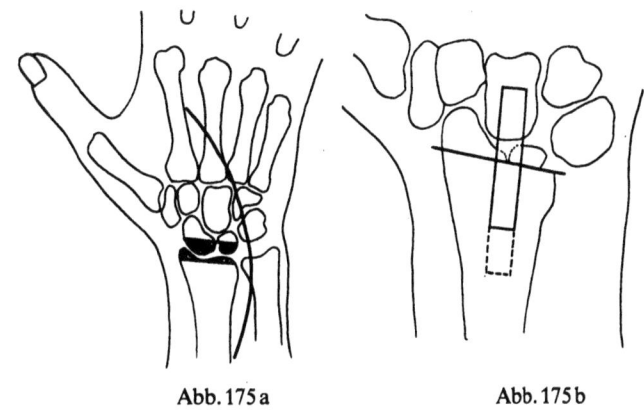

Abb. 175a Abb. 175b

nach Handgelenksinfektionen und nach intraartikulären Trümmerbrüchen des unteren Speichenendes.

Eine Alternative zu diesem doch recht eingreifenden Vorgehen kann die Denervierung nach *Wilhelm* bieten.

Technik der radiokarpalen Arthrodese
Bogenförmiger, ulnar konvexer Hautschnitt auf der Streckseite des Handgelenkes (Abb. 175a). Die Strecksehnen werden nach ulnar abgeschoben. Das Radiokarpalgelenk wird in einem dorsal offenen Winkel entknorpelt. Die wundgemachten Knochenflächen werden aufeinandergestellt. Der Arthrodesenspalt wird mit einem dreikantigen Knochenspan aus der Streckseite des Radius, besser noch mit einem kortikospongiösen Beckenspan überbrückt, der in eine vorbereitete Rinne bis ins Os capitatum eingebracht wird (Abb. 175b). Ruhigstellung im Oberarm-Faust-Gips bis zur knöchernen Durchbauung, in der Regel für 12 Wochen. Hier ist auch Raum für eine stabile Plattenosteosynthese.

Lunatummalazie (Kienböck-Erkrankung) – Unfallfolge oder nicht?
Klinisch äußert sie sich in Schmerzen im Handgelenk, röntgenologisch findet sich eine Verdichtung des Knochens als Ausdruck der Osteonekrose. Über die Ursache ihres Zustandekommens herrscht bis heute keineswegs Einigkeit, es ist gegenwärtig jedoch nicht mehr berechtigt, eine unfallbedingte Entstehung in jedem Fall abzulehnen, insbesondere unter Berücksichtigung der Tatsache, daß Mondbeinfrakturen der röntgenologischen Diagnostik am Lebenden entgehen können *(Lang, Mordeja)*. Voraussetzung für die Entwicklung einer Mondbeinnekrose ist letztlich nicht eine schwere Gewalteinwirkung, sondern eine geeignete.

Nach Maurer und Lechner sprechen für eine unfallbedingte Entstehung:
1. Ein geeignetes Unfallereignis (Sturz auf ausgestreckte Hand, schwere Handgelenkskontusion).
2. Klinische Erscheinungen in unmittelbarem zeitlichem Zusammenhang mit dem Unfall (Schmerz, Schwellung, Bewegungsbehinderung).
3. Fissur- oder Frakturnachweis unmittelbar nach dem Unfall oder innerhalb der ersten 3–4 Wochen.
4. Normaler Röntgenbefund unmittelbar nach dem Unfall und Beginn der Osteonekrose nicht vor 4 Wochen nach dem Unfall, Fortschreiten der malazischen Vorgänge.
5. Brückensymptome zwischen Unfall und Begutachtung.
6. Fehlen einer Formvariante (insbesondere Minusvariante der Elle) und Fehlen von arthrotischen Veränderungen.

Gegen einen Unfallzusammenhang sprechen:
1. Röntgenmanifeste Veränderungen, die älter sind als der Unfall, auch das Auftreten der Malazie vor der 5. Woche nach dem Unfall.
2. Fragwürdiges Trauma (Distorsion des Handgelenks, sogenannte Überanstrengung).
3. Stillstand der röntgenologischen Erscheinungen.
4. Formvarianten.
5. Doppelseitiges Auftreten der Erkrankung.

In diesem Zusammenhang wird im Hinblick auf versicherungsrechtliche Konsequenzen nochmals auf die Bedeutung einer Röntgenaufnahme auch beim Bagatelltrauma des Handgelenkes hingewiesen.

Literatur

Adler, J. B., Shafton, G. W.: Fractures of the capitate. J Bone Joint Surg [Am] *44*, 1537 (1962)
Altenstrasser, F.: Über die Luxation des Os naviculare manus. Z Orthop *98*, 139 (1964)
Andreesen, R.: Entstehung, Begutachtung und Behandlung der Kahnbeinpseudarthrose der Hand. Langenbecks Arch Chir *309*, 56 (1965)
Asche, G.: Der Wert der Knochenszintigraphie bei der Erkennung der röntgenologisch schwer sichtbaren Kahnbeinfraktur. Handchirurgie *14*, 117 (1982)
Backmann, L., Sassa, W.: Differentialdiagnose der Spaltbildung des Kahnbeins der Hand. Chir Praxis *14*, 83 (1970)
Bayer, F.: Os naviculare bipartitum. Z Anat *103*, 634 (1934)
Böhler, L., et al.: Behandlungsergebnisse von 734 frischen einfachen Brüchen des Kahn-

beinkörpers der Hand. In: Wiederherstellungschirurgie und Traumatologie, Bd. 2. Basel-New York: Karger 1954
Brückner, H.: Die Verrenkung des 1. Handstrahles mitsamt dem großen Vieleckbein und Kahnbein. Monatsschr Unfallheilkd *65,* 398 (1962)
Campbell, R.D., Lange, E.M., Yeah, C.B.: Lunate and perilunar dislocation. J Bone Joint Surg [Br] *46,* 55 (1964)
Campbell, R.D., et al.: Indications for open reduction of lunate and perilunate dislocation of the carpal joint. J Bone Joint Surg [Am] *47,* 915 (1965)
Coleman, H.M.: Injuries of the articular disc at the wrist. J Bone Joint Surg [Br] *42,* 522 (1961)
Düben, W.: Zur Frage der operativen oder konservativen Faustgipsbehandlung des veralteten Kahnbeinbruches und der -pseudarthrosen. Chirurg *25,* 63 (1954)
Düben, W., Rehbein, F.: Zur konservativen Behandlung der veralteten Kahnbeinbrüche und der Kahnbeinpseudarthrose. Arch Orthop Unfallchir *45,* 67 (1952)
Feldmeier, C., Wilhelm, K., Hauer, G.: Neue Wege zur Behandlung von Kahnbein-Pseudarthrosen der Hand. Aktuel Chir *11,* 81 (1976)
Fenton, R.L.: The navculo-capitate fracture syndrome. J Bone Joint Surg [Am] *37,* 681 (1956)
Fleischer, H.: Die autoplastische Spongiosaeinpflanzung bei Kahnbeinpseudarthrosen. Langenbecks Arch Chir *309,* 68 (1965)
Franke, K.: Über Handgelenksluxationen. Zbl Chir *89,* 1298 (1964)
Geyer, E.: Kritische Betrachtung zur Differentialdiagnose Naviculare bipartitum-Navicularpseudarthrose. Monatsschr Unfallheilkd *65,* 149 (1962)
Gordon, L.H., King, D.: Partial wrist arthrodesis for old uninited fractures of the carpal navicular. Am J Surg *102,* 460 (1961)
Grashey, R.: Echte und scheinbare Mondbeinfraktur, Röntgenpraxis *8,* 243 (1936)
Haasters, J., Schuh, R., Koob, E.: Erfahrungen mit einer neuen Endoprothese bei Lunatummalazie. Orthop Prax *12,* 145 (1976)
Henckel von Donnersmarck, Graf G., Küsswetter, W., Witt, A.N.: Biomechanische und klinische Untersuchungen zur transnaviculolunären Resektionsarthroplastik nach Steinhäuser. Arch Orthop Unfallchir *84,* 129 (1976)
Hörster, G.: Die Arthrodese des Handgelenkes nach Verletzungen im Bereich von Handgelenk und Handwurzel. Indikation, Operationstechnik, Ergebnisse. Unfallheilkunde *85,* 301 (1982)
Hoffmann, C.: Os lunatum partitum. Handchirurgie *14,* 109 (1982)
Hohenbleicher, R.: Das „Naviculo-Capitate Fracture"-Syndrom. Monatsschr Unfallheilkd *79,* 281 (1976)
Immermann, E.W.: Dislocation of the pisiform. J Bone Joint Surg [Am] *30,* 489 (1948)
Koch, W., Selentin, W.: Die übersehene perilunäre Luxation. Chirurg *40,* 132 (1969)
Kujath, P.: Bericht über eine dorsale skapho-lunäre Luxation. Handchirurgie *14,* 118 (1982)
Lohmann, H., Buck-Gramcko, D.: Indikation und Ergebnisse der Handgelenksarthrodese. Handchirurgie *14,* 172 (1982)
Malone, L.A.: Post traumatic cystic disease of the carpal bones. Am J Roentgenol *29,* 612 (1933)
Matti, H.: Über freie Transplantation von Knochenspongiosa. Arch Klin Chir *168,* 236 (1932)
Maurer, G.: Begutachtung der Lunatummalazie. Langenbecks Arch Chir *298,* 414 (1960)
May, E., Schroeder, A.: Spontan geheilte Naviculärefrakturen der Hand. Monatsschr Unfallheilkd *74,* 202 (1971)

Mordeja, J.: Eine Abart der intercarpalen Luxationsfraktur: transnaviculotranslunäre dorsale Handluxation. Monatsschr Unfallheilkd *65,* 200 (1962)

Motta, C.: Spätergebnisse der perilunären Handgelenksverrenkung. Monatsschr Unfallheilkd *65,* 377 (1962)

Niederecker, K.: Operative Behandlung schlecht geheilter Knochenbrüche im Bereich des Handgelenks. Verh Dtsch Orthop Ges 43. Kongr. 1955

Nusselt, St.: Radiale Kahnbeinverrenkung am Handgelenk. Chirurg *48,* 431 (1977)

Perves, J., Rigaud, A., Badelon, L.: Fracture par décapitation du grand os avec déplacement dorsal du corps de l'os simultant une dislocation carpienne. Rev Orthop *24,* 251 (1937)

Rehbein, F.: Zur Behandlung des veralteten Kahnbeinbruches und der Kahnbeinpseudarthose der Hand. Langebecks Arch Chir *260,* 356 (1947)

Schmier, A. A., Meyers, M. P., Bilateral osteochondritis of the pisiform. J Bone Joint Surg *21,* 789 (1931)

Seyss, R.: Teilnekrose des Mondbeins. Monatsschr Unfallheilkd *67,* 263 (1964)

Stack, J. K.: End results of excision of carpal bones. Arch Surg *57,* 45 (1948)

Stein, F., Siegel, M. W.: Naviculo-capitate fracture syndrome. J Bone Joint Surg [Am] *51,* 391 (1969)

Steinhäuser, J.: Möglichkeiten und Grenzen der transnaviculo-lunaren Resektionsarthroplasitk der Hand. Handchirurgie *1,* 50 (1969)

Verdan, G., Narakas, A.: Fractures and pseudarthrosis of the scaphoid. Surg Clin North Am *48,* 1083 (1968)

Voorhoeve, A.: Über die Behandlungsmöglichkeiten des veralteten De Quervain'schen Verrenkungsbruches. Arch Orthop Unfallchir *71,* 119 (1971)

Wagner, C. J.: Fracture-dislocations of the wrist. Clin Orthop *15,* 181 (1959)

Weller, S.: Anatomisch-funktionelle Grundlagen der Behandlung von Frakturen der Handwurzelknochen. Hefte Unfallheilkd *75,* 134 (1963)

Wilhelm, A., Sperling, M.: Zur Technik der zentralen Navicularespanung. Chirurg *34,* 29 (1963)

Wipfli, W.: Operative Behandlung von Navicularepseudarthrosen der Hand. Zürich: Dissertation 1961

Woiss, C., Laskin, R. S., Spinner, M.: Irreductible transscaphoid perilunar dislocation. J Bone Joint Surg [Am] *52,* 565 (1970).

13 Daumenverletzungen

Auf die Bedeutung des Daumens als einzigen Gegenspieler zu den vier Langfingern kann nicht oft genug hingewiesen werden. Natürlich folgt die Versorgung seiner Verletzung grundsätzlich den für die Handchirurgie erarbeiteten Prinzipien. Darüber hinaus sind dank seiner Sonderstellung beim Greifakt im Falle einer Verletzung einige Gesichtspunkte zusätzlich zu beachten, die sich insbesondere auf die Indikationen zur Amputation und zu wiederherstellenden Eingriffen beziehen.

13.1 Amputation

1. Die Indikation ist nur dann gegeben, wenn alle vier ernährenden Gefäße durchtrennt sind. Die Erhaltung auch nur eines dorsalen Gefäßbündels reicht für die Ernährung des Daumens meistens aus.

2. Im Falle einer unumgänglichen Amputation ist die Basis des I. Mittelhandknochens im Hinblick auf eine Daumenersatzoperation tunlichst zu erhalten.

3. Auch ausgedehnte Weichteilverluste geben kaum eine Amputationsindikation ab!

Mit plastischen Maßnahmen ist eine Erhaltung ebenso möglich (Rundstiel, Bauchhauttasche) wie eine spätere Resensibilisierung (neurovaskulärer Insellappen).

4. Bei amputierenden Verletzungen ist jeder Millimeter Knochenstrecke wertvoll. Es wird nicht unter Knochenkürzung nachamputiert, sondern der Stumpf wird unter Erhaltung der Knochenstrecke plastisch gedeckt.

Das „Wiederannähen" eines mitgebrachten abgetrennten Daumenanteils ist im Zeitalter der Mikrochirurgie nicht mehr von rein akademischem Interesse! Diese Bemerkung scheint angesichts der Tatsache wichtig, daß immer mehr Verletzte traumatisch amputierte Fingeranteile mitbringen und enttäuscht sind, wenn man ihnen klarmachen muß, daß man ihren Wünschen nicht entsprechen kann. Eine eingehende Begründung, warum eine Replantation im Einzelfall nicht erfolgen kann, ist notwendig.

13.2 Knochenbrüche

Die Behandlung folgt den Regeln der Knochenbruchbehandlung in der Handchirurgie und ist im allgemeinen konservativ. Beim Bennet-Verrenkungsbruch an der Basis des I. Mittelhandknochens ist im Hinblick auf die Bedeutung des Sattelgelenkes für die Motilität des Daumens Versorgung durch exakte Osteosynthese zur Vermeidung einer Sekundärarthrose wünschenswert (Abb. 143–145, S. 151).

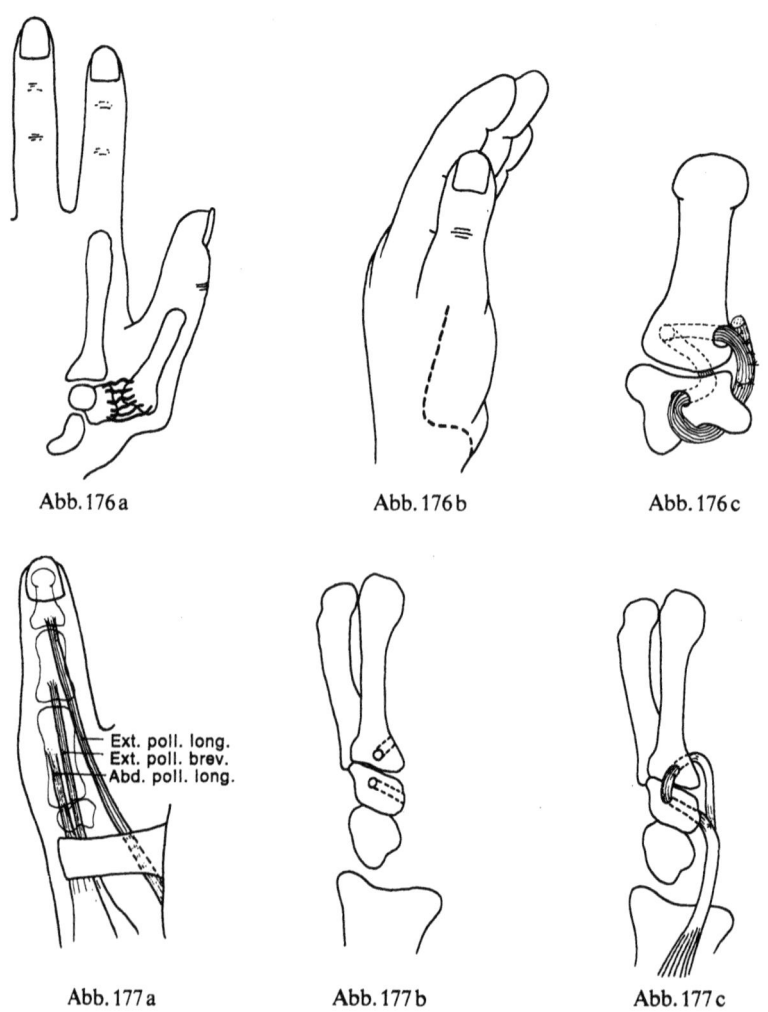

Abb. 176a   Abb. 176b   Abb. 176c

Ext. poll. long.
Ext. poll. brev.
Abd. poll. long.

Abb. 177a   Abb. 177b   Abb. 177c

13.3 Gelenkverletzungen

13.3.1 End- und Grundgelenk

An Grund- und Endgelenk rangiert Stabilität vor Motilität. Für den Greifakt ist insbesondere eine straffe ulnare Bandführung am Grundgelenk unerläßlich. Eine Ruptur dieses Bandes verlangt operative Behandlung (Abb. 122, S. 134). Aus Gründen der Stabilität und der Schmerzfreiheit des Griffes darf an diesen beiden Gelenken die Indikation zur Arthrodese weit gestellt werden.

13.3.2 Sattelgelenk

Am „Schlüsselgelenk" des Daumens rangiert Motilität vor Stabilität. Alle Faktoren, die die Beweglichkeit dieses Gelenkes beeinträchtigen, insbesondere Verletzungen, die zur Sekundärarthrose und damit zu einer schmerzhaften Behinderung des Greifaktes führen, müssen ausgeschaltet werden. Dazu gehören:
- exakte operative Versorgung des Bennet-Verrenkungsbruches,
- operative Beseitigung einer posttraumatischen rezidivierenden Subluxation oder Luxation.

Neben der Fesselung des Sattelgelenkes nach *Bunnel* mit Faszie oder Palmarissehne (Abb. 176 a–c) bevorzugen wir heute eine aktive Funktionsplastik in der Technik des Verfassers mit Verlagerung der Sehne des M. extensor pollicis brevis, die ebenso die erforderliche Stabilität des Sattelgelenkes ohne Beeinträchtigung der Motilität wiederherstellt (Abb. 177 a–c).

Ist Schmerzfreiheit des Griffes durch Sekundärarthrose nicht mehr gegeben, so kann der Zustand entweder durch Arthrodese in palmarer Abduktion (Abb. 178 b) oder durch Exstirpation des Os trapezium (Abb. 179) gebessert werden. Den Zugang zeigt Abb. 176 b. Eine bessere Lösung des Problems scheint die Einfügung eines Platzhalters für das Os trapezium aus der Sehne des Flexor carpi radialis zu bieten (*Buck-Gramcko,* Abb. 180). Sie ist einer Alloplastik vorzuziehen. Die Indikation zu diesen Eingriffen ist mit Vorsicht und nur dann zu stellen, wenn bereits eine hochgradige schmerzhafte Greifstörung besteht, die dem Patienten das Dasein verleidet.

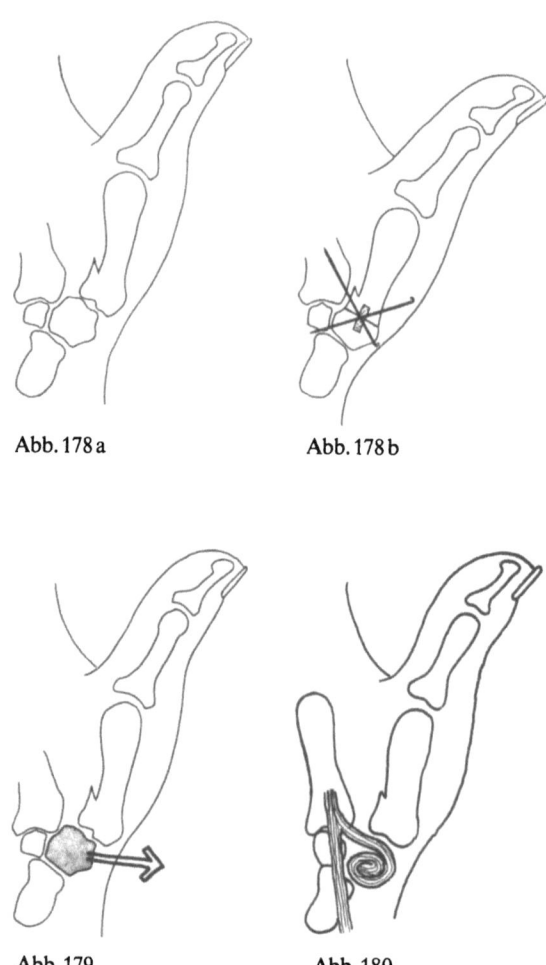

Abb. 178a   Abb. 178b

Abb. 179   Abb. 180

13.4 Durchtrennung der Sehne des M. extensor pollicis longus

Die frische Verletzung

Der zentrale Sehnenstumpf zieht sich in der Regel weit zurück. Statt blindem „Fischen" ist es besser, den Stumpf durch einen Hilfsschnitt aufzusuchen. Die Wiedervereinigung erfolgt durch Lengemann-Naht. Ruhigstellung und Nachbehandlung folgen den für Sehnenoperationen gültigen Prinzipien (Abb. 181 a, b).

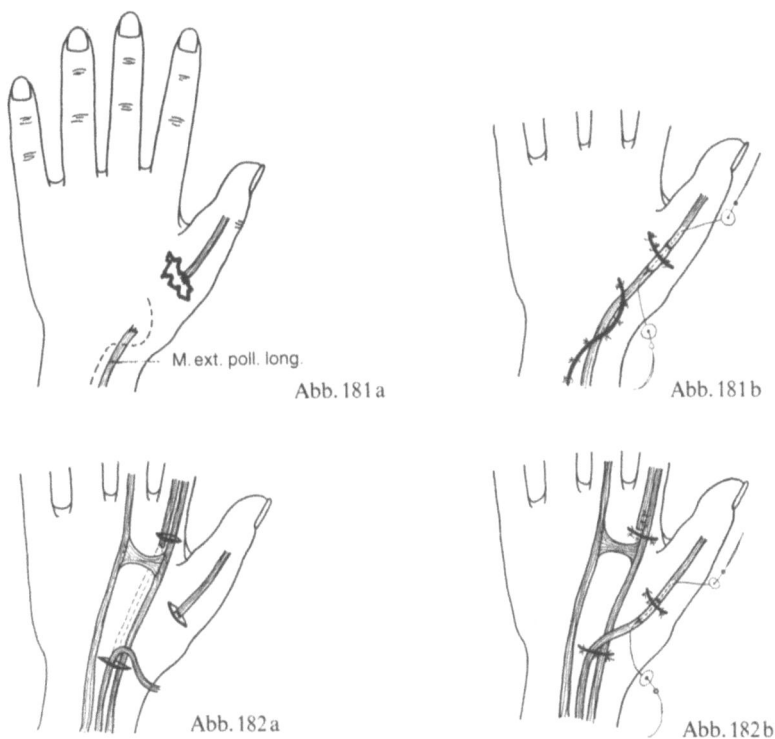

Abb. 181a
Abb. 181b
Abb. 182a
Abb. 182b

M. ext. poll. long.

Die alte Verletzung (nicht versorgte Durchtrennung, „Trommlerlähmung" = Zerrüttungs- oder Ermüdungsriß)

Durch die Verlagerung der Sehne des M. extensor indicis, die man ulnar der Sehne des Extensor digitorum II findet, läßt sich der Funktionsausfall korrigieren (Abb. 182 a, b).

13.5 Durchtrennung der Sehne des M. flexor pollicis longus

Auch der 1. Fingerstrahl hat sein Niemandsland entsprechend Zone VI (Abb. 107 a, b u. 183)! Da hier jedoch nur *eine* lange Sehne verläuft, ist die Prognose auch der Primärnaht mittels Kirchmayr-Naht oder „Naht auf Entfernung" besser als an den Langfingern. Trotzdem resultiert infolge des unausbleiblichen Sehnensubstanzverlustes nicht selten eine Beugekontraktur. Es wird daher ein differenzierteres Vorgehen vorgeschlagen:

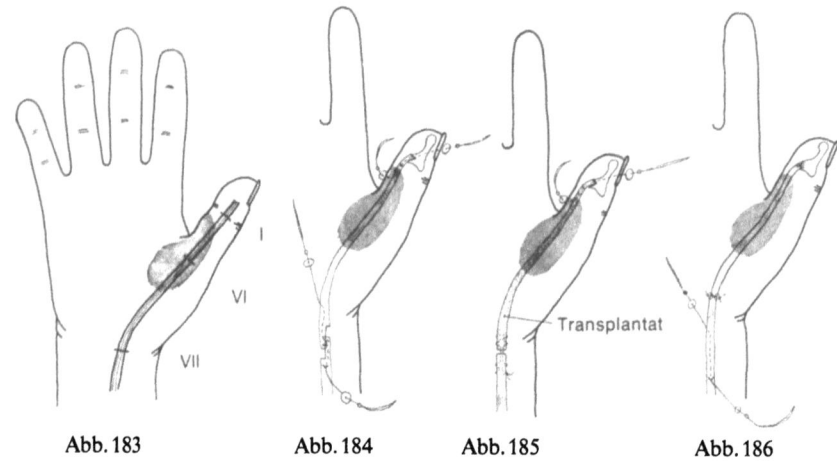

Abb. 183   Abb. 184   Abb. 185   Abb. 186

Die Verletzung liegt distal des Niemandslandes (Zone I)

Die Sehne des M. flexor pollicis longus wird nahe ihrem Muskelübergang am Vorderarm Z-förmig so verlängert, daß das distale Ende des zentralen Sehnenstumpfes unter Opferung des distalen Sehnenstumpfes neu am Endglied inseriert werden kann (Abb. 184).

Die Verletzung liegt in Zone VI

Die frische Verletzung wird durch primäre Naht versorgt, wenn es die Wundverhältnisse irgend zulassen. Die Erhaltung zumindest eines Teiles des Ringbandes ist anzustreben. Die alte Verletzung erfordert einen plastischen Ersatz durch freies Transplantat (Abb. 185).

Die Verletzung liegt in Zone VII

Primärnaht nach Kirchmayr oder Variante oder „Naht auf Entfernung" mittels *Lengemann-Naht* (Abb. 186).

13.6 Narbige Adduktionskontraktur des Daumens

Nur der palmarwärts abduzierbare Daumen kann zugreifen. Narbenkontrakturen des ersten Zwischenfingerraumes bedürfen daher der Korrektur. In leichten Fällen ist hierzu eine Z-Plastik geeignet, sonst muß eine Narbenunterbrechung durch Rotationslappen vom Handrücken erfolgen (Abb. 187a, b).

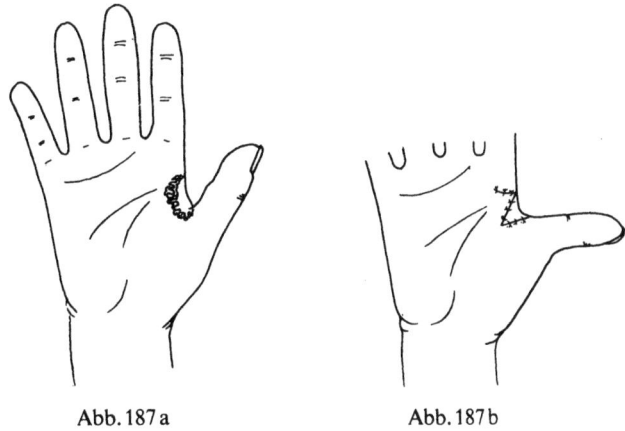

Abb. 187a　　　　　　Abb. 187b

13.7 Daumenersatz

13.7.1 Indikation

Der Verlust nur der beiden Daumenglieder ist im allgemeinen noch kein Grund, einen gesunden Finger zum Daumenersatz zu opfern, zumal wir in der Metakarpolyse eine gute operative Möglichkeit besitzen, die Daumenfunktion wenigstens teilweise zu ersetzen, sofern die Adduktionsfähigkeit erhalten wird (Abb. 188 a, b). Die Verletzten gewöhnen sich bei gutem Willen erstaunlich rasch an den Zustand und vermögen den Ausfall des Gegengreifers teilweise auch durch Ersatzgriffbildung zu kompensieren.

Beim Verlust eines größeren Teiles des I. Mittelhandknochens ist eine Ersatzoperation angezeigt, ebenso dann, wenn neben den beiden Daumengliedern auch Langfinger verloren gegangen oder so schwer beschädigt sind, daß kein Grobgriff mehr ausführbar ist.

Es ist zweckmäßig, den Verletzten gleich nach dem Verlust des Daumens auf die Möglichkeiten einer Ersatzdaumenbildung hinzuweisen, ohne ihn zur Wiederherstellungsoperation zu drängen, die – wenn überhaupt – am besten erst einige Monate nach Wiederaufnahme der Arbeit durchgeführt wird. Denn wie bei allen Ersatzoperationen, so gehen auch beim Daumenersatz die Erfolgsvorstellungen des Patienten weit über das erreichbare Maß hinaus. Hat der Verletzte aber ein halbes Jahr gearbeitet, so hat sich vielleicht seine Einstellung zu dem erst so sehr gewünschten Eingriff geändert, dem Arzt jedoch geben dann die Arbeitsspuren Auskunft darüber, ob eine Ersatzoperation überhaupt noch indiziert ist.

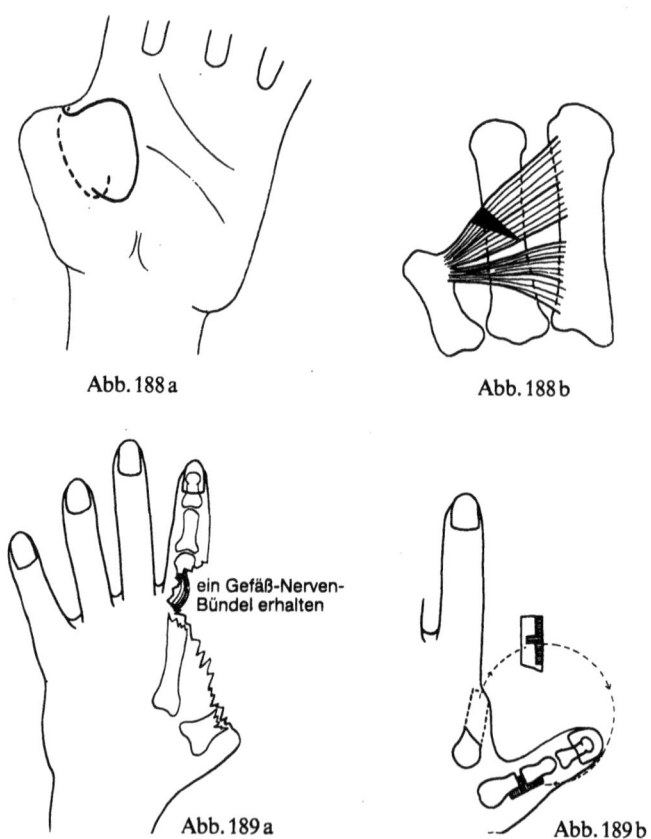

Abb. 188a Abb. 188b

Abb. 189a Abb. 189b

ein Gefäß-Nerven-Bündel erhalten

Ein primärer Daumenersatz kann erforderlich sein, wenn im Zuge der Erstversorgung eine Daumenbildung aus einem dazu noch brauchbaren, sonst aber der Amputation anheimfallenden Finger oder Fingerrest möglich ist (*Zrubecky, Schmidt, Mittelbach*, 189a, b). Ein solches Vorgehen kann, weil oft nicht vorhersehbar, auch juristische Konsequenzen haben, falls der Verletzte seine Zustimmung dazu nicht erteilt hat. *Schönberger* hat sich in seiner Monographie über den Arbeitsunfall im Blickpunkt spezieller Tatbestände eingehend damit auseinandergesetzt.

13.7.2 Qualitäten eines Ersatzdaumens

Hilgenfeldt stellt an einen Ersatzdaumen folgende Anforderungen:
- Er darf kürzer als ein natürlicher Daumen sein, muß aber Spitz- und Grobgriff zulassen.
- Er darf steif sein bei erhaltener Beweglichkeit des Sattelgelenkes.
- Er muß mit Gefühl ausgestattet sein.
- Er muß mit genügender Kraft bewegt werden können.
- Er soll als Daumen empfunden werden.

13.7.3 Möglichkeiten der Ersatzdaumenbildung

Fingerauswechslung nach Hilgenfeldt

Grundsätzlich kann jeder vollständig oder teilweise erhaltene Langfinger unter Erhaltung seiner volaren Gefäß-Nerven-Bündel zur Ersatzoperation herangezogen werden. Auch nur ein vorhandenes volares Gefäß-Nerven-Bündel an dem zur Auswechslung vorgesehenen Finger genügt zur Ernährung! Der Anschluß der tiefen Beugesehne des Spenderfingers an den Stumpf des langen Daumenbeugers ist zur Vermittlung des Organgefühls wünschenswert (Abb. 190).

Auf dem gleichen Prinzip beruht die Aufstockung des I. Mittelhandknochens durch den II. Mittelhandknochen bei gleichzeitigem Verlust des Zeigefingers (Abb. 191 a, b).

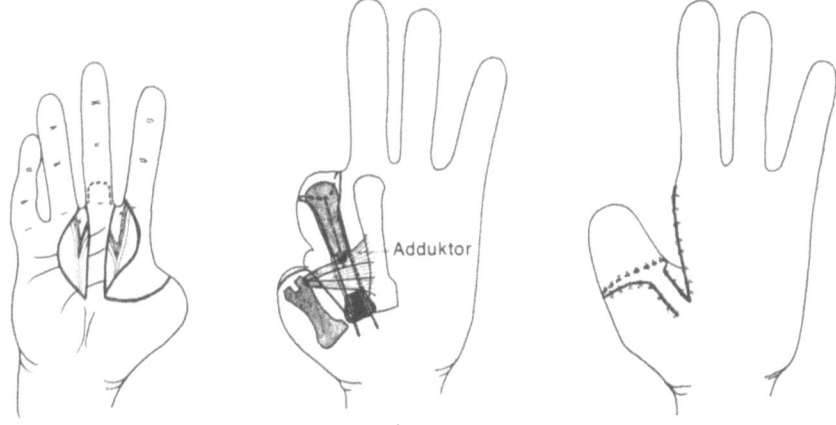

Abb. 190   Abb. 191 a   Abb. 191 b

Daumenbildung aus Knochenspan mit Rundstiellappenumkleidung und sekundärer Resensibilisierung durch sensible Ersatzplastik

Nicoladoni-Daumen

Durch mikrochirurgische Nahttechniken in der Nerven- und Gefäßchirurgie scheint dem Daumenersatz durch eine Zehe wieder Bedeutung zuzukommen. Die Ergebnisse sind ermutigend.

Es kann keinesfalls Aufgabe einer solchen gestrafften Darstellung sein, das Thema Daumerersatz erschöpfend zu erörtern. Der Interessierte mag die heute wie vor 30 Jahren aktuelle Monographie von *Hilgenfeldt* lesen und er wird mit Erstaunen feststellen, welche Möglichkeiten sich über den Daumenersatz hinaus für die Beseitigung von Greifstörungen bei Fingerverlusten eröffnen, sofern man gelernt hat, handchirurgisch zu denken.

Literatur

Asche, G.: Stabilisierungsmöglichkeit einer intraartikulären Trümmerfraktur des ersten Mittelhandknochens mit dem Minifixateur externe. Handchirurgie *13*, 247 (1981)

Biemer, E.: Daumenersatz durch Transplantation der zweiten Zehe. Handchirurgie *13*, 31 (1981)

Brandt, K.-A., Zellner, P.-R.: Erstversorgung der daumenamputierten Hand unter Berücksichtigung einer primären oder sekundären Pollizisation. Handchirurgie *13*, 28 (1981)

Brüser, P., Siegert, H.: Daumenneubildung durch mikrochirurgische Großzehen- oder Fingertransplantation. Chirurg *49*, 517 (1978)

Buck-Gramcko, D.: Wiederherstellung der Sensibilität bei Teilverlust des Daumens. Langenbecks Arch Chir *299*, 99 (1961)

Buck-Gramcko, D.: Verlängerung des 1. Mittelhandknochens zur Funktionsverbesserung der Hand bei Verlust des Daumens und mehrerer Langfinger. Monatsschr Unfallheilkd *73*, 29 (1970)

Buck-Gramcko, D.: Zur Behandlung von Bewegungsstörungen an Hand und Fingern. Bruns' Beitr Klin Chir *220*, 5 u. 522 (1973)

Buck-Gramcko, D.: Daumenrekonstruktion nach Amputationsverletzungen. Handchirurgie *13*, 14 (1981)

Chase, R.A.: An alternative to pollicisation in subtotal thumb reconstruction. Plast Reconstr Surg *44*, 421 (1969)

Cho, K.O.: Translocation of the abductor pollicis longus tendon. A treatment for chronic subluxation of the thumb carpometacarpal joint. J Bone Joint Surg [Am] *52*, 1166 (1970)

Eaton, R.G., Littler, J.W.: A study of the basal joint of the thumb. Treatment of its disabilities by fusion. J Bone Joint Surg [Am] *51*, 661 (1969)

Ehlert, C.: Zur Therapie des Daumenverlustes. Monatsschr Unfallheilkd *66*, 404 (1963)

Finseth, F., May, J.W., Smith, R.J.: Composite groin flap with iliacal-bone flap for primary thumb reconstruction. J Bone Joint Surg [Am] *58*, 131 (1976)

Flatt, A.E.: An indication for shortening of the thumb. J Bone Joint Surg [Am] *46*, 1534 (1964)

Fleischer, H.: Die operative Versorgung von Spontanrupturen und Verletzungen der Sehne des langen Daumenstreckers. Monatsschr Unfallheilkd *68*, 224 (1965)

Freilinger, G.: Zur Autoreplantation des Daumens. Acta Chir Aust *2,* 88 (1970)
Kelleher, J. G., Sullivan, J. G.: Daumenersatz durch Verlagerung des 5. Fingers (Ref.). Plast Reconstr Surg *21,* H. 6 (1958)
Köhnlein, H. E.: Die Verwendung von Silikonkleber zur Gelenkauffüllung. Rheumamedizin *3,* 56 (1981)
Matev, J. B.: Thumb reconstruction after amputation at the metacarpophalangeal joint by bone lengthening. J Bone Joint Surg [Am] *52,* 957 (1970)
Matzen, P. E.: Zum Thema Daumenersatz. Arch Orthop Unfallchir *53,* 11 (1961)
Merle d'Aubigné, R., Lataste, J.: Les arthrodeses du poignet. Rev Orthop *42,* 185 (1956)
Mittelbach, H. R.: Primärer Daumenersatz. Ein Beitrag zur operativen Daumenbildung. Monatsschr Unfallheilkd *64,* 102 (1961)
Müller, M.: Der autoplastische Daumenersatz. Praxis *46,* 441 N (1957)
Nicoladoni, K.: Daumenplastik und organischer Ersatz der Fingerspitze. Arch Klin Chir *27,* 606 (1900)
Nicoladoni, K.: Weitere Erfahrungen mit Daumenplastik. Arch Klin Chir *69,* 695 (1912)
Nigst, H.: Zur Frage der Wiederherstellung der Funktion des M. extensor pollicis brevis nach Spontanrupturen und Verletzungen. Helv. Chir Acta *22,* 504 (1955)
Payr, E.: Daumenersatz durch die Großzehe. Dtsch Z Chir *157,* 395 (1918)
Perthes, G.: Plastischer Ersatz des verlorenen Daumens. Münch Med Wochenschr *113* (1919)
Pitzler, K.: Über Grundprinzipien der Wiederherstellung der Greiffähigkeit der Hand am Beispiel einer Daumenersatzoperation. Monatsschr Unfallheilkd *64,* 285 (1961)
Pitzler, K.: Der Daumenersatz aus dem zweiten Mittelhandknochen. Bruns' Beitr Klin Chir *217,* 321 (1969)
Pohl, J.: Schädigungen der Gelenke des ersten Fingerstrahles und ihre Bedeutung für die Funktion der Hand. Hefte Unfallheilkd *75,* 137 (1963)
Poigenfürst, J.: Die Entfernung des Os multangulum majus bei Arthrose des Sattelgelenkes. Z Orthop *95,* 212 (1961)
Reid, D. A. C.: Reconstruction of the thumb. J Bone Joint Surg [Br] *42,* 444 (1960)
Röding, H.: Zur Frage der Verpflanzung der Ext. ind. propr.-Sehne. Monatsschr Unfallheilkd *65,* 431 (1962)
Scharizer, E.: Die Rehabilitation des Daumens und des 1. Mittelhandknochens. Ärztl. Forsch *19,* 360 (1965)
Schmidt, A., Zrubecky, G.: Wiederherstellung einer Greiffunktion nach vollständigem Verlust der Langfinger und einem Teilverlust des Daumens. Zbl Chir *85,* 2397 (1960)
Schmidt, K.: Primäre Daumenbildung als Beitrag zum operativen Daumenersatz. Zbl Chir *82,* 1627 (1957)
Schmit, K. P., Seifert, K. E.: Behandlung schwerer Daumenverletzungen. Chir Praxis *13,* 71 (1969)
Schulze, A. J.: Bericht über 9 Fälle des operativen Daumenersatzes durch die Fingerauswechslung nach *Hilgenfeldt.* Monatsschr Unfallheilkd *65,* 219 (1962)
Spinner, M.: Fashioned transpositional flap for soft tissue adduction contracture of the thumb. Plast Reconstr Surg *44,* 345 (1969)
Verdan, C.: The reconstruction of the thumb. Surg Clin North Am *48,* 1033 (1968)
Wilflingseder, P.: Zum Problem der Daumenautotransplantation. Monatsschr Unfallheilkd *71,* 68 (1968)
Wilhelm, K., Engert, J., Habijanec, S.: Die Indicis-Plastik. Operationstechnik und Ergebnisse. Arch Orthop Traumatol Surg *94,* 229 (1978)
Zrubecky, G.: Zur Wiederherstellung der Sensibilität an der Kuppe eines aus Bauchhaut gebildeten, gefühllosen Daumens. Zbl Chir *85,* 1671 (1960).

14 Nervendruckschäden an der Hand

Nervendruckschäden an den oberen Gliedmaßen sind im handchirurgischen Alltag nicht selten zu beobachten, wenn man bei entsprechenden subjektiven Beschwerden nur an die Möglichkeit ihres Vorkommens denkt, eine genaue Vorgeschichte erhebt und nach objektiven neurologischen Symptomen fahndet.

Die Lokalisation druckbedingter sensibler und motorischer Nervenstörungen im Bereich der Hand ist aus anatomischen Gründen nicht an der Hand selbst zu suchen, sondern stets weiter zentral an den physiologischen Engpässen im Nervenverlauf, wenn man von Schädigungen des Plexus brachialis selbst (Halsrippe, kostoklavikuläre Kompression, Skalenussyndrom) oder von vertebral bedingten Wurzelschäden absieht. Nervendruckschäden entstehen durch ein räumliches Mißverhältnis zwischen Nerv und Nervenlager. Neben raumfordernden entzündlichen und degenerativen Prozessen, akzessorischen und atavistischen anatomischen Substraten, Bewegungskomponenten und Erhöhung des Gewebsturgors aus endokriner Ursache spielen dabei auch Traumafolgen eine nicht geringe Rolle. Im wesentlichen handelt es sich dabei um Frakturfolgen mit Fehlstellungen, Folgen nicht behobener Verrenkungen (Os lunatum!) sowie um Narbenbildung nach stumpfer und scharfer Gewalteinwirkung. Deshalb, und nicht zuletzt auch wegen ihrer nicht zu unterschätzenden sozialmedizinischen Bedeutung sei den Nervendruckschäden hier ein eigenes Kapitel gewidmet.

14.1 Lokalisation des Druckschadens

14.1.1 N. medianus

- Karpaltunnel
- Querung oder Kreuzung des N. medianus mit dem M. pronator teres
  In diesem Bereich besteht eine Schädigungsmöglichkeit sowohl des Nervenstammes als auch isoliert des N. interosseus antebrachii anterior.

14.1.2 N. ulnaris

- Guyon-Loge am Handgelenk. Hier können sowohl der Nervenstamm als auch isoliert seine Aufzweigungen betroffen sein.
- Sulcus nervi ulnaris am Ellbogengelenk.

14.1.3 N. radialis

- Durchtritt durch den M. supinator (Supinatorsyndrom).
- Hiatus nervi radialis (mittlere Radialislähmung).
- Caput laterale musculi tricipitis vor Eintritt in das Septum intermusculare laterale (proximales Radialiskompressionssyndrom).

14.2 Diagnose

Die Diagnose stützt sich auf die Erhebung einer genauen Anamnese, eine allgemeine klinische und subtile neurologische Diagnostik möglichst unter Einbeziehung der Elektromyographie und auf eine Röntgenuntersuchung.

Subjektive Beschwerden

Parästhesien, die sich oft erst nach sehr eingehender Befragung in das Ausbreitungsgebiet eines Nerven lokalisieren lassen und sich dort gegebenenfalls auf die autonomen Zonen beschränken.

Schmerzen, die vom Unterarm hinauf bis in die Schulter- und Nackengegend ausstrahlen, häufig bevorzugt nachts auftreten und nicht selten Anlaß zur Verwechslung mit zervikalen Wurzelbeschwerden sind.

Objektive Befunde

Motorische und/oder sensible Ausfälle im Ausbreitungsgebiet eines Nerven. Gleichzeitiges Betroffensein mehrerer Nerven ist möglich, besonders am Handgelenk. Die Höhenlokalisation muß versucht werden unter Beachtung des Klopfzeichens *(Hofmann)* und der Lokalisation des Dehnungsschmerzes; zu einer objektiven Höhenlokalisation ist das Elektromyogramm aus der Hand eines Erfahrenen unerläßlich.

Röntgenuntersuchung in den Standardebenen, am Handgelenk zusätzlich die zentralen Handgelenksaufnahmen nach Hart und *Gaynor* (Abb. 156, 157,

S. 161). Sie geben Hinweise auf durchgemachte Knochenverletzungen, Fehlstellungen, Dislokation isolierter Fragmente, nicht beseitigte Verrenkungen und Fremdkörper.

Alle Beschwerden und neurologischen Symptome können in verschiedener Stärke zusammen, aber auch einzeln oder in den verschiedensten Kombinationen auftreten. Oft besteht eine auffallende Diskrepanz zwischen der Schwere der subjektiven Empfindungen und den nur geringen objektiven Zeichen.

Die operative Behandlung der Nervendruckschäden verlangt eine genaue Kenntnis in der Neurologie und in der topographischen und funktionellen Anatomie, um die Ausfälle richtig lokalisieren und damit erst erfolgreich operieren zu können. Nicht immer ist dem freigelegten Nerven die Schädigung makroskopisch anzusehen. Um so wichtiger ist die Höhenlokalisation, die stets in Zusammenarbeit mit dem Neurologen erfolgen sollte.

14.3 Indikation zur Operation

Man halte sich vor Augen, daß die Eingriffe zur Befreiung druckgeschädigter Nerven relativ leicht sind im Vergleich zum Schaden, den eine unterlassene Operation anrichten kann. Die Indikation zur Nervenfreilegung ist gegeben, wenn

- deutliche motorische und/oder sensible Ausfallerscheinungen bestehen,
- eine exakte Höhenlokalisation des Schadens möglich ist,
- beim Auftreten nach einem Trauma nicht innerhalb 8 Wochen eine spontane Rückbildung der objektiven Ausfälle und der subjektiven Mißempfindungen einsetzt.

14.4 Therapie

Konservative Behandlung mit Ruhigstellung oder proliferationshemmenden Medikamenten bringt beim voll ausgebildeten Kompressionssyndrom bestenfalls nur vorübergehende Linderung. Lokale Injektionsbehandlung z. B. mit Cortison kann sogar zusätzliche Schäden herbeiführen.

Ziel der allein erfolgversprechenden operativen Behandlung ist die Dekompression des Nerven. Als Eingriffe bieten sich je nach Lokalisation einzeln oder in Kombination an:

- Erweiterung des Nervenlagers
- Neurolyse
- Nervenverlagerung.

Ist die traumatische Genese nicht bereits präoperativ sichergestellt, so muß Gewebe aus dem Nervenlager zur histologischen Untersuchung gegeben werden, um nötigenfalls nachfolgende Begutachtung für Versicherungsträger zu erleichtern.

Zahlenmäßig stehen die posttraumatischen Druckschäden des N. medianus im Karpalkanal und des N. ulnaris im Bereich der Guyon-Loge und des Sulcus nervi ulnaris weitaus im Vordergrund. Ihre operative Behandlung soll daher hier dargestellt werden. **Die Operation aller anderen Kompressionssyndrome sollte dem Erfahrenen vorbehalten bleiben.**

14.4.1 N. medianus

Anatomie

Leitmuskeln am Handgelenk sind die Sehnen des M. palmaris longus ventral des N. medianus bzw. des M. flexor carpi radialis radial des Nerven. Im Karpalkanal, gebildet aus den Handwurzelknochen als Boden und Seitenbegrenzung und dem Retinaculum flexorum als Dach verläuft der Mittelnerv auf den Fingerbeugern und verzweigt sich noch im Kanal oder unmittelbar am distalen Rand in seine Endäste.

Freilegung des N. Medianus am Handgelenk und im Karpalkanal

Z-förmiger Hautschnitt am Handgelenk, in die Daumenballenfalte auslaufend. Falls der M. palmaris longus angelegt ist, wird seine Sehne abgetrennt. Das Retinaculum flexorum wird bis in die Hohlhand gespalten oder auch sparsam reseziert. Bei der Neurolyse muß vorhandenes Narbengewebe entfernt werden. Auf das Problem der Exstirpation des Os lunatum bei veralteter Luxation sei hier nur hingewiesen. Der oft weit zentral gelegene Abgang des Muskelastes für den Daumenballen ist besonders zu beachten (M. opponens pollicis!), ebenso der rein sensible R. palmaris, der volar des Retinaculum flexorum verläuft. Die Wunde wird *ohne* Naht des Retinaculum flexorum nur durch Hautnähte wieder verschlossen.

Der Schnitt erlaubt die gleichzeitige Inspektion der Guyon-Loge (Abb. 192).

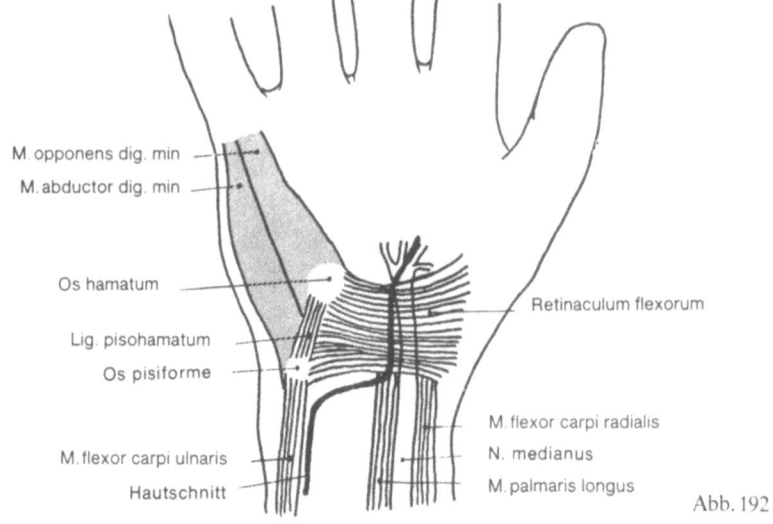

Abb. 192

14.4.2 N. ulnaris

Anatomie

Prädilektionsstellen zur Manifestation von Druckschäden sind seine Lage im Sulcus nervi ulnaris des unteren Oberarmendes und der Verlauf des R. profundus nervi ulnaris am Handgelenk in der Guyon-Loge. Geschützt vom ulnaren Trizepskopf gelangt der N. ulnaris dorsal des Septum intermusculare mediale in den gut tastbaren Sulcus hinter dem Epicondylus humeri ulnaris, wo er nur von einer Bindegewebsschicht, gegebenenfalls aber auch von einem Lig. bzw. M. anconeus bedeckt, ungepolstert dem Knochen anliegt. Distalwärts verschwindet er unter dem Arcus tendineus des M. flexor carpi ulnaris zwischen den beiden Köpfen dieses Muskels zur Beugeseite und gibt alsbald den ersten R. muscularis zur Versorgung der Handgelenksbeuger ab.

Am Handgelenk folgt der Nerv seinem Leitmuskel, dem M. flexor carpi ulnaris bis zur Guyon-Loge, gebildet aus Os hamatum und Os pisiforme als Seitenpfeiler, dem Retinaculum flexorum als Boden und dem Lig. carpi volare sowie Ausläufern des Lig. carpi dorsale als Dach. In dieser sehr oberflächlichen Loge teilt er sich in einen oberflächlichen sensiblen Ast zum 4. und 5. Finger und einen tiefen motorischen Ast, der sich zur Versorgung des Hypothenars und der kleinen Handmuskeln (Mm. interossei, M. adductor pollicis) in der Tiefe der Loge aufteilt.

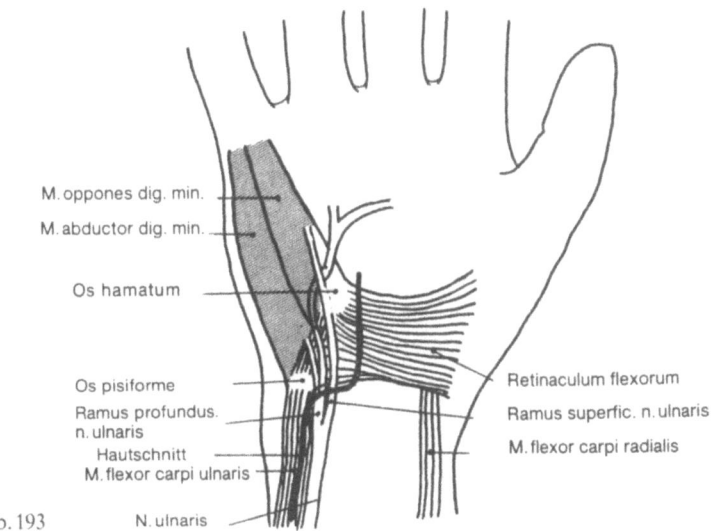

Abb. 193

Freilegung des N. ulnaris am Handgelenk und in der Guyon-Loge

Z-förmiger Schnitt am Handgelenk. Der N. ulnaris wird von zentral her an seinem Leitmuskel, dem M. flexor carpi ulnaris aufgesucht und distalwärts bis in den Hypothenar verfolgt. Die einzelnen Äste werden nach Spaltung oder auch sparsamer Exzision des Daches der Guyon-Loge dargestellt (Abb. 193). Knochenleisten nach Frakturen oder Narbengewebe werden entfernt. Keine Naht der oberflächlichen Ligamentanteile, nur Hautnaht!

Freilegung des N. ulnaris am Ellbogengelenk

Bogenförmiger Längsschnitt entsprechend dem Sulcus nervi ulnaris in der Epikondylenlinie. Das bindegewebige, oft narbig veränderte Dach der Ulnarisrinne wird vom Austritt des Nerven aus dem M. triceps bis zu den ersten Nervenabgängen nach Eintritt in den M. flexor carpi ulnaris gespalten. Trennung des Arcus tendineus des M. flexor carpi ulnaris. Die Neurolyse wird bis zum Abgang des ersten Muskelastes fortgesetzt. Auf das Vorhandensein eines Lig. bzw. M. anconeus ist zu achten. Das Ligament muß durchtrennt werden, der Muskel wird am Ansatz abgelöst und nach Befreiung des Nerven reinseriert. Tunlichst, aber insbesondere nach Frakturen mit Cubitus valgus sowie beim Vorhandensein einer Subluxation oder Luxation des Nerven oder eines atavistischen Muskels wird der Nerv unter das subkutane Fettgewebe auf die Beugeseite verlagert (Abb. 194).

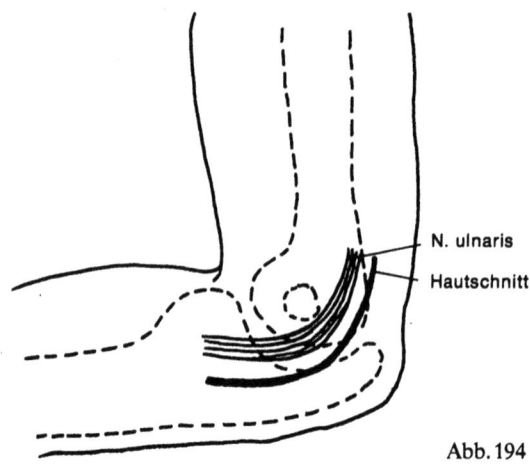

Abb. 194

14.5 Nachbehandlung

Die Mißempfindungen und Schmerzen verschwinden meist kurze Zeit nach der Operation, oft schlagartig. Der Zeitpunkt und das Ausmaß der Rückkehr der ausgefallenen sensiblen und motorischen Funktionen ist abhängig vom Ausmaß der Nervenschädigung und der Dauer ihres Bestehens. Umso wichtiger ist eine ausreichend lange und konsequent, gegebenenfalls über Monate hinweg, durchgeführte Elektrotherapie im Verein mit einer krankengymnastisch angeleiteten Übungsbehandlung. Letztere vermag oft in erstaunlichem Ausmaß Kompensationsmechanismen für motorische wie sensible Ausfälle zu wecken. Bleiben wichtige Funktionen länger als 1 Jahr gestört, so muß die Frage einer Ersatzoperation geprüft werden.

Literatur

Barthold, G.: Die handchirurgische Bedeutung und Diagnostik des ulnaren Canalis carpi. Zbl Chir *85*, 606 (1960)

Brooks, D. M.: Traumatic ulnar neuritis. J Bone Joint Surg [Br] *32*, 291 (1950)

Brooks, D. M.: Nerve compression syndromes. J Bone Joint Surg [Br] *45*, 445 (1963)

Cameron, B. M.: Occlusion of the ulnar artery with impending gangrene of the fingers relieved by section of the volar carpal ligament. J Bone Joint Surg [Am] *36*, 406 (1954)

Cannon, B. W., Love, J.: Tardy median palsy: median thenar neuritis amentable to surgery. Surgery *20*, 210 (1946)

Conway, F. M.: Traumatic ulnar neuritis with especial reference to the late or tardy ulnar Paralysis. Ann Surg *425* (1933)

Cypener, N.: Posterior interosseus nerve lesions. J Bone Joint Surg [Br] *46*, 361 (1964)

DuPont, C., Cloutier, G. E., Prévost, Y., Dion, M. A.: Ulnar-tunnel syndrome at the wrist. J Bone Joint Surg [Am] *47*, 757 (1956)

Guyon, F.: Note sur une disposition anatomique propre à la face antérieure de la région du ooignet et non encore décrite par la docteur. Bull Soc Anat [Paris] *6*, 184 (1861)

Hart, V. L., Gaynor, V.: Roentgenographic study of the carpal canal. J Bone Joint Surg *23*, 382 (1941)

Haußmann, P.: Intratrunkuläre Kompression des N. interosseus anterior. Handchirurgie *14*, 183 (1982)

Howard, F. M.: Ulnar nerve palsy in wrist fracture. J Bone Joint Surg [Am] *43*, 1197 (1961)

Lanz, U., Wolter, J.: Das akute Karpaltunnelsyndrom. Chirurg *46*, 32 (1975)

Mittelbach, H. R.: Nervenkompressionssyndrome am Handgelenk. (Ref.) Zbl Chir *89*, 606 (1963)

Mletzko, J.: Das Karpaltunnelsyndrom. Chirurg *33*, 414 (1962)

Moffat, J. A.: Traumatic neuritis of the deep palmar branch of the ulnar nerve. Can Med Assoc J *91*, 230 (1964)

Rosen, S. von: Ein Fall von Thrombose in der Arteria ulnaris nach Einwirkung von stumpfer Gewalt. Acta Chir Scand *73*, 500 (1934)

Sharrard, W. J. W.: Anterior interosseus neuritis. J Bone Joint Surg [Br] *50*, 804 (1968)

Spinner, M.: The arcade of Frohse and its relationship to posterior interosseus nerve paralysis. J Bone Joint Surg [Br] *50*, 809 (1968)

Teece, L. G.: Thrombosis of the ulnar artery. Aust. N. Z. J. Surg *19*, 156 (1949)

Uriburu, J. J. F., Morchio, F. J., Marin, J. C.: Compression syndrome of the deep motor branch of the ulnar nerve (Piso-hamate hiatus syndrome). J Bone Joint Surg [Am] *58*, 145 (1976)

Vance, R. M., Gelberman, R. H.: Acute ulnar neuropathy with fractures at the wrist. J Bone Joint Surg [Am] *60*, 962 (1978)

Wilhelm, A.: Neues über Druckschäden des N. ulnaris und N. radialis. Handchirurgie *2*, 143 (1970).

15 Ersatzplastiken bei irreparablen Nervenschäden

Derartige Operationen sind eine Übung aus der hohen Schule der Handchirurgie und keine Eingriffe für Anfänger! Aber der Unerfahrene muß wenigstens die Indikationen und Kontraindikationen für die wichtigsten Ersatzoperationen, ihre Möglichkeiten und Grenzen kennen, um seine Patienten von Anfang an richtig führen und beraten zu können. Denn die Erfahrung lehrt, daß auch in Friedenszeiten und trotz der neu eröffneten Möglichkeiten einer erfolgreichen Nervennaht und Nerventransplantation durch mikrochirurgische Techniken Ersatzoperationen bei irreparablen Nervenläsionen nichts von ihrer Bedeutung verloren haben. Wir wissen auch, daß eine operative Besserung der Greiffähigkeit nicht selten entweder aus Unkenntnis unterbleibt oder vom Verletzten wegen falscher psychologischer Führung abgelehnt wird.

15.1 Allgemeine Indikation

Ganz allgemein gesprochen ist eine Ersatzplastik erst dann indiziert, wenn sich nach Nervenschäden keine Ersatzfunktionen durch Training einstellen, mit spontaner Regeneration nicht mehr gerechnet werden kann und Möglichkeiten zur Wiederherstellung der Kontinuität des Nerven ausgeschöpft sind. Die Indikation zur Ersatzoperation und der Zeitpunkt des Eingriffes – in der Regel etwa 1 Jahr nach der Verletzung – sollten in enger Zusammenarbeit mit dem Neurologen festgelegt werden, der dem Operateur genaue Unterlagen nicht nur über die Muskelausfälle, sondern auch über die intakte Innervation der zum Ersatz vorgesehenen Muskeln zur Hand geben muß.

15.2 Spezielle Indikationen zu relativ einfachen motorischen Ersatzoperationen

Fallhand bei hoher Radialislähmung

Das Handgelenk kann aktiv nicht aus seiner Beugestellung gehoben werden. Streckung der Langfingergrundgelenke und des Daumens ist unmöglich, der

Daumen kann nicht abgespreizt werden. Der Ausfall aller Strecker hat zu einer aktiven Insuffizienz der Beuger und damit zum kraftlosen Faustschluß geführt.

Schwurhand bei hoher Medianuslähmung

Sie entsteht durch Ausfall der drei tiefen radialen Beuger (M. flexor pollicis longus, M. flexor digitorum profundus II und III), aller vier oberflächlichen Fingerbeuger und des M. opponens pollicis.

Fehlende Daumenopposition bei peripherer Medianuslähmung

Krallenhand bei peripherer Ulnarislähmung

Der Ausfall aller Binnenmuskeln einschließlich des M. adductor pollicis führt auf dem Weg über die Störung des Muskelgleichgewichts (Binnenmuskeln beugen die Grundgelenke, strecken aber Mittel- und Endgelenke!) zu der unübersehbaren Streckung der Grundgelenke und der Zwangsbeugestellung der Mittel- und Endgelenke, damit zum Verlust des Grobgriffes. Zusätzlich ist der Spitzgriff durch Ausfall der Zeigefingerabduktion (M. interosseus I) kraftlos.

Klauenhand bei kombinierter peripherer Ulnaris-Medianus-Lähmung

Der zusätzliche Ausfall auch noch der Daumenopposition führt praktisch zur völligen Gebrauchsunfähigkeit der Hand.

Wichtige Differentialdiagnose: Ischämische Kontraktur!
(Zumeist nach suprakondylärer Humerusfraktur im Kindesalter.)

15.3 Spezielle Indikationen zu sensiblen Ersatzoperationen

1. Vollständiger Sensibilitätsausfall im Ausbreitungsgebiet des Mittelnerven, selten auch des Ellennerven (dort nur im Rahmen der operativen Herstellung von Ersatzgriffen).

2. Resensibilisierung von funktionell entscheidenden Bezirken im Bereich von Transplantaten. Zurückhaltung ist geboten, die hierzu verwendeten neurovaskulären Insellappen entwickeln kein neues Organgefühl!

15.4 Kontraindikationen

- Alter über 45–50 Jahre
- Mangelnder Wille zur Mitarbeit und mangelnde Intelligenz (mangelnde Arbeitslust, Rentenjäger, Neurotiker)
- Mangelnde Schutzsensibilität
- Schlechte Trophik
- Schlechte Narbenverhältnisse
- Arthrogene Kontrakturen.

Nur die letzten beiden Kontraindikationen können durch präliminare chirurgische Maßnahmen ausgeräumt werden.

15.5 Möglichkeiten zur Ersatzplastik

15.5.1 Motorische Ausfälle

Bei der Vielzahl der angegebenen motorischen Ersatzplastiken ist es unmöglich, im einzelnen darauf einzugehen. Das ist aber auch nicht notwendig, denn sie verfolgen alle ein Prinzip: Durch Transplantation (Transinsertion) von entbehrlichen, innervierten Kraftspendern auf eine gelähmte kinetische Kette wird unter möglichst weitgehender Nachahmung physiologischer Zugrichtungen versucht, den funktionellen Ausfall zu kompensieren. Tenodesen und Arthrodesen für Gelenke zweiter Ordnung müssen gegebenenfalls mit herangezogen werden, um Kraftspender für die Wiedergewinnung wichtigerer Funktionen zu erhalten. Zahlreiche atypische Situationen können dabei den Operateur zur Entwicklung eines großen Maßes an eigener Kombinationsfähigkeit zwingen. Grundsätzlich haben sich folgende Möglichkeiten bei den wichtigsten motorischen Nervenausfällen bewährt:

Hohe Radialislähmung

Zweisehnenplastiken mit dem M. flexor carpi ulnaris für den Extensor digitorum und den M. extensor pollicis longus und mit dem M. flexor carpi radialis für den M. abduktor pollicis longus und den M. extensor pollicis brevis. Unter bestimmten Umständen kann die Tenodese oder gar Arthrodese des Handgelenkes wünschenswert sein (*Franke, Perthes, K. H. Bauer,* Abb. 195).

Hohe Medianuslähmung

Als Kraftspender für den M. flexor pollicis longus dient der M. extensor carpi radialis brevis, der M. flexor superficialis IV wird zur Opposition herangezo-

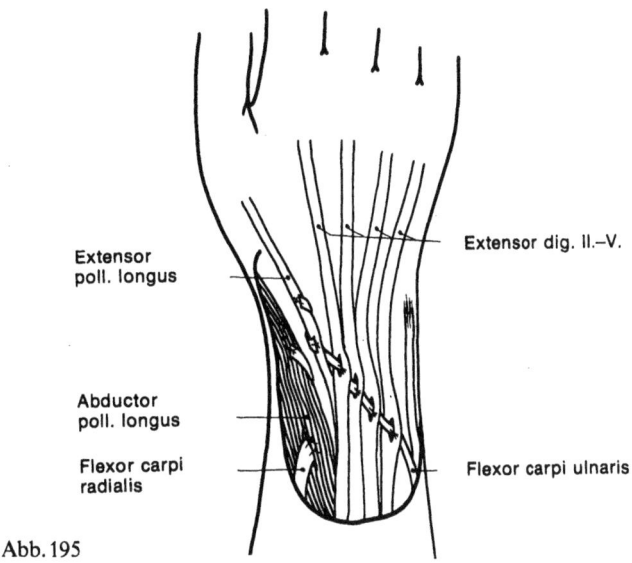

Extensor poll. longus

Extensor dig. II.–V.

Abductor poll. longus

Flexor carpi radialis

Flexor carpi ulnaris

Abb. 195

gen, die tiefen Beugesehnen des 2. und 3. Fingers werden an die vom Ulnaris versorgten tiefen Beuger IV und V angeschlossen, deren Kraft durch den M. brachioradialis verstärkt werden kann (*Brand, Bunnell, Riordan, Thompson*, Abb. 196; Opponensplastik Abb. 197).

Verlust der Opposition des Daumens (periphere Medianuslähmung)

Verwendung des M. flexor digitorum superficialis IV als Kraftspender ist die einfachste Möglichkeit (*Thompson*, Abb. 197).

Periphere Ulnarislähmung

Hierbei muß vor allem die Hyperextension der Langfingergrundgelenke beseitigt werden, um das Muskelgleichgewicht und damit die Aktionsfähigkeit der Fingerbeuger zu verbessern. Als einfachster und zugleich sicherster Weg ist die Kapselraffung nach *Zancolli* mit ihrem Tenodeseeffekt anzusehen (Abb. 198 a, b). Die Transposition von Superfizialissehnen auf die Dorsalaponeurose nach dem Vorschlag von *Bunnell* hat sich dagegen als weniger sicher erwiesen und wirkt oft ebenfalls nur durch ihren Tenodeseeffekt. Zur Stabilisierung des Spitzgriffes wird einerseits die Abduktion des Zeigefingers mit der Sehne des M. extensor indicis wiederhergestellt, andererseits das Grundgelenk des Daumens durch Arthrodese stabilisiert *(Littler)*.

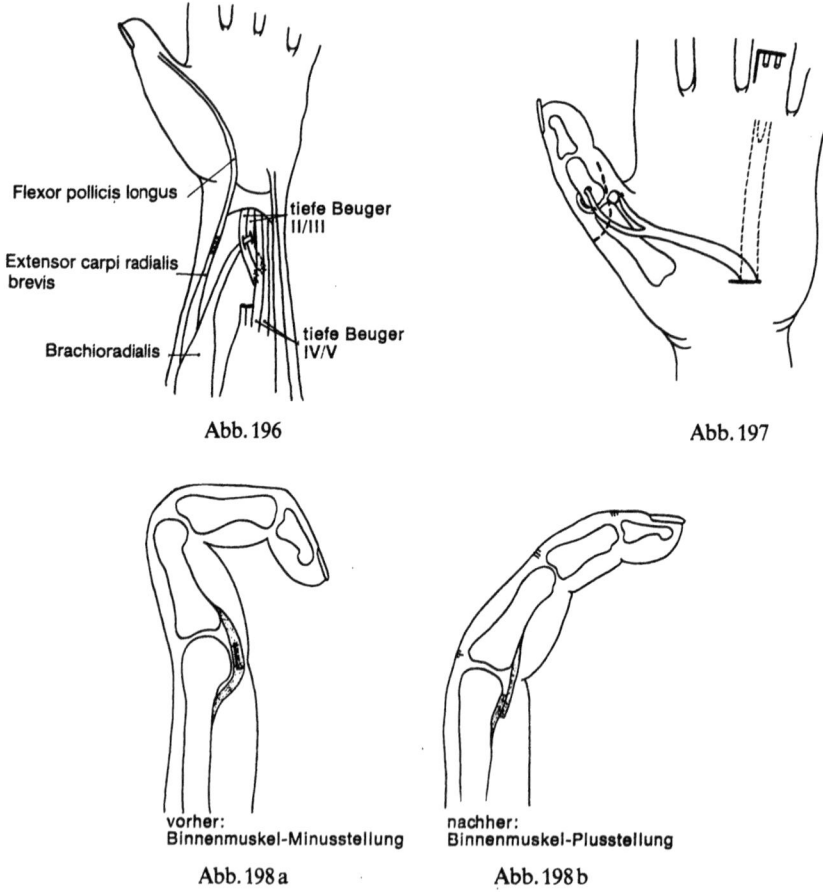

Abb. 196   Abb. 197

vorher:
Binnenmuskel-Minusstellung
Abb. 198 a

nachher:
Binnenmuskel-Plusstellung
Abb. 198 b

Kombinierte periphere Medianus-Ulnaris-Lähmung

Hierbei wird die *Zancolli-Plastik* zur Beseitigung der Hyperextension der Langfingergrundgelenke mit einer Opponensplastik kombiniert.

15.5.2 Sensible Ausfälle

Eine motorische Ersatzoperation ist auch noch sinnvoll, wenn die Greifseite nur Schutzsensibilität aufweist. Besser ist aber zumindest im Medianusgebiet taktile Gnosis. Ersatzgriffe bei multiplen Fingerverlusten (Greifzange) sind ohne Gefühl problematisch, ein gefühlloser Daumenersatz ist fast wertlos,

Möglichkeiten zur Ersatzplastik 199

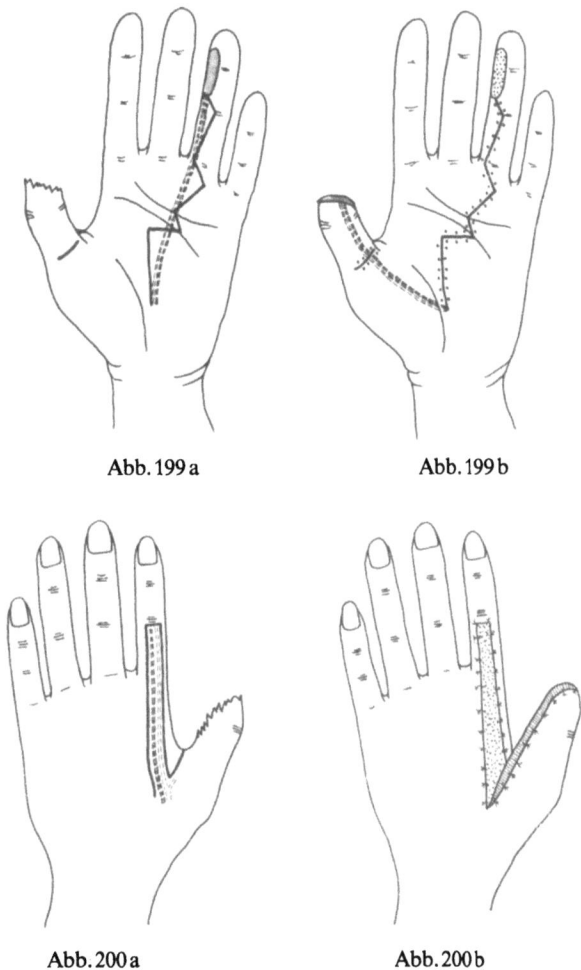

Abb. 199 a Abb. 199 b

Abb. 200 a Abb. 200 b

selbst reiner Sensibilitätsverlust nur an bestimmten Fingern kann unter Umständen die Ausübung des erlernten Berufes unmöglich machen. Zur Verbesserung dieser Situation bieten sich verschiedene Modifikationen sensibler Ersatzplastiken an:

- Der neurovaskuläre Insellappen (*Littler, Zrubecky,* Abb. 199 a, b).
- Der dorsoradiale Lappen vom 2. Fingerstrahl (*Hilgenfeldt,* Abb. 200 a, b).
- Jede andere gestielte Nahplastik, die imstande ist, das Hautgefühl zu erhalten.

15.6 Grenzen der Ersatzplastik

Der Verletzte verspricht sich von einer Operation natürlich eine mehr oder weniger vollständige Wiedergewinnung verlorengegangener Funktionen. Der Arzt muß daher den Patienten vor der Operation auch darauf hinweisen, daß Ersatzoperationen nie den Verlust einer natürlichen Funktion vergessen machen können, nicht zuletzt deshalb, weil die ursprünglichen Funktionen der Kraftspender, die man als Funktionen II. Grades bezeichnen kann, aufgegeben werden müssen. Dazu kommt noch bei Binnenmuskellähmungen, daß keine Wiederherstellungsoperation ihre propriozeptiven Funktionen ersetzen kann.

Trotzdem ist aber selbst eine bescheidene Ersatzfunktion besser als gar keine Funktion, allein schon im Hinblick auf die primitivsten Bedürfnisse des täglichen Lebens.

Literatur

Bauer, K. H.: Wesentliche Vereinfachung der Radialisplastik. Chirurg *17–18*, 1 (1947)
Bauer, K. H.: Weitere Vereinfachung der Perthesplastik für Radialislähmung. Chirurg *17–18*, 501 (1947)
Böhler, J.: Lähmung der Binnenmuskeln der Hand, Ersatzoperation mit Superficialisverlagerung und Opponensplastik. Langenbecks Arch Chir *229*, 140 (1961)
Brand, P. W.: Paralytic claw hand. With special reference to paralysis in leprosy and treatment by the sublimis transfer of *Stiles* and *Bunnell*. J Bone Joint Surg [Br] *40*, 618 (1958)
Brown, P. W.: Zancolli capsulorrhaphy for ulnar claw hand. J Bone Joint Surg [Am] *52*, 868 (1970)
Bunnell, St.: Tendon transfers in the hand and forearm. American Academy of Orthopaedic Surgeons Instructional Course Lectures. Bd. VI. Ann Arbor: Edwards 1949
Cotta, H.: Die Ersatzoperationen bei irreparablen Lähmungen peripherer Nerven. Hefte Unfallheilkd *81*, 279 (1965)
Granberry, W. M., Lipscomb, P. R.: Tendon transfers to the hand in brachial palsy. Am J Surg *108*, 840 (1964)
Harris, C., Riordan, D. C.: Intrinsic contracture in the hand and its surgical treatment. J Bone Joint Surg [Am] *36*, 10 (1954)
Henderson, E. D.: Transfer of wrist extensors and brachioradialis to restore opposition of the thumb. J Bone Joint Surg [Am] *44*, 513 (1962)
Jacobs, B. J., Thompson, T. C.: Opposition of the thumb and its restoration. J Bone Joint Surg [Am] *42*, 1039 (1960)
Littler, J. W.: Tendon transfers and arthrodesis in combined median and ulnar nerve paralysis. J Bone Joint Surg [Am] *31*, 225 (1949)
Littler, J. W.: Neurovascular skin island transfer in reconstructive hand surgery. J Bone Joint Surg [Am] *38*, 817 (1956)
Omer, G. E., et al.: Neurovascular cutaneous island pedicles for deficient mediannerve sensibility. J Bone Joint Surg [Am] *52*, 1181 (1970)

Perthes, G.: Über Sehnenoperationen bei irreparabler Radialislähmung. Bruns' Beitr Klin Chir *113,* 289 (1918)
Riordan, D.C.: Surgery of the paralytic hand. American Academy of Orthopaedic Surgeons, Instructional Course Letters, Bd. XVI. St. Louis: Mosby 1959
Schink, W.: Zur chirurgischen Behandlung der kombinierten Medianus- und Ulnarislähmung. Langenbecks Arch Chir *229,* 748 (1962)
Schink, W.: Wiederherstellungschirurgie bei Nervenverletzungen im Bereich der Hand. Hefte Unfallheilkd. *81,* 274 (1965)
Schock, J.: Zur Wahl der Ersatzplastik nach irreversibler Radialislähmung. Arch Orthop Unfallchir. *49,* 663 (1958)
Thompson, T.C.: A modified operation for opponens paralysis. J Bone Joint Surg *24,* 632 (1942)
Tubiana, R.: Anatomic and physiologic basis for the surgical treatment of paralysis of the hand. J Bone Joint Surg [Am] *52,* 643 (1969)
Tubiana, R., Dupac, J., Moreau, C.: Restauration de la sensibilité au niveau de la main par transfer d'une transplant cutané hétérodigital muni de son pédicule vasculonerveux. Rev Chir Orthop *46,* 163 (1960)
Witt, A.N.: Die Wiederherstellungsoperationen bei irreparablen Nervenlähmungen der oberen Extremität. Langenbecks Arch Chir *301,* 942 (1962)
Zrubecky, G.: Eine sensible Ersatzoperation bei vollständiger Medianuslähmung. Verh Dtsch Ges Orthop. 46. Kongr. 1958
Zrubecky, G.: Wiederherstellung des normalen Hautgefühls nach irreparablem Nervenschaden. Langenbecks Arch Chir *301,* 888 (1962)
Zrubecky, G.: Ersatzoperationen bei schweren Handverletzungen. Hefte Unfallheilkd *75,* 143 (1963).

16 Schwere Quetschverletzung der Hand

Es muß zwischen offenen Quetschungen mit Zerstörung von Haut und Knochen, Sehnen und Nerven sowie geschlossenen Quetschungen unterschieden werden, verlangen beide Verletzungsarten doch weitgehend unterschiedliche Behandlungsmaßnahmen. Beiden Verletzungen gemeinsam ist das erhebliche Ausmaß des posttraumatischen Ödems, welches besonderer Beachtung bedarf, kann es doch zu dem so gefürchteten Kompartment-Syndrom mit Ausbildung ischämischer Muskelnekrosen führen.

16.1 Schwere offene Handquetschung

Die Versorgung richtet sich hier nach den Prinzipien, wie sie immer für die schwere Kombinationsverletzung gelten.

16.1.1 Sofortversorgung

Dringlich sind

Wiederherstellung der Hautdeckung,
Wiederherstellung des Skelets durch Osteosynthese,
Bekämpfung des posttraumatischen Ödems.

Die Abgrenzung devitalisierter Weichteile gegen ernährtes Gewebe kann auf große Schwierigkeiten stoßen, auch bei Anwendung von Vitalfärbungen, so daß eine Versorgung nach den Regeln der Dringlichkeit mit aufgeschobener Operation sinnvoll sein kann. Immerhin ist man oft erstaunt, in welchem Ausmaß die Haut selbst dann ernährt bleibt, wenn sie handschuhartig abgestreift wurde. Primärplastischer Hautersatz ist jedoch fast immer unumgänglich. Sekundäre Hautnekrosen sind nicht selten, sie bedürfen frühzeitiger Nekrotomie und plastischer Deckung.

Die Naht zerstörter Muskulatur ist nicht möglich; der Versuch gefährdet lediglich erhaltene Muskelsubstanz, *denn Muskulatur ist nun einmal ein nicht nahtfähiges Gewebe.* Anders als bei scharfen Durchtrennungen birgt bei der

Zerquetschung die Vereinigung noch vorhandener Muskelbinden die Gefahr der ischämischen Nekrose in sich.

Die sofortige Rekonstruktion der Skeletformation vermeidet nicht nur Drucknekrosen der Haut durch Fehlstellung, sondern auch eine persistierende Störung des Muskelgleichgewichtes, die später langwierige Wiederherstellungsoperationen erfordern kann. Je stabiler die Osteosynthese, desto besser ist die Prognose für die Handfunktion, die nicht zuletzt von der Möglichkeit zu einer frühzeitigen dosierten Übungsbehandlung abhängt, denn die Gleitflächen der Sehnen sind immer schwer in Mitleidenschaft gezogen, die Sehnen selbst jedoch in vielen Fällen in ihrer Kontinuität erhalten.

Eine Dekompression des Karpalkanals und der Guyon-Loge mit Fahndung nach Frakturen des Os pisiforme und des Hamulus ossis hamati, die der Röntgendiagnose nur zu oft entgehen, wird bei einem Hämatom im Handgelenksbereich entweder im Zuge der Primärversorgung durchgeführt oder sekundär spätestens bei den ersten Anzeichen eines Kompartment-Syndroms oder einer Nervenkompression.

Der Bekämpfung des posttraumatischen Ödems ist besondere Aufmerksamkeit zu widmen. Es ist meist weniger die Folge einer Störung der Durchströmung der Hand als vielmehr eine Beeinträchtigung der Mikrozirkulation im Verein mit der Freisetzung von gefäßerweiternden Substanzen, wie Histamin und Kininen, die obendrein die Gefäßpermeabilität erhöhen. Gefäßerweiterungen, die durch die Schmerzrezeptoren ausgelöst werden, spielen hier ebenfalls eine Rolle.

Die Ausschaltung dieser Faktoren macht eine gewisse Polypragmasie unvermeidlich, wobei die Therapie – am besten bereits vor der Operation beginnend – an verschiedenen Punkten angreifen muß:

1. Schmerzausschaltung und vegetative Blockade, damit Aufrechterhaltung der Kreislaufregulationsmechanismen durch lytischen Cocktail (Dolantin – Atosil – Hydergin).
2. Medikamentöse Ödembehandlung und Ödemausschwemmung durch osmotisch wirksame Substanzen sowie Diuretika.
3. Antiphlogistische Maßnahmen (z. B. Tanderil, Voltaren).
4. Blockierung der Kinine und Aufrechterhaltung der Mikrozirkulation durch Trasylol sowie niedermolekulare Dextrane (Rheomacrodex).

Postoperativ wird die Hand in Funktionsstellung hochgelagert. Alle nicht ruhiggestellten Gelenke der Gliedmaße werden, notfalls unter medikamentöser Schmerzausschaltung, sofort stündlich kontrolliert aktiv durchbewegt!

16.1.2 Wiederherstellungsmaßnahmen

Die Versorgung von Sehnen- und Nervenverletzungen wird besser einem Zweiteingriff vorbehalten und folgt den dafür geltenden Regeln. Dazwischengeschaltet werden muß in der Regel eine Periode konservativer Übungsbehandlung mit dem Ziel der Erhaltung oder Wiedergewinnung passiver Gelenkbeweglichkeit. Bei Fingerverlusten muß erforderlichenfalls die Herstellung sekundärer Greifformen ins Auge gefaßt werden.

16.2 Schwere geschlossene Handquetschung

Das Verletzungsbild ist gekennzeichnet durch die sich rasant entwickelnde, oft extreme Schwellung der Hand, die von *Rahmel* sehr zutreffend als „Tatzenhand" bezeichnet wird (Abb. 201). Dieses Ödem gefährdet die Hand angesichts ihrer geringen Dehnungsreserven auch dann, wenn im Angiogramm die Durchströmung intakt gefunden wird. Die Sofort- und Weiterbehandlung folgt den gleichen Prinzipien, wie sie für das Ödem bei der offenen Quetschung gelten:

1. Schmerzausschaltung und vegetative Blockade
2. Ödembehandlung und -ausschwemmung
3. antiphlogistische Maßnahmen
4. Blockierung der Kinine und Aufrechterhaltung der Mikrozirkulation
5. sofortige operative Dekompression des Karpalkanals und der Guyon-Loge.

Besonders die letzte Maßnahme, die von *Rahmel* 1968 zur Diskussion gestellte Dekompression des Karpalkanals, hat sich bei uns, kombiniert mit der gleichzeitigen Dekompression der Guyon-Loge, seit Jahren als primäre Maßnahme bewährt. Schnittführung entsprechend Abb. 192. Sie erlaubt die Dekompression beider Logen von einem Schnitt aus!

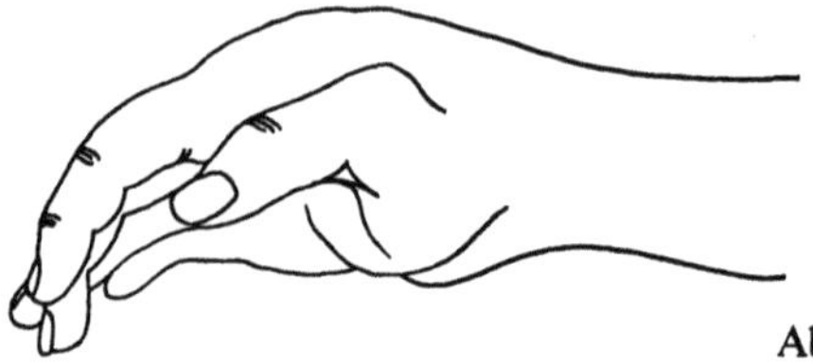

Abb. 201

Literatur

Brüchle, H.: Zur Behandlung frischer komplexer Handverletzungen. Münch Med Wochenschr *110*, 1798 (1968)

Koch, S. L.: Crushing injuries of the hand. Surg Gynecol Obstet *114*, 629 (1962)

Nicolle, F. W., Chio, B., Woolhouse, F. M.: Restoration of sensory function in severe degloving injuries of the hand. J Bone Joint Surg [Am] *48*, 1511 (1966)

Rahmel, R.: Das schwere Quetschtrauma der Hand. Chir Plast Reconstr *6*, 37 (1969).

Reill, P.: Folgezustände des Kompartment-Syndroms an der oberen Extremität und ihre operative Behandlung. Unfallheilkunde *85*, 153 (1982)

17 Fremdkörperverletzungen

17.1 Diagnose

Die Diagnose ergibt sich aus der Anamnese, dem klinischen Befund und der Röntgenuntersuchung. Letztere ist beweisend bei metallischen Fremdkörpern, kann aber sonst im Stich lassen. Erst mit weichen Aufnahmen (Mammographietechnik!) sind die röntgenologischen Möglichkeiten voll ausgeschöpft, gelingt doch damit oft noch die Erfassung auch wenig schattendichter Gebilde. Markierung der möglichen Eintrittspforte mit Bleikügelchen ist empfehlenswert. Infektionen unklarer Genese sind immer fremdkörperverdächtig, auch wenn eine Verletzungsstelle nicht mehr mit Sicherheit nachweisbar ist. Bei der operativen Versorgung muß daran gedacht und nachgeforscht werden (Kap. 18).

17.2 Indikationen und Kontraindikationen zu operativer Entfernung von Fremdkörpern

Jede Fremdkörpereinsprengung birgt die Gefahr einer Infektion in sich, die nicht selten erst nach Tagen oder gar Wochen manifest wird. Die Indikation zur operativen Entfernung ist daher grundsätzlich immer gegeben, wenn

- der Fremdkörper sicht- oder fühlbar ist,
- eine röntgenologische Lokalisation mit Sicherheit gelungen ist,
- ein Infekt besteht.

Die Indikation ist eingeschränkt durch die Kleinheit eines Fremdkörpers, das gilt vor allem für kleinste metallische Partikel (Hammerschlag, Nadelspitzen). Sie sind oft so winzig, daß sie trotz röntgenologischer Lokalisation bei der Operation doch nicht gefunden werden. Hier stiftet aktives Vorgehen mehr Unheil als Segen, zumal sie in der Regel reizlos einheilen, wie die Erfahrungen zweier Weltkriege erwiesen haben. Bei unsicherer Diagnose ist abwartendes Verhalten unter sorgfältiger Beobachtung besser als aktives, aber unter Umständen vergebliches Vorgehen. Das Risiko des Eingriffs muß also auch hier in einem adäquaten Verhältnis zum Gewinn stehen.

17.3 Therapie

Alle Eingriffe zur Fremdkörperentfernung werden unter Operationssaalbedingungen in Blutsperre ausgeführt. Adäquate Schmerzausschaltung ist unerläßlich. Die Schnittführungen müssen den in der Handchirurgie üblichen Regeln folgen. Auch bei sicherer röntgenologischer Lokalisation kann das Auffinden eines kleinen Fremdkörpers erhebliche Schwierigkeiten bereiten, für adäquaten Zugang ist daher Sorge zu tragen, auch wenn der Sitz des Fremdkörpers durch in zwei Ebenen eingestochene Kanülen fixiert ist. Ein Fernsehbildverstärker erleichtert die Arbeit. Wichtige anatomische Gebilde sind sorgfältig zu schonen. Tetanusprophylaxe ist auch bei Bagatellfremdkörpern erforderlich!

17.3.1 Fremdkörper ohne manifeste Infektion

1. Oberflächlich in der Haut steckende, sichtbare Fremdkörper werden herausgezogen. Eine Ausschneidung darf nach Desinfektion unterbleiben, die Wunde wird offen gelassen.

2. Ist der Fremdkörper bis in die Subkutis und weiter vorgedrungen, werden Eintrittspforte, Fremdkörperkanal und -bett ausgeschnitten. Die Wunde darf durch wenige Situationsnähte geschlossen werden. Besser ist die verzögerte Primärnaht.

3. Ist der Fremdkörper bis in unmittelbare Nachbarschaft wichtiger anatomischer Gebilde (Gefäße, Nerven, Sehnen) vorgedrungen, so ist eine sichere Ausschneidung unmöglich, wenn man nicht unnötige Nebenverletzungen riskieren will. Deshalb ist hier sofortiger Nahtverschluß der Wunde verboten. Das Problem wird aber mühelos durch eine verzögerte Primärnaht gelöst.

17.3.2 Infizierte Fremdkörper

Hier gelten die Regeln der septischen Handchirurgie (Kap. 18):

1. Adäquater Zugang nach handchirurgischen Regeln.
2. Entfernung des Fremdkörpers einschließlich aller Nekrosen.
3. Die Wunde bleibt so lange offen, bis der Infekt sicher zur Ruhe gekommen ist.
4. Dann Wundverschluß durch Sekundärnaht oder Hautplastik zum frühestmöglichen Zeitpunkt.

17.3.3 Spezielle Fremdkörperverletzungen

Am Beispiel dreier spezieller Verletzungsarten soll das von den oben dargelegten Richtlinien teilweise abweichende Vorgehen erläutert und zum Nachdenken in ähnlichen Situationen angeregt werden.

Quecksilbereinsprengung

Thermometerverletzungen sind nicht nur im Krankenhaus, sondern auch in industriellen Laboratorien immer noch relativ häufig. Es ist unmöglich, das in feinsten Partikeln im Gewebe liegende Quecksilber primär ohne Gefahr von Nebenverletzungen vollständig zu entfernen. Das eingedrungene Quecksilber wird jedoch zunächst gegenüber dem gesunden Gewebe in relativ kurzer Zeit durch ein Fremdkörpergranulom abgeriegelt. Früher oder später und noch ehe toxische Allgemeinerscheinungen auftreten, kommt es zur schmerzhaften Entzündung und nachfolgenden Einschmelzung. Daraus ergeben sich folgende therapeutische Konsequenzen:

- Die Eintrittspforte, meist eine Schnittwunde, wird nach chirurgischen Regeln ausgeschnitten und durch Naht verschlossen.
- Hat die Ausbildung des erwarteten Fremdkörpergranuloms ein gewisses Ausmaß erreicht, wird das Handareal nach handchirurgischen Grundsätzen eröffnet. Das Quecksilber kann dann samt dem Granulom präparatorisch entfernt werden. Die Schwierigkeit liegt darin, den richtigen Zeitpunkt für den Eingriff abzupassen. Er muß erfolgen, sobald die Einscheidung stattgefunden hat, also ein Granulom sicht- oder tastbar ist, und ehe es zu fortschreitenden Entzündungserscheinungen oder gar eitrigen Einschmelzungen kommt.

Verletzungen mit Spritzpistolen

Hier wird Fremdkörpermaterial (Öl, Farbe, Sand) unter hohem Druck in das Gewebe eingebracht und fein verteilt, wobei die Größe der meist nur punktförmigen Eintrittspforte in keinem Verhältnis zur Ausbreitung des Fremdmaterials im Gewebe steht. Die Menge des eingedrungenen Materials und die Gewebstiefe, die erreicht wird, sind abhängig vom Spritzdruck. Der Verlauf ist durch vier Charakteristika gekennzeichnet:

Initialstadium

Charakteristisch ist die Schmerzarmut, die trotz einer gewissen Bewegungsbehinderung die Gefahr in sich birgt, daß die Verletzung als Bagatelle abgetan wird.

Ischämiephase
Nicht selten werden große Mengen Fremdmaterial eingebracht. Die geringen Dehnungsreserven der Haut verbieten eine Aufnahme ohne Drosselung der Blutversorgung. Klinisch findet sich eine Weißverfärbung des betroffenen Areals, der innerhalb von Stunden die Gangrän folgen kann.

Akute Entzündungsphase
Überlebt das Gewebe die Ischämiephase, so droht mit der dann einsetzenden akuten Entzündungsphase erneut Gangrän, da das entzündliche Exsudat wiederum die Dehnungsreserven auf das Äußerste beansprucht.

Chronische Entzündungsphase
Das Fremdkörpermaterial induziert eine Fremdkörperreaktion, die bis zum Funktionsverlust betroffener Gliedmaßenabschnitte und damit zur Amputation führen kann.

Therapeutisch ergeben sich daher folgende Forderungen:
Spritzpistolenverletzungen müssen ernst genommen und am besten stationär behandelt werden.
  Bereits die Ischämiephase verlangt operatives Eingreifen. Ausschneiden nur der Eintrittspforte ist ungenügend. Durch breites Eröffnen der betroffenen Handareale unter Einschluß des Karpalkanals nach handchirurgischen Regeln muß für Druckentlastung gesorgt werden. Der Eingriff erfolgt in Oberarmblutsperre und mit adäquater Schmerzausschaltung. Das eingedrungene Fremdmaterial wird dabei soweit als möglich entfernt. Inspektion der Sehnenscheiden ist unerläßlich. Imbibiertes Gewebe muß geopfert werden.
  Verbliebenes Fremdmaterial wird im Stadium der chronischen Entzündungen präparatorisch entfernt.

Man beachte: Angesichts der Schwere der Verletzung ist die Erhaltung eines funktionstüchtigen Gliedmaßenabschnittes oft nicht möglich, die rechtzeitige Amputation z. B. eines Fingers daher unumgänglich, wenn man weitergehenden Funktionsstörungen durch Fingerversteifungen vorbeugen will.

Tintenstiftverletzungen

Tintenstift enthält einen Anilinfarbstoff, der im Gewebe in Lösung geht, zu Ödem, Nekrose und Einschmelzung führt und auch toxische Allgemeinerscheinungen verursachen kann.

Behandlung
- Entfernung der abgebrochenen Tintenstiftmine
- Ausschneidung des Stichkanals
- Beseitigung allen farbstoffimbibierten Gewebes.

Auch einfache Stichkanäle ohne Minenfremdkörper bedürfen der Exzision! Ob man die Wunde primär schließen kann, hängt von der jeweiligen Situation und vom Zeitpunkt des Behandlungsbeginns ab. **Im Zweifelsfall ist eine verzögerte Primärnaht immer richtig.**

Literatur

Brunner, U., Egloff, B.: Handverletzungen mit Spritzpistole. Schweiz Med Wochenschr *96*, 1087 (1966)

Kleinfeld, F., Bässler, R.: Klinik und Pathomorphologie traumatischer Ölimpressionen, sogenannter „grease gun injury". Chirurg *46*, 362 (1975)

Rains, A.J.H.: Grease-gun injury to the hand – value of early treatment. Brit Med J [Am] 1958 I, 626

Stark, H.H., Wilson, J.N., Boyes, J.H.: Grease-gun injuries to the hand. J Bone Joint Surg [Am] *43*, 485 (1961)

Tempest, M.N.: Grease-gun injuries. Univ Leeds Med J *2*, 125 (1953).

18 Infektionen an der Hand

„Ubi pus, ibi evacua".

Dieser Satz hat im Laufe der Zeit nichts von seiner Bedeutung verloren und gilt auch in der septischen Handchirurgie. Daran haben weder Chemotherapeutika noch Antibiotika etwas geändert. Die chirurgische Therapie muß allerdings mit Sinn und Verstand gehandhabt werden, will man nicht am Ende der „Behandlung" vor einer funktionsgestörten Hand oder gar einer gebrauchsunfähigen Handruine stehen. Die Weichen der Therapie werden bereits beim erstbehandelnden Arzt gestellt.

Er muß unterscheiden zwischen
– einer pyogenen Infektion und
– einer primär phlegmonösen Infektion.

Schließlich muß er auch differentialdiagnostische Erwägungen anstellen.

18.1 Pyogene Infektion

Sie wird meist durch *Staphylococcus aureus* hervorgerufen, führt zur frühzeitigen Einschmelzung, bildet abgekapselt einen Abzeß, greift mit fortschreitender Nekrotisierung auf die benachbarten anatomischen Strukturen über und bedarf daher frühzeitiger chirurgischer, d.h. operativer Behandlung. Hierher gehören alle pyogenen Infekte im Bereich der Beugeseite der Hand, also die Panaritien, die Schwielenabzesse und Eiterungen in den Faszienräumen der Hohlhand und des Vorderarmes sowie die Furunkel an den behaarten Flächen der Hand.

Auf den historischen Sammelbegriff „Panaritium" könnte man verzichten, lassen sich doch alle darin enthaltenen Krankheitsbilder unmißverständlich mit der sonst gebräuchlichen Nomenklatur erfassen. Indessen hat sich der Begriff selbst bei Laien so eingeprägt, daß er beibehalten werden soll.

18.1.1 Diagnose

Sie ist relativ einfach, wenn eine stattgehabte Hautläsion erkennbar ist oder gar eine Handoperation vorausgegangen ist. Häufig ist jedoch eine Hautverletzung nicht mehr erkennbar. Hier verhilft eine genaue Befragung des Patienten auch nach Bagatellverletzungen (Nadelstiche!) zur richtigen Diagnose. Sichere Hinweise aber sind die Angaben über Klopf- und Spontanschmerz, der die Nacht zur Qual machen kann. Klinisch ist der entzündete Bezirk gekennzeichnet durch die fünf *Galen*-Entzündungszeichen:

- Tumor
- Dolor
- Calor
- Rubor
- Functio laesa.

Intensiver umschriebener Druckschmerz schon auf zarten Sondendruck weist auf den Sitz des Eiterherdes hin. Schmerz- und schwellungsbedingte Funktionsbeeinträchtigung mit entsprechender Fingerhaltung gibt einen Hinweis auf eine bereits eingetretene Ausbreitung der Infektion. Die üblichen Ausbreitungswege vor allem in den Sehnenscheiden und Faszienräumen muß man daher kennen (Abb. 202a, b). Eine Röntgenuntersuchung dient zum Ausschluß einer Knochenbeteiligung.

18.1.2 Behandlung

Allgemeine Therapie

1. Sogenannte Zugsalbenverbände sind die **schlechteste** Behandlung einer pyogenen Handinfektion, besonders wenn schwarzes Ichthiol verwendet wird, das die entzündliche Rötung auch noch unsichtbar macht!
2. Bei einem lokalisierbaren Entzündungsherd gibt es keinen Grund zuzuwarten, bis es zur Einschmelzung gekommen ist (bis das Panaritium „reif geworden ist", wie man so schön sagt), denn keiner kann vorhersagen, ob sich der Prozeß lieber nach außen entleert oder auf tiefere Regionen (eine Sehnenscheide oder ein Gelenk) übergreifen wird.
3. *Der erste Eingriff muß sicher ausreichen und somit der letzte sein!*
Dazu gehört nicht nur die Entleerung eines Eiterherdes, sondern selbstverständlich die sorgfältige Ausräumung aller Nekrosen. Die Operation muß sorgfältig geplant werden. Eine „Notoperation" richtet mehr Schaden an als die Infektion selbst.
4. Bakteriologische Untersuchung des Operationsmaterials mit Resistenzbestimmung der Erreger ist empfehlenswert.

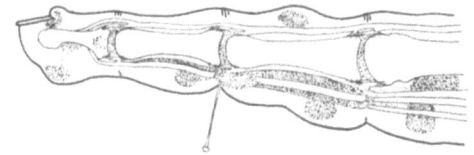

Abb. 202 a

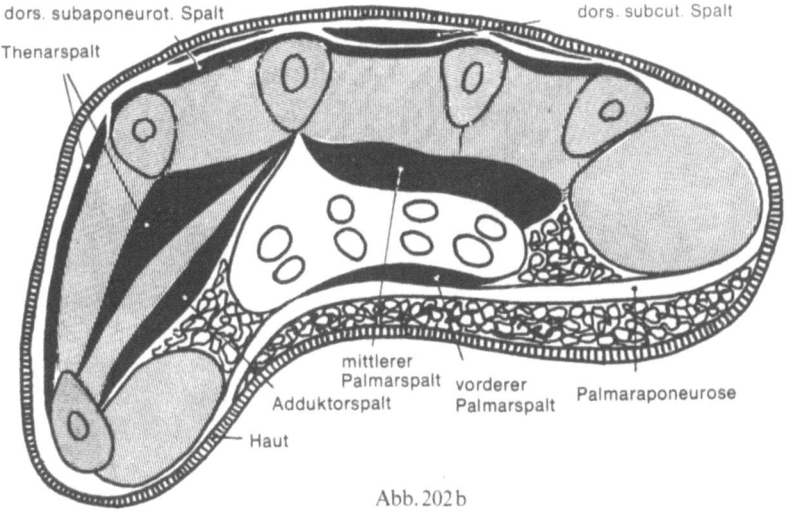

Abb. 202 b

5. Die Einschnitte in der Hand müssen sich auch bei septischen Prozessen nach den in der Handchirurgie üblichen Grundsätzen richten, sie dürfen also keine Beugefalten senkrecht kreuzen und sollen sich an den Spaltlinien der Haut orientieren (Abb. 203).
Ausnahme: Die drohende oder bereits eingetretene Perforation nach außen!
6. Die Wunde ist zum ungehinderten Sekretabfluß offen zu halten. Die *Klapp*-Gegeninzisionen sind bei richtiger Schnittführung in der Regel entbehrlich. Die Opferung eines ovalär exzidierten Hautstückes verhindert die unerwünschte frühzeitige Verklebung der Wundränder und kann damit eine Drainage überflüssig machen.

Merke: Die restlose Ausräumung aller Nekrosen, nicht die Drainage ist entscheidend für den Behandlungserfolg bei einer pyogenen Handinfektion!

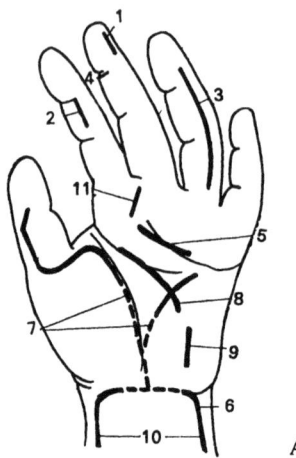

Abb. 203

Ist eine Drainage unumgänglich, so verwendet man dazu am besten eine Lage einer Fettsalbengaze oder eine dünne Gummilasche. Bei tiefen Strukturen, wie Sehnenscheiden und Handgelenk, eignet sich eine Spüldrainage mittels Kunststoffkatheter besser als jede andere Ableitungsmethode.

Eine Tamponade ist verboten!

Bei allen septischen Prozessen sind Tamponaden – d. h. festes Ausstopfen – unangebracht. Lockeres Einlegen eines Mullstreifens ist per definitionem keine Tamponade. Tamponaden sind nur sinnvoll bei diffusen Mikroblutungen!

7. Eine sachgemäße Ausräumung des Infektionsherdes erfordert Ruhe im Operationsgebiet. Eine herdnahe Lokalanästhesie birgt die Gefahr einer Keimverschleppung. Geeignet sind die Plexusanästhesie und die subaxilläre Leitungsanästhesie. Am besten aber ist die Allgemeinnarkose.
8. Eine sachgemäße Ausräumung des Infektionsherdes erfordert Übersicht im Operationsgebiet. Nur so können Nebenverletzungen funktionell wichtiger anatomischer Substrate vermieden werden. Oberarmblutsperre ist daher erforderlich. Das Anlegen einer Blutleere ist kontraindiziert, um das Einpressen von Keimen in die Lymph- und Blutbahnen zu vermeiden. Schlauchabschnürungen am Fingergrundglied können zu Endgliednekrosen führen.

9. Granulierende Flächen sind auch in der septischen Handchirurgie zu vermeiden. Granulierende Wunden sind daher nach Abklingen der Infektion bald plastisch zu verschließen. Besonders geeignet sind hierzu Reverdin-Läppchen.
Bei ausgedehnten Inzisionen, besonders am Vorderarm, dürfen nach Ausräumung von Eiter und Nekrosen ohne Nachteil Situationsnähte zur verzögerten Primärnaht gelegt werden. Die Wundränder werden damit nach 48 Std einander genähert, aber nicht vollständig adaptiert!
10. Absolute Ruhigstellung der betroffenen Gliedmaßenabschnitte im Gipsverband begünstigt die Heilung ebenso wie eine Hochlagerung für die ersten 48 Std. Sie hat in Funktionsstellung der Fingergelenke und des Handgelenks zu erfolgen. Nicht betroffene Finger bleiben frei. Der Patient ist nach 2 Tagen zu aktiven Übungen aller nicht ruhiggestellten Gelenke einschließlich des Schultergelenkes anzuhalten.
11. Superinfektion beim Verbandswechsel vermeiden!
12. Sofortige Schmerzfreiheit nach dem Eingriff beweist die erfolgreiche operative Behandlung der pyogenen Infektion. Persistierender oder wiederauftretender Schmerz ist ein Zeichen für ein Fortschreiten des Prozesses und eine Indikation zur Nachoperation. Spätestens zu diesem Zeitpunkt ist stationäre Behandlung angezeigt.

Nicht selten sind übersehene Fremdkörper Ursache der persistierenden Infektion. Über Fremdkörper stolpert man nicht, sondern man muß sie suchen, spätestens bei der Nachoperation!

Antibiotika bei der pyogenen Infektion?

Enteral oder besser parenteral verabreichte Antibiotika können zwar bei richtiger Dosierung die Lokalisation des pyogenen Infektes unterstützen und die weitere Ausbreitung hinhalten. Sie können aber auch das Krankheitsbild verschleiern! *Sich allein auf die Wirkung der Antibiotika verlassen heißt, die Funktion der Hand aufs Spiel setzen!*

Es werden daher folgende Indikationen zum Einsatz von Antibiotika empfohlen:

- Sehnenscheiden-, Gelenk- und Knochenpanaritien zugleich mit operativen Maßnahmen.
- Fortschreiten des Entzündungsprozesses nach operativer Behandlung zugleich mit einem Zweiteingriff.
- Aufsteigende Lymphangitis und Lymphadenitis.
- Sepsis.

Pyogene Infektionen der Hand werden in der überwiegenden Mehrzahl aller Fälle von grampositiven Keimen, insbesondere Staphylokokken hervorgerufen. Hier muß mit Resistenzen gerechnet werden. Die Resistenzlage ist jedoch örtlich sehr verschieden. Maximaldosen synthetischer Penizilline sind bis zum Vorliegen einer Resistenzbestimmung immer richtig.

Lokale Antibiotikaapplikation hat ihren Platz ausschließlich bei der Behandlung der Sehnenscheideninfektion mittels Spüldrainage und in Form der PMMA-Kette zur Einlage in die Fascienräume von Hand und Vorderarm. Lokale Applikation von Antibiotika in Pulverform sollte der Vergangenheit angehören!

Röntgenentzündungsbestrahlung – ja oder nein?

Kühn, Schink u. a. befürworten die Strahlentherapie zur Unterstützung chirurgischer Maßnahmen, *Edshage* lehnt sie ab. Bei richtiger Operationsindikation, sorgfältiger Operationsplanung und ebenso sorgfältiger Durchführung der Operation ist sie entbehrlich.

Handbäder – ja oder nein?

Sie bringen in der Regel mehr Schaden als Nutzen, weil sie durch Mazeration der Haut ein Fortschreiten des Infektes begünstigten.

Innerhalb der Nachsorge nach operativer Behandlung haben sie aber ihren Platz beim Verbandswechsel als kurzfristiges Reinigungsbad, weniger der Infektionswunde als ihrer Umgebung, aus der Blut und Sekretreste entfernt werden sollen.

Spezielle Therapie pyogener Infektionen

Wundinfekte nach Handoperationen

Sofortige Entfernung einiger oder aller Hautnähte mit breiter Eröffnung des Wundgebietes bringt den Infekt rasch zum Abklingen.

Fingerspitzenabszeß

Ausschneiden eines kleinen Nageldreiecks gewährt dem Eiter Abfluß. Der nekrotische Abzeßgrund wird mit einem kleinen scharfen Löffel sorgfältig ausgeräumt (Abb. 204 a, b).

Eiterung im Nagelwall und unter dem Nagel (Paronychie)

Kleine, streng lokalisierte Abszesse am seitlichen Nagelwall, meist nach Manikürverletzungen, heilen nach stumpfem Abschieben der Weichteile vom Nagel rasch aus. Eine Nekrose muß mit dem kleinen scharfen Löffel ausgekratzt werden. Ist der ganze Nagelwall betroffen, wird beiderseits längs so in-

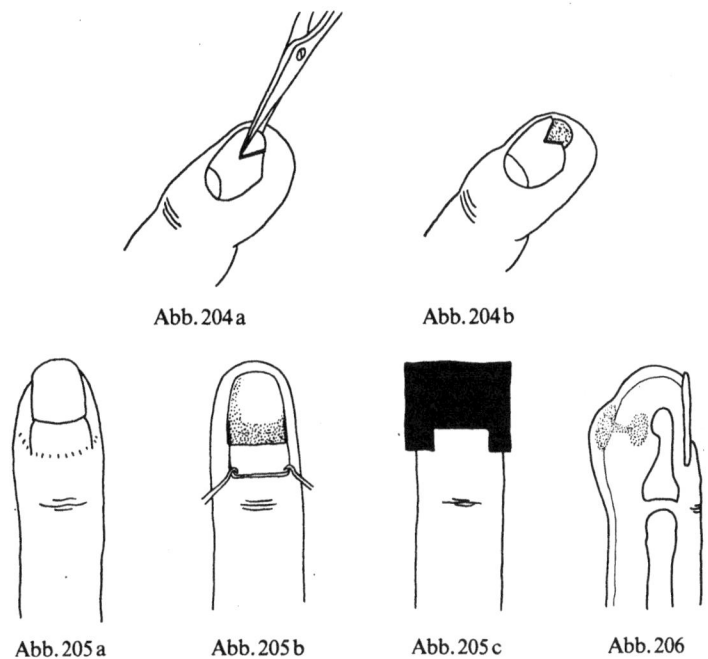

Abb. 204 a   Abb. 204 b

Abb. 205 a   Abb. 205 b   Abb. 205 c   Abb. 206

zidiert, daß eine Schädigung der Matrix vermieden wird. Der Nagelwall wird angehoben, Nekrosen werden entfernt. Ist die Matrix bereits in die Eiterung einbezogen, muß der Nagel entfernt werden. Unter den abgehobenen Nagelwall wird locker eine Lage Fettgaze geschoben, die auch das Nagelbett bedeckt (Abb. 205 a–c).

Eiterblase in der Fingerhaut (kutanes Panaritium)
Die Eiterblase wird mit der Schere vollständig abgetragen. Dann ist das freiliegende Corium genauestens zu inspizieren, ob nicht ein feiner Kanal in die Tiefe zu einem subkutanen Abszeß führt (Kragenknopfpanaritium, Abb. 206).

Eine Fehldiagnose kann hier verheerende Folgen für den Finger haben, führt doch ein Fortschreiten des Prozesses am Endglied zur Infektion des Knochens und des Endgelenkes, am Mittel- und Grundgelenk drohen Befall der Beugesehnenscheiden und der Gelenke, am Grundglied die Interdigitalphlegmone durch Befall der Schwimmhautfalten und der Lumbrikaliskanäle.

Schon der Verdacht auf das Vorliegen einer tiefen Eiterung genügt zur Erweiterung der Operation.

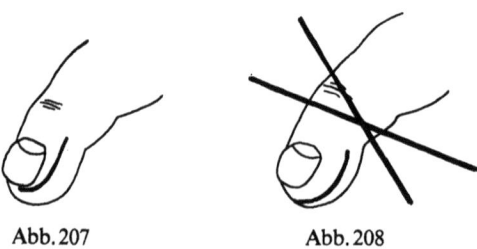

Abb. 207   Abb. 208

Fingerkuppenabszeß (subkutanes Panaritium des Endgliedes)
Die Fingerbeere wird durch *halben* Froschmaulschnitt, der nagelnahe anzulegen ist, eröffnet (Abb. 207, 203/1). Der *orthodoxe,* halbkreisförmige und nagelferne Froschmaulschnitt führt zu Sensibilitäts- und Durchblutungsstörungen und hinterläßt störende Narben (Abb. 208). An den Fingern 2, 3 und 4 sollte der Schnitt möglichst an der Ellenseite liegen, am Daumen und Kleinfinger an der Speichenseite. Alle Nekrosen werden sorgfältig entfernt. Die Wunde wird nötigenfalls mit einer Fettsalbengaze offen gehalten. Nicht selten droht der Abszeß durch die Haut der Fingerbeere zu perforieren oder der Eiter hat sich bereits entleert. In solchen Fällen ist es besser, an der Stelle der Perforation einzugehen und sich dabei an den Spaltlinien zu orientieren. Eine daraus resultierende störende Narbe kann später korrigiert werden. Eröffnet man die Fingerbeere auch hierbei von der Seite, so wird die Hautbrücke nicht selten nekrotisch!

Subkutane Eiterung an Mittel- und Grundglied (subkutanes Fingerpanaritium)
Ist der Prozeß streng auf *ein* Fingerglied begrenzt, wird er durch einen volaren Längsschnitt eröffnet (Abb. 203/2). Kreuzen einer Beugefalte führt zur Kontraktur und ist daher verboten! Sparsame ovaläre Exzision des Hautrandes ist erlaubt. Dadurch bleibt die Wunde offen, das Ausräumen von Nekrosen ist erleichtert. Sind beide Fingerglieder befallen, so erfolgt die Inzision mediolateral, dorsal der Gefäß-Nerven-Bündel, die unbedingt geschont werden müssen (Abb. 203/3).

Cave Eröffnung der noch nicht befallenen Beugesehnenscheide! Die breite Eröffnung der Fingerbeugeseite durch V- oder W-Schnitt nach *Bruner* gibt hervorragenden Zugang, ist aber in der septischen Handchirurgie entbehrlich.

Sehnenscheidenphlegmone (Panaritium tendovaginosum)
Rechtzeitige Diagnose ist entscheidend für die Erhaltung der Funktion des Fingers! Zerstörung der empfindlichen Gleitgewebe in der Sehnenscheide durch ischämische Nekrose infolge Druckerhöhung führt zur Verwachsung

der Beugesehne und begünstigt das Übergreifen der Infektion auf die Sehne selbst. Endzustand ist dann die Sehnennekrose. Schon der begründete Verdacht aufgrund der Zwangsbeugestellung der Finger und der Druckempfindlichkeit im Sehnenscheidenverlauf rechtfertigt operatives Eingreifen. Man denke daran, daß Sehnenscheidenphlegmonen des 2.–4. Fingers in den Hohlhandraum einbrechen können, während bei Befall des 1. und 5. Fingers sowohl die V-Phlegmone als auch ein Übergreifen auf den radialen oder ulnaren Sehnenscheidensack proximal des Handgelenkes und auf den tiefen Faszienraum des Vorderarmes auf der Membrana interossea (Parona-Raum) droht (Abb. 209).

Man kann folgende Situationen vorfinden:
Die Sehnenscheide ist primär infiziert (direkte Verletzung):
Therapie der Wahl ist die Spüldrainage. Dazu muß die Sehnenscheide unmittelbar in der Endgelenksbeugefalte durch Querschnitt (Abb. 203/4) und am proximalen Ende des Sehnenscheidensackes, für die Finger 2–4 also in der distalen Hohlhandbeugefalte, ebenfalls durch Querschnitt (Abb. 203/5), für die Finger 1 und 5 am Vorderarm proximal des Handgelenkes am besten von ulnar her durch Längsschnitt über der Elle dorsal des M. flexor carpi ulnaris eröffnet werden (Abb. 203/6). Ein Kunststoffkatheter (Venoflex) wird in die Sehnenscheide möglichst bis in Höhe des Mittelgelenkes geschoben. Distal wird die Sehnenscheide ebenfalls mit einem kurzen Kunststoffkatheter offen gehalten (Abb. 210). In der Regel genügt Spülung der Sehnenscheide mit einmaliger Instillation von 1 Mill. Einheiten Penicillin G. Kann damit die Infektion nicht beherrscht werden, so wird im Abstand von 6 h mit 0,5–1,0 ml einer

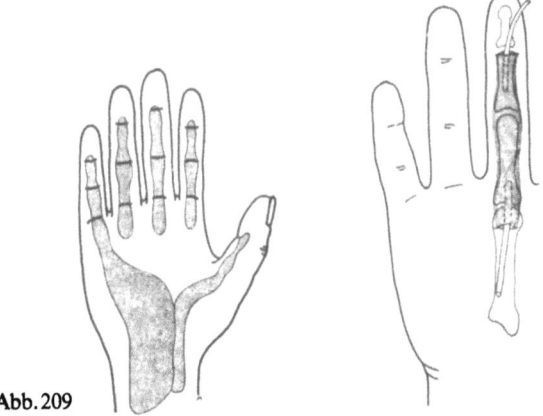

Abb. 209 Abb. 210

0,5%igen Neomycinlösung nachgespült, bis klare Flüssigkeit austritt. Dann wird die Spülbehandlung eingestellt. Zwei Tage später werden die Drains entfernt. Diese Eiterungen haben quoad functionem eine schlechte Prognose.

Die Sehnenscheide ist sekundär infiziert:
Hierbei bestehen gewöhnlich ausgedehnte Fingerweichteileiterungen, die gleichzeitig operativ ausgeräumt werden müssen. Das geschieht am besten vom mediolateralen Fingerschnitt aus mit Eröffnung der Sehnenscheide unter Schonung der Ringbänder. Gleichzeitig wird eine Spüldrainage wie beschrieben angelegt. Am 1. und 5. Finger kann die Weiterführung der Schnitte entlang dem Handballen zum Vorderarm erforderlich sein. Dabei wird der Karpalkanal gespalten, um die Beugesehnen und auch den N. medianus zu entlasten (Abb. 203/7).

Die postoperative Immobilisation in Beugestellung der Finger erfolgt mit dorsaler Gipsschiene so lange, bis die Infektion sicher beherrscht ist. Ist eine Sehnennekrose eingetreten – man erkennt sie an der graugrünlichen Verfärbung des Sehnengewebes – so kommt die Infektion nicht eher zur Ruhe, als bis der letzte Sehnensequester abgestoßen ist. Die Narbenbildung nach langdauernder Eiterung nimmt aber einer wiederherstellenden Sehnenoperation von vornherein jede Aussicht auf Erfolg. Frühzeitige Entfernung nekrotischer Sehnen ist daher notwendig!

Eiterungen in den Faszienräumen der Hand und des Vorderarmes

Hier sind folgende sechs Lokalisationsmöglichkeiten zu beachten:

1. Der *tiefe Hohlhandraum*. Er wird beugeseitig von den Beugesehnen, speichenseitig vom III. Mittelhandknochen und ellenseitig vom Kleinfingerballen begrenzt.
2. Der *Thenarraum* im Bereich der Daumenballenmuskulatur.
3. Der *Hypothenarraum* im Bereich der Kleinfingerballenmuskulatur.
4. Der *dorsale subkutane Raum* dorsal der Strecksehnen.
5. Der *dorsale subaponeurotische Raum* zwischen den Strecksehnen und den Mittelhandknochen.
6. Der *Parona-Raum* am Vorderarm, der zwischen den langen Beugern, dem M. pronator quadratus und der Membrana interossea liegt.

Zu 1.) Der tiefe Hohlhandraum wird durch bogenförmigen Hautschnitt mit Durchtrennung der Palmaraponeurose eröffnet (Abb. 203/8).
Zu 2.) Der Thenarraum ist volar von einem Schnitt parallel zur Daumenballenfalte (Abb. 203/7), dorsal von einem bogenförmigen Schnitt am radialen Rand des M. interosseus dorsalis I aus zugängig (Abb. 211/1).

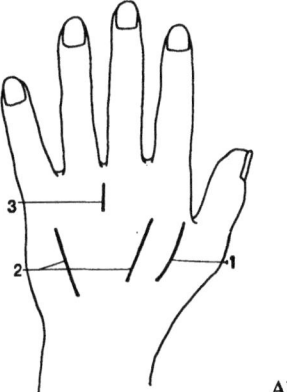

Abb. 211

Cave Verletzung des motorischen Medianusastes am Daumenballen! Die erste Zwischenfingerfalte darf zur Vermeidung einer Adduktionskontraktur nicht durchtrennt werden.

Zu 3.) Der Hypothenarraum (selten betroffen!) wird von einer volaren Längsinzision mit Spaltung der Faszie angegangen (Abb. 203/9).

Zu 4. und 5.) Die beiden Faszienräume am Handrücken werden von zwei Längsschnitten am radialen und ulnaren Rand des Streckerbündels aus eröffnet (Abb. 213/2).

Zu 6.) Die Freilegung des Parona-Raumes erfolgt radial durch Längsschnitt zwischen M. brachioradialis und Speiche und ulnar zwischen M. flexor carpi ulnaris und Elle (Abb. 203/10). Zur Dekompression des N. medianus muß die gesamte Vorderarmfaszie gespalten werden!

Bei allen Eiterungen in den Faszienräumen entbindet die Entleerung des Eiters nicht von der Verpflichtung, auch alle Nekrosen auszuräumen, selbstverständlich unter Schonung aller wichtigen anatomischen Substrate! Eine unterstützende Nachbehandlung mit einer Spüldrainage hat sich sehr bewährt. Bei ausgedehnten Hautschnitten kann unter dem Schutz einer Spüldrainage und antibiotischer Allgemeinbehandlung die verzögerte Primärnaht im allgemeinen ohne Gefahr angewendet werden.

Schwielenabszeß und Interdigitalphlegmone

Bei diesen Infekten besteht oft ein ausgedehntes, zum Teil auch gerötetes Handrückenödem, welches nicht zu einer primär dorsalen Inzision verleiten darf, nur weil auf den ersten Blick die Hohlhand unauffällig erscheint. Ihre Schwielen kaschieren nämlich, abgesehen vom Schmerz, die Galen-Entzündungszeichen! Sorgfältiges Suchen des Eiterherdes mit der Knopfsonde (umschriebener Schmerz!) schützt vor Irrtümern. Doch kommen natürlich kragenknopfähnliche Durchbrüche zur Streckseite ebenso vor wie ein Einbruch in den tiefen Hohlhandraum!

Bei der Eröffnung des Abszesses ist die Interdigitalfalte zu schonen. Der Schnitt folgt bogenförmig den Handlinien im Bereich der betroffenen Schwiele (Abb. 203/11). Palmaraponeurosengewebe wird abgetragen, Nekrosen werden sorgfältig entfernt. Durch sparsame ovaläre Ausschneidung der Haut wird die Wunde offen gehalten. Nur selten ist eine dorsale Gegeninzision erforderlich. Sie erfolgt mit Längsschnitt zentral der Interdigitalfalte. Zur Drainage wird hier ausnahmsweise eine Gummilasche durchgezogen (Abb. 211/3).

Gelenkeiterung (Panaritium articulare)
Schwellung und heftigster Bewegungsschmerz führen zur Diagnose. Im Frühstadium ist ein Behandlungsversuch mit täglichen Punktionen von der Streckseite her und Instillation eines Antibiotikums bei absoluter Immobilisierung in Funktionsstellung durch Gipsschiene angezeigt. Sind bereits röntgenologische Veränderungen, insbesondere Verschmälerung des Gelenkspaltes als Ausdruck der Knorpelzerstörung oder Knochendefekte erkennbar, muß operativ eingegriffen werden. Die Eröffnung des End- oder Mittelgelenkes erfolgt von der Streckseite unter Beiseiteziehen der Strecksehne oder besser von einem mediolateralen Schnitt aus. Die gelenkbildenden Flächen werden gründlich, aber so sparsam wie möglich unter Mitnahme der Kapsel reseziert. Im weiteren Verlauf kommt es dann entweder spontan zur Versteifung oder sie muß an End- und Mittelgelenken operativ herbeigeführt werden. Am Grundgelenk erbringt die Resektion des Köpfchens des zugehörigen Mittelhandknochens oft erstaunlich gute funktionelle Resultate. Das Handgelenksempyem erfordert eine breite Eröffnung des Gelenkes, am besten von ulnar mit Durchtrennung der Mm. extensor und flexor carpi ulnaris. Nachbehandlung mit Unterstützung durch Spüldrainage kürzt die Behandlungszeit ab.

Bei einer fortgeleiteten Fingergelenksinfektion im Gefolge eines Panaritium tendovaginosum ist im allgemeinen die Amputation nicht mehr zu umgehen, es sei denn, es handele sich um den Daumen.

Knocheneiterung (Panaritium ossale, Frakturostitis)
Es handelt sich hier in der Regel um eine fortgeleitete Infektion oder um eine Ostitis nach offener Fraktur. Die hämatogene Osteomyelitis spielt an der Hand nur eine untergeordnete Rolle. Bei der fortgeleiteten Knocheninfektion wird das klinische Bild anfangs von der Symptomatik des Weichteil- und Sehnenscheideninfektes beherrscht. Erst später weisen persistierende Fisteln

auf den Knocheninfekt hin. Die Frakturostitis zeigt neben Fisteleiterung eine verzögerte Knochenheilung.

Röntgenologisch ist wie bei jedem Knocheninfekt eine Frühdiagnose nicht möglich. Sichere Röntgenzeichen sind beim Panaritium ossale frühestens nach 1 Woche, bei der Frakturostitis erst nach 2 Wochen zu beobachten. Es herrscht die Osteolyse mit Bildung von Rand-, Teil- oder Totalsequestern vor. Die Knochennekrose wird kurz vor der Ablösung kalkdicht im Gegensatz zu der noch gut durchbluteten und deshalb kalkarmen Nachbarschaft. Bei Totalsequestrierung sind die benachbarten Gelenke in der Regel mitbeteiligt.

Wenn *Popkirow* sagt, daß eine Knocheneiterung nach operativer Behandlung von Weichteilpanaritien zu Lasten einer fehlerhaften Operationstechnik geht, so kann man diese Behauptung nur unterstreichen. Die beste Behandlung ist also auch hier die Prophylaxe.

Behandlung in der röntgennegativen Phase:
Das operative Vorgehen beschränkt sich auf die Weichteile. Eiter wird entleert, Nekrosen werden sorgfältig entfernt. Ruhigstellung ist obligat. Man unterstützt die Behandlung durch Antibiotika, ohne sich auf sie zu verlassen.

Behandlung in der röntgenpositiven Phase:
Sequestrotomie mit vorsichtiger Ausmuldung des Granulationsbettes. Bei Totalsequestrierung ist die Amputation oder Teilamputation des Fingers angezeigt. Nur am Daumen ist konservatives Vorgehen erforderlich, d. h. hier muß der Weichteilschlauch gegebenenfalls ohne Knochen erhalten werden. Am Zeigefinger sollte wenn möglich das Grundglied nicht amputiert werden. Sequestrierte Handwurzelknochen werden entfernt.

Furunkel und Karbunkel
Die reine Spaltung ist unzureichend, weil die bis zur Abstoßung aller Nekrosen persistierende Eiterung die Funktion der Hand gefährdet. Ein Furunkel oder Karbunkel wird daher ausgeschnitten. Die entstehende Granulationsfläche wird frühzeitig mit Reverdin-Läppchen gedeckt.

18.2 Primär phlegmonöse Infektion

Hochvirulente Erreger mit stark invasiver Tendenz führen zu einer rasch aufsteigenden Lymphangitis und Lymphadenitis, nicht selten auch zu septischen Allgemeinerscheinungen. Es handelt sich dabei im wesentlichen um Streptokokken, Mischinfektionen, wie sie bei menschlichen und tierischen Bißverletzungen vorkommen, oder um perianale Koliflora.

Für die tägliche Praxis spielen insbesondere zwei Krankheitsbilder eine Rolle, das Erysipel und das Erysipeloid. Die lokalen Veränderungen ähneln sich mit ihrer scharf abgegrenzten Rötung, wenn auch das Erysipeloid häufig dunkler, manchmal fast bläulich-rot erscheint. Das Erysipel beginnt jedoch mit septischen Allgemeinerscheinungen (Schüttelfrost, hohes Fieber), während das Erysipeloid das Allgemeinbefinden in der Regel nicht stört und fast ausschließlich bei Menschen auftritt, die beruflich mit Fleisch oder Fisch zu tun haben.

Die primär phlegmonösen Infektionen treten gegenüber den pyogenen Eiterungen zahlenmäßig in den Hintergrund. Man muß sie aber kennen, um aus der Diagnose richtige therapeutische Schlüsse ziehen zu können. Im Gegensatz zur pyogenen Infektion steht hier eine hoch dosierte Antibiotikatherapie im Mittelpunkt, chirurgischen Maßnahmen kommt nur eine sekundäre Bedeutung bei Einschmelzung zu oder in der Erstversorgung von Bißverletzungen. Eine chirurgische Intervention richtet sich dabei nach den gleichen Prinzipien, wie sie für die pyogene Infektion gelten.

Zur antibiotischen Behandlung eignen sich vorzugsweise:
- Penicillin G bis 60 Mill. Einheiten in 24 h,
  evtl. kombiniert mit Gentamycin
- Synthetische Penicilline
- Tetracycline.

Bißverletzungen verdienen in diesem Zusammenhang besondere Aufmerksamkeit. Gerade sie haben nicht selten eine Infektion mit anaeroben Keimen zur Folge. Es empfiehlt sich daher, der Wundausschneidung nur eine verzögerte Primärnaht folgen zu lassen, wenn man sich vor unangenehmen Überraschungen bewahren will. Auch die Tollwut muß hier vielerorts in den Kreis der Überlegungen einbezogen werden. Die beste prophylaktische Maßnahme ist die möglichst frühzeitige gründliche Waschung der Wunde mit Hexachlorophen, nicht die Desinfektion mit einem alkoholischen Desinfektionsmittel! Danach erfolgt die sorgfältige Wundausschneidung. Die Notwendigkeit der Einleitung einer Simultan-Wutschutzimpfung, die jetzt problemlos durchgeführt werden kann, muß von Fall zu Fall entschieden werden.

18.3 Differentialdiagnostische Überlegungen

Man sollte auch als Chirurg einen schmerzlosen luetischen Primäraffekt nicht mit einer pyogenen Paronychie verwechseln und auch an Pilzerkrankungen denken, die eine entsprechende Nachbehandlung erfordern. Gefäßerkrankungen (Morbus Raynaud), Diabetes mellitus, trophische Störungen nach Läsionen peripherer Nerven und Erkrankungen des Zentralnervensystems wie die Syringomyelie müssen ebenso in den Kreis der diagnostischen Überlegungen einbezogen werden wie die Jüngling-Erkrankung und auch die Glomustumoren. Gedacht werden muß auch an die Tuberkulose. Sie kann röntgenologisch zu Verwechslungen mit einer hämatogenen Osteomyelitis Anlaß geben. Da sie im Bereich der Hand eher primär auftritt und nur selten eine Organmanifestation einer tuberkulösen Allgemeininfektion darstellt, hat ihre Erkennung auch eine versicherungsrechtliche Bedeutung.

18.4 Wiederherstellungschirurgie nach Handinfektionen

Das Ausmaß von Funktionsstörungen nach Handinfektionen ist nicht zuletzt abhängig vom Zeitpunkt, in dem eine zielstrebige, für den Einzelfall sorgfältig geplante Behandlung einsetzen kann. Bewegungsbehinderungen durch Narbenkontrakturen, Sehnenschäden und Ankylosen, Knochendeformierungen und -defekte, Pseudarthrosen, Gefühlsstörungen und -verluste sowie Amputationen werden sich auch bei bester Behandlung nicht vermeiden lassen. Um diese Funktionsausfälle in einem erträglichen Rahmen zu halten, sind Maßnahmen erforderlich, die von der Wiederherstellung einer belastungsfähigen Hautdecke bis zu großen operativen Eingriffen mit dem Ziel der Herstellung sekundärer Greifformen reichen. Standardeingriffe zur Besserung von Folgezuständen nach Handinfektionen gibt es nicht, die Eingriffe orientieren sich vielmehr an den Grundsätzen der Wiederherstellungschirurgie unter Beachtung allgemeinchirurgischer Prinzipien. Sie müssen mit besonderer Sorgfalt geplant werden. Der Anfänger sollte sich hier äußerste Zurückhaltung auferlegen. Die Wiederherstellungsmöglichkeiten muß er aber kennen, um den Patienten von Anfang an richtig führen und beraten zu können.

18.4.1 Haut

Granulierende Wundflächen stellen jeden Eingriff an tieferen anatomischen Substraten (Sehnen, Nerven, Knochen) wegen erhöhter Infektionsgefahr in Frage. Granulationsflächen größerer Ausdehnung werden daher mit Spalthaut gedeckt, kleine mit Reverdin-Läppchen.

Schlecht durchblutete Narbenhaut wird ebenfalls durch Spalthaut oder

fettfreie Vollhaut ersetzt. Sind in solchen Gebieten Eingriffe an Sehnen oder Knochen geplant, ist ein gestieltes Transplantat vorzuziehen.
Kontrakte Narben werden durch Hautlappenverschiebung, z. B. Z-Plastik, unterbrochen.

18.4.2 Knochen

Fehlstellungen bedürfen einer Osteotomie. Devitaler Knochen muß entfernt werden. Pseudarthrosen und Defekte werden durch autologe Knochentransplantationen, am besten aus dem Beckenkamm, beseitigt. Als Osteosynthesematerial eignen sich hier am besten Kirschner-Drähte.

18.4.3 Gelenke

Bei Ankylose in Fehlstellung wie bei schmerzhaften, unstabilen, zerstörten Gelenken ist die Arthrodese in Funktionsstellung jeder anderen Behandlungsmaßnahme vorzuziehen. Selbst die Arthrodese beider Interphalangealgelenke in günstiger Stellung setzt den Gebrauchswert des Fingers nur in bescheidenem Maße herab. Sind Mittel- und Grundgelenk betroffen, so kann die Arthrodese des Mittelgelenkes in Kombination mit einer Arthroplastik des Grundgelenkes oder besser der Resektion des Köpfchens des Mittelhandknochens befriedigende Ergebnisse zeitigen. Eine Alloarthroplastik betrachten wir aus grundsätzlichen Erwägungen heraus und besonders nach einem Infekt als problematisch. Sie dürfte an der verletzten Hand in der Regel entbehrlich sein.

18.4.4 Sehnen

Das trotz aller Fortschritte bislang immer noch ungelöste Problem des plastischen Beugesehnenersatzes stellt sich in besonderem Maße nach einem Infekt des Gleitlagers mit Sehnennekrose. Unsere Ergebnisse sind im großen und ganzen entmutigend. Das nach Beugesehnenersatz erzielte Ergebnis läßt sich besser und schneller mit Arthrodesen erreichen. Ein plastischer Beugesehnenersatz ist daher nur unter besonders günstigen Verhältnissen angezeigt. Im Bereich des Streckapparates der Finger liegen die Verhältnisse ähnlich, ein nur selten erforderlicher Ersatz des Extensor digitorum ist dagegen erfolgversprechend.

18.4.5 Nerven

Die Notwendigkeit einer sekundären Nervennaht oder besser einer Nerventransplantation wird sich noch seltener stellen als die Indikation zu einer sensiblen Ersatzoperation. Häufiger ist ein symptomatisches Nervenkompressionssyndrom – öfter des N. medianus, seltener des N. ulnaris – nach Infektion der Faszienräume. Hier ist die Dekompression des Nerven im Karpalkanal oder in der Guyon-Loge angezeigt.

18.4.6 Bildung sekundärer Greifformen nach Fingerverlusten

Die Möglichkeiten sind im Kap. 6 (Amputationen) angedeutet. Ein besonderer Hinweis sei hier jedoch angefügt. Ein wegen Beugesehnennekrose, Mittelgelenksempyem und sequestrierender Grundgliedostitis amputationsreifer Finger, bei dem Sensibilität und Durchblutung erhalten sind, kann trotz florider Infektion unter Opferung der zerstörten Strukturen mit Erfolg zum Daumenersatz nach *Hilgenfeldt* herangezogen werden, wie ein eigener, bisher unveröffentlichter Fall gezeigt hat.

Literatur

Adams, R. M., et al.: Hautinfektion mit Mycobacterium marium durch tropische Fischaquarien (Ref.), JAMA *211*, 457 (1970)

Böhler, J.: Die Diagnose und Therapie von Weichteilinfektionen an der Hand. Hefte Unfallheilkd *107*, 221 (1971)

Bolton, H., Fowler, P. J., Jepson, R. P.: The natural history and treatment of pulp space infections and osteomyelitis of the terminal phalanx. J Bone Joint Surg [Br] *31*, 499 (1949)

Büchter, L., Mörl, M.: Die eitrigen Entzündungen der Hand. Aetiologie, Verlaufsformen und funktionelle Spätergebnisse. Zbl Chir *89*, 1711 (1964)

Büchter, L., Neef, H.: Die eitrigen Entzündungen der Hand. Zbl Chir *89*, 1715 (1964)

Entin, M. A.: Infections of the hand. Surg Clin North Am *44*, 981 (1964)

Heckstock, H.: Die eitrigen Sehnenscheidenentzündungen der Hand. Behandlung, Ergebnisse. Aktuel Chir *2*, 285 (1967)

Hentschel, M.: Moderne Aspekte der septischen Handchirurgie. Chirurg *40*, 403 (1969)

Huber, O., Tipold, E.: Behandlung der eitrigen Sehnenscheidenentzündung durch Spüldrainage. Aktuel Chir *5*, 161 (1970)

Kanaval, A. B.: Study of acute phlegmons of the hand. Surg Gynecol Obstet *1*, 221 (1905)

Koob, E.: Wiederherstellungsoperationen an der Hand nach Infektionen. Hefte Unfallheilkd *107*, 230 (1971)

Kress, H.: Bedeutung der aufgeschobenen Primärversorgung für die Behandlung infizierter Handverletzungen. Hefte Unfallheilkd *107*, 245 (1971)

Kühn, H. G.: Infektiöse Komplikationen bei Handverletzungen. Chir Plast Reconstr *6*, 54 (1969)

Neff, G.: Lokalbehandlung der eitrigen Sehnenscheidenentzündung mit Penicillin. Société internationale de Chirurgie 1948

Popkirow, St.: Zur Diagnose und Therapie von Knocheninfektionen der Hand. Hefte Unfallheilkd *107*, 225 (1971)

Porras, G., et al.: Recovery from rabies in man. Ann Intern Med *85*, 44 (1976)

Puschmann, J., Schuster, G.: Chirurgische Infektionen an der Hand. ÄRP *2*, 99 (1982)

Rahmel, R.: Desolate Ergebnisse infolge infizierter Bagatellverletzungen an der Hand. Hefte Unfallheilkd *107*, 251 (1971)

Stone, N. H., et al.: Empirical selection of antibiotics for hand infections. J Bone Joint Surg [Am] *51*, 899 (1969)

Streicher, H. J.: Möglichkeiten und Grenzen der Infektionsprophylaxe und Infektionsbehandlung bei Unfallverletzten. Unfallmed Tagg Heft *7*, 61 (1969)

Titze, A.: Die akute eitrige Sehnenscheidenentzündung. Chir Praxis *11*, 587 (1967)

Titze, A., Herzberg, F.: Die eitrigen Entzündungen an Fingern und Hand. Chir Praxis *15*, 403 (1971)

Verth, M. zur: Das Panaritium. Ergeb Chir Orthop *16*, 653 (1923)

Willenegger, H., Roth, W.: Die antibakterielle Spüldrainage als Behandlungsprinzip bei der chirurgischen Infektion. Dtsch Med Wochenschr *87*, 1485 (1962)

Wilson, J. M., et al.: Presenting features and diagnosis of rabies. Lancet *1975*, 1139

19 Thermische, chemische und elektrische Verletzungen

Der Allgemeinzustand des Patienten und das Ausmaß der geschädigten Körperoberfläche bestimmen hier das Vorgehen des Arztes. Die Erhaltung des Lebens muß bei allen ausgedehnten Verbrennungen im Vordergrund unserer Bemühungen stehen. Dabei darf aber die Sorge um die Wiedergewinnung wichtiger Funktionen des Bewegungsapparates nicht völlig zurückgestellt werden. Das gilt insbesondere für die Hand, die in einem hohen Prozentsatz aller Verbrennungsfälle mitbeteiligt ist.

Hier soll zwar nur das Vorgehen beim lokalen thermischen oder chemischen Schaden an der Hand, nicht aber die Verbrennungskrankheit betrachtet werden. Selbst bei isolierten Handverbrennungen dürfen jedoch die Grundzüge der Allgemeinbehandlung der Verbrennungskrankheit keinesfalls außer acht bleiben.

Erste Allgemeinmaßnahmen sind daher, soweit erforderlich:
- Bekämpfung des Initialschocks (Humanalbumin 5%).
- Schmerzbekämpfung (grundsätzlich nur intravenös, weil bei subkutaner Schmerzmittelapplikation die Resorptionsverhältnisse nicht abschätzbar sind).
- Bilanzierung des Flüssigkeitshaushaltes.
- Tetanusprophylaxe nicht vergessen!

Aus chirurgischer Sicht spielt die Ursache der Hautzerstörung, sei sie thermischer oder chemischer Natur, zunächst eine untergeordnete Rolle, da ihnen, von Ausnahmen abgesehen, pathologisch-anatomisch eine Koagulationsnekrose gemeinsam ist. Es wird daher im Folgenden nur von „Verbrennungen" gesprochen, auf Ausnahmen bei bestimmten chemischen Substanzen (Kolliquationsnekrose), bei Einwirkung von elektrischem Strom und von Kälte (Ischämiereaktion) wird – falls erforderlich – gesondert hingewiesen.

19.1 Diagnose

Die richtige Einschätzung des Ausmaßes einer Verbrennung ist von eminenter Bedeutung. Der Arzt muß wissen, ob die epithelialen Elemente der Haut vollständig zerstört oder noch teilweise erhalten sind. Stehengebliebene Hautanhangsgebilde und tiefe Epithelpapillen erlauben eine spontane, multizentrische Epithelisierung, die nach Abheilung eine hinreichend belastungsfähige Hautdecke garantiert. Bei vollständiger Zerstörung aller epithelialen Strukturen kann sich ein Sekundärepithel nur über eine Granulationsdecke von den Wundrändern her ausbilden. *Sekundärepithel aber ist immer minderwertig.* Es mag an funktionell wenig oder gar nicht beanspruchten Körperstellen tolerierbar sein, an der Hand wegen der stets drohenden Ausbildung von Narbengeschwüren nicht. Darüber hinaus stellt bindegewebig ausheilendes Granulationsgewebe mit seiner Kontrakturneigung die Funktion der Hand vollends in Frage.

Für die Praxis ist daher die Einteilung der Verbrennungen in zwei Schweregrade sinnvoll (*Jackson,* 1953):

1. partielle Hautnekrose,
2. totale Hautnekrose.

Die *partielle Hautnekrose* ist konservativer Behandlung zugängig und soll daher konservativ behandelt werden.

Die *totale Hautnekrose* ist als chirurgische Wunde anzusehen, die in frischem Zustand keimarm ist, bei der also ein primärer Wundverschluß herbeigeführt werden darf.

Daraus ergeben sich insbesondere im Bereich der Hand wichtige therapeutische Konsequenzen:

1. Die *partielle Hautnekrose* wird primär konservativ behandelt. Das schließt nicht aus, daß Teilzerstörungen der Haut später wegen funktionell doch störender Narbenbildungen operativ-plastische Maßnahmen erfordern, insbesondere bei Kindern.
2. Die *totale Hautnekrose* erfordert im Hinblick auf die Funktion frühestmögliche operativ-plastische Versorgung.

Nun wird es auch dem sehr Erfahrenen unmittelbar nach dem Unfallereignis nur schwer möglich sein, in jedem Fall das Ausmaß der Verbrennungen hinsichtlich Flächenausdehnung und vor allem hinsichtlich der Tiefe sicher zu bestimmen. Bei der Beurteilung des klinischen Befundes kann aber die Unfallanamnese wichtige Hinweise liefern:

1. Kurzzeitige explosionsartige Hitzeeinwirkungen und heiße Flüssigkeiten lassen eher partielle Hautnekrosen erwarten. Klinisch manifestieren sie

sich mit Rötungen oder Blasenbildung. Bei Verlust der Epidermis ist die stark sezernierende Wundfläche durchblutet, die Schmerzrezeptoren sind erhalten.

2. Kontakt mit heißen Gegenständen, flüssige Metalle und Flammen führen in der Regel zur totalen Hautnekrose. Klinisch zeigt sie eine grau-weißliche Verfärbung als Ausdruck der tiefen Koagulationsnekrose. Die Gefäße sind mit stehendem Blut gefüllt. Durch Zerstörung der sensiblen Nervenendigungen sind die betroffenen Bezirke schmerzfrei. Das Gewebe ist lederartig derb.
3. Ätzende Flüssigkeiten, insbesondere in erhitztem Zustand, führen eher zu totalen Hautnekrosen.
4. Bei Verletzungen durch elektrischen Strom steht die Gewebsschädigung in Abhängigkeit von der Stromstärke. Sehnen- und auch Knochennekrosen müssen in den Kreis der Überlegungen einbezogen werden.

> **Stromdurchfluß kann zu Herzrhythmusstörungen führen. EKG nicht vergessen!**

5. Besondere Beachtung verdienen bestimmte chemische Verbindungen, die zu einer fortschreitenden Kolliquationsnekrose führen, wie z.B. Fluorwasserstoff, oder die neben einer Hautschädigung schwere Allgemeinerscheinungen auch bei flächenmäßig geringer Kontamination zur Folge haben können, wie z.B. Äthylenimin.
6. Bei Kälteeinwirkung kommt es über eine lokale Ischämie zur partiellen oder totalen Gewebsnekrose.

Schließlich kann als chirurgisches Hilfsmittel zur Bestimmung der Flächenausdehnung und Tiefe von totalen Hautnekrosen die Vitalfärbung herangezogen werden. Als praktisch ausreichend und ohne Aufwand überall durchführbar hat sich dazu die Verwendung von Disulfinblau nach *Tempest* bewährt.

Der Farbstoff wird injektionsfertig in Ampullen zu 10 ml geliefert. Bei langsamer intravenöser Injektion nehmen nach 60–90 s die am besten durchbluteten Hautareale, wie Lippen, Gesicht und Ohren, nach 3–5 min der ganze Körper eine tief blau-grüne Farbe an. Devitales Gewebe bleibt ungefärbt. Die Ausscheidung des Farbstoffes erfolgt im wesentlichen abhängig von der Flüssigkeitszufuhr und der Nierenfunktion in 3–4 Tagen mit dem Urin. Vor der Verwendung des Farbstoffes müssen die Verletzten über den Verlauf der Vitalfärbung aufgeklärt werden.

Dosierung von Disulfinblau*

Alter [Jahre]	Menge [ml]
bis 3	5–10
3–10	10–15
10–20	20
über 20	20–40

Die Beurteilung der Vitalfärbung muß sofort nach vollständiger Ausbreitung des Farbstoffes in der Haut erfolgen – also intraoperativ! –, noch ehe eine Diffusion in das Verbrennungsödem stattgefunden hat. So lassen sich Fehler in der Einschätzung vermeiden. Die Anwendung des Verfahrens setzt intakte Kreislaufverhältnisse voraus. Drohender oder manifester Schock sind eine absolute Kontraindikation! Sinnvoll ist eine Vitalfärbung nur dann, wenn man gewillt und in der Lage ist, sofort aus dem Ergebnis therapeutische, d. h. operative Konsequenzen zu ziehen, also nochmals nur bei vorbereiteter Operation!

19.2 Therapie

19.2.1 Allgemeine Hinweise

Ziel der Lokalbehandlung der Verbrennungswunde ist in erster Linie die Erhaltung der Funktion der Hand. Sie wird um so eher bewahrt, je schneller die Wunden geschlossen sind, sei es durch spontane Epithelisierung bei partieller Hautnekrose oder durch operativ-plastische Maßnahmen bei der totalen Hautzerstörung.

Vier Gefahren drohen der Verbrennungswunde, die eine rasche Heilung unter Wahrung der Funktion in Frage stellen können:

- Infektion
- Ödem
- Sekundäre Thrombosierung kleinerer Gefäße
- Iatrogene Schäden.

Infektion, Ödem und Thrombose können sich zu einem Circulus vitiosus zusammenfinden und insbesondere im Verein mit ungeeigneten Maßnahmen eine partielle in eine totale Hautnekrose überführen, die dann auch auf tiefere Gebilde, vor allem auf den Streckseiten der Finger, übergreifen kann.

---

* Hersteller: Disulphine Blue. Imperial Chemical Industries Limited

Infektion

Die beste Behandlung der Infektion ist die Prophylaxe einer Keimbesiedlung der primär keimfreien oder keimarmen Verbrennungswunde, vor allem mit resistenten Krankenhauskeimen.

Daher gilt:
1. Erste allgemeine Maßnahmen (s. oben), Untersuchung und Behandlung sind im aseptischen Operationssaal mit steriler Bekleidung, Maskenschutz vor Mund und Nase und mit sterilen Gummihandschuhen durchzuführen. Dieser Forderung muß im Rahmen des Praktikablen bei flächenmäßig kleinen, oberflächlichen Verbrennungen auch in der Sprechstunde des praktischen Arztes Rechnung getragen werden.
2. Keimbesiedlung granulierender Wundflächen ist auf die Dauer unvermeidbar. Sie bedürfen daher frühzeitiger Deckung mit Haut. Ungenügende Beachtung der Infektionslage allerdings stellt den Erfolg operativ-plastischer Maßnahmen, insbesondere der freien Hauttransplantation in Frage.
3. Parenteral oder enteral verabreichte Antibiotika sind zur Infektionsprophylaxe der Verbrennungswunde auf die Dauer wenig geeignet. Ihre Domäne sind die infektiösen Komplikationen im Verlaufe der Behandlung. Regelmäßige bakteriologische Kontrollen bei größeren Wunden sind deshalb schon im Hinblick auf die schnellen Erregerwechsel notwendig.
4. Lokale chemotherapeutische oder antibiotische Maßnahmen zur Prophylaxe oder Behandlung der Infektion haben dagegen Sinn, wenn sie frühzeitig, d. h. bei Behandlungsbeginn einsetzen und wenn sie sich auf Substanzen mit geringer Resistenzentwicklung beschränken. Zu empfehlen sind Sulfamylon und Polyvinylpyrrolidon-Jod-Komplex in Salbenform.

Ödem

Die gelegentlich empfohlene Lokalbehandlung der unvermeidlichen Ödemphase im Kompressionsverband dürfte auch bei richtiger Ausführung selbst unter klinischer Beobachtung nicht ganz unbedenklich sein. Besser ist die Entlastung des Ödems durch Längsschnitte am Handrücken. Damit vermeidet man sicher eine zusätzliche Gewebsschädigung infolge Drosselung der Gefäße.

Sekundärthrombose

Neben Störungen der Mikrozirkulation sind Ödem und Infektion die Hauptursachen der Sekundärthrombose kleinerer Gefäße. Die Beachtung dieser Tatsache kann ein Fortschreiten von Hautnekrosen verhindern.

Iatrogene Schäden
Bei der Initialbehandlung:
- Nichtbeachtung der Infektionsprophylaxe.
- Grobe Abbürstungen der Wundfläche, wie sie früher empfohlen wurden. Sie führen zur Zerstörung überlebender Gewebsinseln.

Im Behandlungsverlauf:

Konservative Behandlung: Hier stellt sich zunächst die Frage: Offene oder geschlossene Wundbehandlung. Die offene Behandlung hat vor allem bei tiefen Verbrennungen bis zur Demarkierung der Nekrosen Vorteile, sofern eine frühzeitig beginnende, täglich unter Anleitung durchgeführte Bewegungstherapie möglich ist. Nachteilig ist die erhöhte Infektionsgefahr. Das Ödem kann aber die Fingergrundgelenke in eine Streckstellung zwingen und dadurch eine Schrumpfung der Seitenbänder herbeiführen, die die spätere Funktion der Hand gefährdet. An der Hand ist daher die geschlossene Wundbehandlung vorzuziehen, die in jedem Fall im Faustverband zur Erhaltung der Funktionsstellung zu erfolgen hat. Das Handgelenk wird dabei in 30° Dorsalflexion durch eine Gipsschiene gestützt. In die Hohlhand kommt ein Ball aus synthetischer Watte oder Stahlwolle. Mullkompressen schützen die einander zugekehrten Seitenflächen der Finger und halten die Ausbildung von narbigen Syndaktylien hintan. Hochlagerung begünstigt die Rückbildung des Ödems. In Ausnahmefällen, besonders zur offenen Behandlung der Hand im Rahmen einer schweren Allgemeinverbrennung, hat die temporäre Bohrdrahtarthrodese, insbesondere der Grundgelenke in Funktionsstellung, ihren Platz. Sie muß bei der Initialversorgung angebracht werden, um Keimverschleppungen in die Tiefe zu vermeiden. Geschlossene Behandlung im Salbenverband erfordert tägliche (aseptische!) Verbandswechsel und Säuberung, um Gewebsschäden durch Mazeration zu vermeiden.

Debridement: Allzu konservatives Verhalten bei totaler Hautnekrose führt zur unvermeidlichen Infektion mit Fortschreiten in tiefere Gewebsschichten. Auf der Streckseite der Hand bedeutet das Sehnen- und Gelenkkapselnekrose. Die Beugeseite ist außer bei Kontaktverbrennungen durch den Widerstand der Palmarfaszie weniger gefährdet. Frühzeitige Nekroseausschneidung verhindert übermäßige Granulation und damit sekundäre Kontrakturen.

Für die Therapie ergeben sich daraus folgende Konsequenzen:
Wenn man sich aus diagnostischen oder allgemeinmedizinischen Gründen nicht zur sofortigen operativen Behandlung entschließen kann, so erfolgt die Nekroseausschneidung auf der Streckseite mit sofort nachfolgender plasti-

scher Deckung am 3.–4. Tag nach dem Unfall. Der Eingriff wird in Blutsperre durchgeführt. Das Ödem erleichtert die Trennung des verbrannten Gewebes von der erhaltenen Unterlage. Als weiteres Kriterium zur Abgrenzung der totalen Nekrose dienen die Blutgefäße: Sie sind im verbrannten Gewebe mit Blut gefüllt, in erhaltenem Gewebe infolge der Blutsperre jedoch leer. Auf der Beugeseite darf wegen der dickeren Hautdecke und der Palmarfaszienbarriere die spontane Demarkierung abgewartet werden. Bereits abgestorbenes Gewebe wird entfernt. Nur bei tiefen Kontaktverbrennungen ist auch hier wegen der Gefahr der Sehnen-, Nerven- und Gefäßschädigung die chirurgische Intervention am 3.–4. Tag angezeigt.

19.2.2 Vorgehen bei partieller Hautnekrose

Initialbehandlung

1. Schonende Beseitigung von Verschmutzungen mit steriler physiologischer Kochsalzlösung. Verschmutzung durch Heißteer werden besser belassen. Die Teerschicht fällt nach wenigen Tagen von selbst ab.
2. Sorgfältige Entfernung von Epidermisresten mit Schere und Pinzette. Blasen werden bis zum Rand hin abgetragen.
   Die Maßnahmen (1) und (2) sind nötigenfalls in Narkose durchzuführen.
3. Bedeckung der Wunden mit nichthaftender Gaze, dann Faustverband für 8–10 Tage, falls keine Infektion eintritt, d.h. falls der Verband trocken bleibt.
4. Entschließt man sich zur frühzeitigen lokalen Infektionsprophylaxe, so erfolgt die Lokalbehandlung ebenso im Faustverband, der dann täglich gewechselt werden muß, wobei die Wirkstoffe und Wundsekrete in lauwarmer physiologischer Kochsalzlösung abzuwaschen sind.
5. Bei ganz oberflächlichen Verbrennungen (sog. Verbrennungen 1. Grades) wird die Anwendung von antihistaminhaltigen Gels vom Patienten als sehr angenehm empfunden. Diese Verbrennungen können nach Antrocknen des Medikamentes verbandlos weiterbehandelt oder mit einem trockenen Schutzverband versehen werden.
   Vorsicht bei Kindern! Anthistaminika werden durch die Haut resorbiert und können bei entsprechenden Mengen zu Intoxikationserscheinungen führen.
6. Das eben beschriebene Vorgehen findet in gleicher Weise Anwendung bei ausgedehnten Verbrennungen unter Mitbeteiligung der Hand.

Weiterbehandlung

Der Verband wird von innen heraus feucht
Das bedeutet Infektionsgefahr. Der Verband muß unter sterilen Kautelen gewechselt werden. Dabei wird die Wunde inspiziert. Neue Blasen werden abgetragen, Gewebsdetritus wird entfernt. Es wird geprüft, ob die Nekrose in die Tiefe fortschreitet. Nach der Entfernung des ersten Verbandes ist weiterhin täglich Verbandswechsel bis zur Epithelisierung erforderlich.

Es tritt ein starkes Ödem auf
Wegen der Gefahr des Unterganges weiterer Gewebspartien werden in Narkose auf dem Handrücken zur Ödemableitung Längsinzisionen angelegt.

Die Wunde infiziert sich
Lokalantibiotische Behandlung mit täglichen Verbandswechseln. Jetzt ist besonderes Augenmerk darauf zu richten, ob sich aus der partiellen eine totale Hautnekrose entwickelt oder ob die Infektion gar in die Tiefe fortschreitet und funktionell wichtige anatomische Substrate gefährdet.

Antibiotische Allgemeinbehandlung, bis zur Erreger- und Resistenzbestimmung zunächst mit hohen Dosen Penicillin (bis 60 Mill. Einheiten in 24 h ist angezeigt. Cave Penicillinallergie!).

Die Infektion der Verbrennungswunde erfordert beschleunigte Nekrosenbeseitigung, wobei es empfehlenswert ist, das chirurgische mit einem enzymatischen Debridement zu kombinieren.

Cave Sepsis! Sie kann auch heute noch bei nur geringer Ausdehnung der verbrannten Fläche das Schicksal des Patienten besiegeln, besonders im Kindesalter.

Nachsorge

Wiedergewinnung der Hand- und Fingerfunktionen
In der Regel macht die Wiedergewinnung der Fingerbeweglichkeit keine Schwierigkeiten, sofern eine Immobilisation in Funktionsstellung erfolgte. Sich anbahnende Inaktivitätsschäden müssen rechtzeitig erkannt und krankengymnastischer Behandlung zugeführt werden. Dazu ist es nicht notwendig, die Wundheilung abzuwarten.

Kontrakturen und Keloide
Auch nach partieller Hautnekrose mit multizentrischer Epithelregeneration muß mit Narbenkontrakturen und Keloiden gerechnet werden. Sie sind durch krankengymnastische und medikomechanische Maßnahmen nicht nur nicht besserungsfähig, sondern können dadurch verschlimmert werden. Ge-

waltsame Narbenstreckungen führen nämlich zu Mikroblutungen ins Gewebe und damit zu neuer Fibroblastentätigkeit. Hier können nur operativ-plastische Maßnahmen in Erwägung gezogen werden. Keloide, die zu Narbengeschwüren neigen, bedürfen ebenfalls plastischer Korrektur. Bei Keloiden, die lediglich das kosmetische Ergebnis beeinträchtigen, ist zunächst eine abwartende Haltung angezeigt. Nicht selten erübrigt sich nämlich eine plastische Korrektur mit dem Erreichen des atrophischen Narbenstadiums.

Hautpflege
Nach Abheilung der Wunden ist besonders nach dem Waschen Hautpflege durch maßvolle Verwendung fetthaltiger Salben (wie z.B. Bepanthensalbe, Euzeran) oder einer einfachen fetthaltigen Creme (wie z.B. Nivea) angezeigt. Dadurch wird nicht nur die zarte neue Haut geschmeidig erhalten, auch Waschmittelschäden werden vermieden. Bei Wiederaufnahme der Arbeit soll der Verletzte angehalten werden, große Schmutzexpositionen zu vermeiden, bis die Haut ihre alte Widerstandsfähigkeit zurückgewonnen hat.

19.2.3 Vorgehen bei totaler Hautnekrose

Handverbrennung bei ausgedehnter Verbrennung der Körperoberfläche

Das Vorgehen richtet sich grundsätzlich danach, welchen Anteil die Handverbrennung am gesamten Ausmaß der Verbrennung hat. Muß die Hand im Rahmen einer ausgedehnten Verbrennung der Körperoberfläche behandelt werden, so treten die lokalen Maßnahmen zunächst gegenüber der Allgemeinbehandlung der Verbrennungskrankheit in den Hintergrund. Wir beschränken uns daher auf eine Therapie wie bei der partiellen Hautnekrose. Wenn es der Zustand erlaubt, sollte jetzt schon eine temporäre Bohrdrahtarthrodese zur Erhaltung der Funktionsstellung angestrebt werden.

Isolierte Handverbrennung

Handelt es sich um eine isolierte Handverbrennung, so darf das geschädigte Hautareal als primär keimarme chirurgische Wunde angesehen werden, die sofortigen Wundverschluß erlaubt, sofern es gelingt, rein aufgrund des klinischen Bildes oder unter Zuhilfenahme der Vitalfärbung eine sichere Abgrenzung der totalen Hautnekrose gegenüber gesundem Gewebe herbeizuführen. Primär chirurgisches Vorgehen ist nicht erlaubt, wenn dadurch infolge unsicherer Abgrenzung erhaltenes Gewebe gefährdet wird. In diesen Fällen ist es sicherer, die Sofortbehandlung nach den oben aufgestellten Grundsätzen durchzuführen und im Sinne einer „Dringlichkeit mit aufgeschobener Operation" erst am 3.–4. Tag primär-plastische Maßnahmen durchzuführen oder gar die Demarkation der Nekrosen abzuwarten.

Verbrennung der Streckseite
Hier ist einerseits die Beurteilung der Ausdehnung der Verbrennung hinsichtlich Fläche und Tiefe am einfachsten, andererseits sind die tieferen Strukturen, wie Sehnen und Fingergelenke, weit mehr gefährdet als auf der Beugeseite. Die Indikation zur primär-plastischen Versorgung, mit der wir seit Jahren die besten Ergebnisse hatten, darf hier sehr weit gestellt werden. Die nur in Blutsperre durchzuführende Ausschneidung darf bis auf das Gleitgewebe der Streckersehnen erfolgen, wenn freie Transplantate noch mit großer Sicherheit einheilen sollen. Kleine Kontaktverbrennungen werden am sichersten mit Reverdin-Läppchen gedeckt, die gegenüber dem Verband mit Fettsalbengaze geschützt werden. Die Hand wird für 10 Tage mit einem Schaumgummikompressions-Faustverband ruhiggestellt. Bei größeren Flächen wird Spalthaut verwendet. Besonders an den Fingern muß darauf geachtet werden, daß die schrumpfenden Transplantatränder in der Längsrichtung nicht so verlaufen, daß sie Streckkontrakturen hervorrufen. So wünschenswert eine offene Behandlung im Hinblick auf die ständige Kontrollmöglichkeit der Transplantate ist, so wird doch die Möglichkeit zur Lagerung auf einer Spezialschiene *(Larson)* nur an wenigen Orten gegeben sein. Die Transplantate werden daher mit atraumatischen Nähten fixiert. Dann erfolgt die Ruhigstellung wiederum im Schaumgummikompressions-Faustverband für 10 Tage. Nach Entfernung des Verbandes müssen Sekretverhaltungen täglich so lange sorgfältig abgetupft werden, bis die Einheilung abgeschlossen ist.

Bei der seltenen Beteiligung der Sehnen oder gar der Knochen sind gestielte Plastiken unumgänglich. Sie müssen der Situation angepaßt werden. Ihre Ausführung folgt den hierfür aufgestellten Prinzipien (Kap. 5).

Verbrennung der Beugeseite
Aus den oben dargelegten Gründen ist hier die Erhaltung von Epithelinseln zur Spontanregeneration häufig, die Palmarfaszienbarriere schützt gegen ein Eindringen der Infektion in die Tiefe, wichtige anatomische Strukturen werden durch primär-plastische Maßnahmen mehr gefährdet als geschützt, da die Palmarfaszie vor Aufbringen des Transplantates entfernt werden muß. So empfiehlt sich hier abwartendes Verhalten bei geschlossener Wundbehandlung bis zur Demarkation, die durch schrittweises chirurgisches Debridement beschleunigt wird. Die Deckung erfolgt zum frühestmöglichen Zeitpunkt zunächst mit Spalthauttransplantaten, die allerdings nicht immer belastungsfähig sind, gerade in der Hohlhand zur Schrumpfung neigen und daher nicht selten sekundär plastische Maßnahmen erfordern.

Nur bei tiefen Kontaktverbrennungen mit Freiliegen von Sehnen, Nerven oder Knochen ist primäres operatives Vorgehen unter Verwendung gestielter Plastiken notwendig.

Weiterbehandlung
Freie Transplantate werden nach 10 Tagen freigegeben. Bei gestielten Plastiken wird der Lappenstiel nach der 3. Woche durchtrennt. Durch stufenweises „Lappentraining" (Abklemmen des Stieles mit weicher Darmklemme oder Gummischlauch, Beginn Ende der 2. Woche) wird die Ausbildung des Gefäßanschlusses im Transplantatbett gefördert.

Eine Infektion stellt die Einheilung des Transplantates in Frage und kann zur Lappennekrose führen. Nekrotische Transplantate werden entfernt und sobald als möglich durch neue ersetzt.

Nachsorge
Ist der Hautverschluß vollendet, so muß die Wiedergewinnung der Funktion der Hand durch intensive krankengymnastische Maßnahmen angestrebt werden. Bei verbleibenden Funktionsausfällen und Deformitäten – in der Regel durch Narbenkontrakturen, auf den Mittelgelenkstreckseiten der Finger aber auch durch Gewebsdefekte bedingt – muß rechtzeitig die Indikation zur chirurgischen Rehabilitation durch Sekundäreingriffe gestellt werden.

Hautpflege
Sie ist nach Hautplastiken nicht weniger wichtig als nach spontaner Epithelisierung der Verbrennungswunde.

19.3 Vorgehen bei besonderen chemischen Hautschäden mit Verbrennungscharakter

Es wurde bereits darauf hingewiesen, daß im allgemeinen chemische und thermische Schäden der Haut das gleiche Bild der Koagulationsnekrose bieten. Wenige Stoffe führen aber trotz anfänglicher und örtlicher Symptomarmut zu fortschreitenden Kolliquationsnekrosen. Wieder andere bieten lokal zwar das Bild einer deutlichen Koagulationsnekrose. Das Schicksal des Verletzten wird jedoch nicht von der chemischen Schädigung der Haut, sondern von der toxischen Wirkung der Verbindung auf den Gesamtorganismus bestimmt. Es hieße den Arzt und insbesondere den Chirurgen überfordern, wollte man von ihm verlangen, die lokale Wirkung und allgemeine Toxizität aller chemischen Verbindungen zu kennen. *Zu fordern aber ist die Erhebung einer genauen Anamnese (die Verletzten sind gewöhnlich über die Eigenschaften der Stoffe informiert, mit denen sie umzugehen haben), eine sorgfältige stationäre Beobachtung in unklaren Fällen und evtl. die Einschaltung eines Arbeitsmediziners, Werksarztes oder einer Entgiftungszentrale, die vielerorts jetzt entstehen und telefonisch erreichbar sind (s. Innenseite des Buchdeckels). Viele Fälle können durch eine Rückfrage im Beschäftigungsbetrieb – auch mitten in der Nacht! – einer Klärung zugeführt werden.*

Bei der Verbreitung der chemischen Industrie muß sich jeder Arzt mit toxikologischen Fragen beschäftigen. Es ist aber hier nicht der Ort, auf alle toxischen Verbindungen einzugehen. Zwei besonders markante und durchaus nicht seltene Beispiele mögen genügen:

19.3.1 Einwirkung von Fluorwasserstoff als Beispiel einer Kolliquationsnekrose

Fluorwasserstoffsäure findet breite Verwendung bei der Herstellung von Lösungsmitteln, Gerbmitteln, Farbstoffen, Insektiziden, Kunststoffen, zur Oberflächenbearbeitung in der Metall- und Glasindustrie und in der Galvanotechnik. In der Aluminiumindustrie haben wir es mit der sogenannten „Flußverbrennung" zu tun, die als „Elektrolytverletzung der Ofenarbeiter in der Aluminiumindustrie" ein besonderes Krankheitsbild bietet. Jede nicht primär behandelte Fluorwasserstoffverätzung kann, abhängig von der Konzentration, zu schwersten Gewebszerstörungen führen, wobei der Vorgang der Gewebszerstörung und der Neutralisation des Fluorwasserstoffes sich über Tage erstrecken kann.

Symptomatik

Leitsymptom ist der intensive Schmerz, dem je nach Konzentration nach 1–24 h Erythem, Ödem und Kolliquationsnekrose folgen. Letztere kann im Verlauf von Tagen in die Tiefe fortschreiten und auch den Knochen einbeziehen.

Als allgemeine Forderung ergibt sich daraus, daß grundsätzlich alle Einwirkungen chemischer Verbindungen auf die Haut sorgfältiger Beobachtung bedürfen, auch wenn sie nur Schmerzen, aber keine primäre Gewebsläsion hervorgerufen haben!

Therapie

Moeschlin sowie *Thiele* und *Wild* u.a. empfehlen die Ausfällung der Fluorwasserstoffsäure im Gewebe zu unlöslichem Calciumfluorid. Diese Empfehlung ist auch in einem Merkblatt der Berufsgenossenschaft enthalten. *Simon-Weidner* bestreitet die Wirksamkeit dieser Therapie und besteht auf sofortiger chirurgischer Behandlung. Nach eigener Erfahrung scheitert letztere nicht selten leider daran, daß eine Abgrenzung des Gewebsschadens klinisch nur schwer möglich ist, während man die Ergebnisse der „Zweistufentherapie" von *Thiele* und *Wild* nur bestätigen kann, sofern sie wirklich konsequent durchgeführt wird. Sie soll Fluorwasserstoff als unlösliches Calciumfluorid ausfällen, Nekrosen durch Calciumgluconat mittels Hyaluronidase verhindern und gleichzeitig den Schmerz durch Procain günstig beeinflussen.

Technik

Lösung 1: Eine Trockenampulle Hyaluronidase (z. B. Kinetin) wird ohne packungseigenes Lösungsmittel in 10 ml Procain 2% ohne Adrenalin gelöst. Die fertige Lösung soll mindestens 12 und höchstens 17 I. E. Hyaluronidase/ml enthalten.

Lösung 2: Procain 2% und Calciumgluconat 20% (z. B. Calcium-Sandoz®) werden zu gleichen Teilen gemischt, so daß eine Lösung entsteht, die 1% Procain und 10% Calciumgluconat enthält.

Grenzdosen für Procain: 10 ml 2% und 20 ml 1% pro Injektion, 30 ml 2% und 60 ml 2% pro die. Therapie toxischer Reaktionen im Kap. 4 (Anästhesie in der Handchirurgie).

Mit beiden Lösungen in obiger Reihenfolge wird *nacheinander* im Verhältnis 1:2 das verletzte Gebiet mit dünner Kanüle unterspritzt, wobei besonders an den Fingern darauf zu achten ist, daß keine Ischämie durch Flüssigkeitsdruck erzeugt wird. Bei Wiederauftreten von *leichten* Schmerzen genügt die erneute Unterspritzung durch Lösung 2, sonst werden beide Lösungen verwendet. Die Behandlung muß konsequent so lange fortgesetzt werden, bis die Schmerzen ausbleiben. Gelegentlich und besonders bei hoher Konzentration dennoch auftretende Nekrosen werden selbstverständlich chirurgischer Behandlung zugeführt. Beteiligte Fingernägel müssen sofort entfernt werden, da Fluorwasserstoff den Nagel durchdringt.

Bei den sogenannten Flußverbrennungen genügt die 2–3-malige Unterspritzung mit frühzeitig nachfolgender chirurgischer Behandlung, um einen glatten Heilverlauf zu sichern.

Neuerdings scheint die intraarterielle Infusion von 10 ml Calciumgluconat in 40 ml 0,9% Kochsalzlösung in die A. brachialis über 4 Std. die Behandlungsergebnisse zu verbessern.

Entscheidend für den Erfolg der Behandlung ist ihr unverzügliches Einsetzen und ihre konsequente Weiterführung!

19.3.2 Einwirkung von Äthylenimin als Beispiel einer chemischen Hautschädigung mit schweren toxischen Allgemeinerscheinungen

Diese Substanz ist in der Praxis im Vergleich zur Flußsäure weit seltener anzutreffen, ist aber nichtsdestoweniger als Lehrbeispiel besonders geeignet. Es ist in einem Zeitraum von 25 Jahren unter Analyse zweier Todesfälle noch nicht gelungen, die Folgen perkutaner und inhalatorischer Einwirkung auf den Menschen zweifelsfrei zu klären. Sicher ist aber, daß Äthylenimin hoch toxisch bei oraler oder perkutaner Aufnahme und extrem toxisch bei Inhalation ist. Die Einwirkung der flüssigen Substanz auf die Haut kann, abhängig von der Konzentration, im Verlauf von Minuten bis Tagen zur totalen Hautnekrose führen. *Diese ist nach chirurgischen Grundsätzen zu behandeln.*

Die örtliche Reizwirkung von Äthylenimindämpfen betrifft insbesondere die Schleimhäute der Augen und der oberen Luftwege. Sie kann dort ebenfalls zur totalen Nekrose führen.

Bei der Inhalation der Substanz kommt es – wiederum abhängig von Einwirkungszeit und Konzentration – zu periodischem Erbrechen, Glottisödem und sekundären Bronchopneumonien.

Für den erstbehandelnden Arzt ergibt sich daraus:

- Besonders bei leichtflüchtigen Substanzen ist primär eine Inhalation neben der perkutanten Einwirkung nicht mit der notwendigen Sicherheit auszuschließen. Die toxikologischen Eigenschaften der einwirkenden Verbindung sind daher *sofort*, notfalls durch Rücksprache am Arbeitsplatz zu erkunden.
- Frühzeitige Vorstellung beim Internisten, HNO-Arzt und Augenarzt ist schon angezeigt, wenn die Toxikologie einer chemischen Substanz eine über die Schädigung der Haut hinausgehende Einwirkung in den Bereich des Möglichen rückt.

19.4 Erfrierung

Auch schon die Möglichkeit der Entstehung einer partiellen oder totalen Nekrose der Haut und darüber hinaus auch tieferer Gebilde auf dem Boden einer Ischämie durch Kälteeinwirkung erfordert *unverzüglich* gleichzeitig einsetzende, gezielte Allgemeinmaßnahmen:

1. *Langsame* Aufwärmung des gesamten Körpers bei Unterkühlung.
   Vorsicht: Der Unterkühlte hat keine Kompensationsmechanismen zur lokalen Temperaturregulation, die Gefahr eines zusätzlichen lokalen Hitzeschadens ist daher nicht gering.

2. Überwachung und Regulierung des Kreislaufs.
Vorsicht: Öffnung der Kreislaufperipherie kann zu Blutdruckabfall und Kollaps führen.
3. Öffnung der Kreislaufperipherie und Regulierung der Mikrozirkulation. Geeignet sind Infusionen mit niedermolekularen Dextranen (Rheomacrodex) mit Zugabe von Panthesin-Hydergin.

Die Behandlung bereits eingetretener partieller oder totaler Nekrosen richtet sich nach den Grundsätzen, wie sie für die Therapie thermischer Schäden allgemein gelten.

19.5 Operative Wiederherstellung nach Verbrennungen

19.5.1 Haut

Sie folgt zunächst den allgemeinen Regeln für die Erzielung einer belastungsfähigen Hautdeckung an der Hand.

Es gelten folgende Grundregeln:
1. Strangförmige Kontrakturen erzeugende Narbenzüge bedürfen der Verlängerung durch ein- oder mehrstufige Z-Plastik. Der Längengewinn wird aber auf Kosten der Breite erzielt. Wegen der Gefahr der Gefäßdrosselung sind der Methode daher im Bereich der Finger Grenzen gesetzt.
2. Auf der Streckseite wird in der Regel mit ⅔ dicker Haut (= dicker Spalthautlappen) eine widerstandsfähige Deckung erzielt, solange der zu deckende Defekt nicht tiefer als bis in die Gleitschicht der Sehnen reicht. Sind die Gleitlager zerstört oder liegt sogar der Knochen frei, kommt nur eine gestielte Nahplastik oder eine fettarme Fernplastik in Frage.
3. Auf der Beugeseite kann eine hinreichend widerstandsfähige Deckung nur mit dicker Spalthaut, besser mit freier Vollhaut, vorzugsweise aber mit gestielten Hautlappen erzielt werden. Gestielte Fernplastiken von Brust oder Bauch sind aber mit Zurückhaltung zu verwenden, weil bei späterer Adipositas auch ein Fettpolster unter dem transplantierten Lappen entsteht (Speicherfett!). Besser eignet sich die kontralaterale Oberarminnenseite als Hautspender, da hier kaum Speicherfett angesetzt wird.
4. Eine Adduktionskontraktur des Daumens durch eine flächenhafte Narbe im ersten Zwischenfingerraum erfordert eine gestielte Plastik. Eine strangförmige Narbe kann durch Z-Plastik verlängert werden.
5. Die übrigen Fingerkommissuren werden durch Rotationslappen oder mit Spalthaut wiederhergestellt.

6. Gefühllose Finger ohne Beweglichkeit bei erhaltener Durchblutung können nach Aushülsung der Knochen zur Hautdeckung herangezogen werden.
7. Narbenkontrakturen an den Transplantaträndern müssen vermieden werden. Es ist daher darauf zu achten, daß Transplantatränder
   - dem Verlauf der Spaltlinien oder Falten der Hand entsprechen,
   - tunlichst nicht geradlinig und in Längsrichtung verlaufen,
   - die mittseitliche Linie der Finger einhalten.
8. Das Aufbringen freier Transplantate auf der Streckseite muß in Funktionsstellung der Hand erfolgen.
9. Plastischer Ersatz der Hohlhand erfordert *ausnahmsweise* eine Ruhigstellung bei gestreckten Fingern und abgespreiztem Daumen. Hier ist konsequente und ausreichend lange Nachsorge besonders wichtig.
10. Zwangshaltungen, wie sie für gestielte Plastiken meist erforderlich sind, führen nicht selten zu fatalen Gelenkversteifungen. Bei älteren Menschen ist daher die Indikation mit Zurückhaltung zu stellen und zu prüfen, ob nicht mit freier Plastik gefahrloser ebenfalls ein befriedigendes Ergebnis erzielt werden kann.

19.5.2 Fingermittelgelenke

Die Zerstörung des Tractus intermedius führt zur Knopflochdeformität (in der englischsprachigen Literatur als „Boutonnière deformity" bezeichnet). Zur Wiederherstellung eines brauchbaren Grobgriffes muß in der Regel eine Arthrodese herbeigeführt werden.

19.5.3 Strecksteifen der Langfingergrundgelenke

Sie sind gewöhnlich Folge einer Schrumpfung des Bandapparates, insbesondere der Seitenbänder. Hier kann (mit wechselndem Erfolg allerdings) eine Durchtrennung oder Exzision der Seitenbänder der Grundgelenke versucht werden (Kap. 10).

19.5.4 Sehnen

Der Ersatz von Sehnendefekten folgt den Regeln der Sehnenchirurgie. Einwandfreie Hautdecke und intaktes Gleitlager sind jedoch Voraussetzung für plastische Maßnahmen. Die Indikation ist mit Zurückhaltung zu stellen.

19.5.5 Fingerverluste

Hier müssen auf operativem Wege gegebenenfalls Ersatzgriffe gebildet werden, wie sie im Kap. 6 (Amputationen) erörtert werden.

Literatur

Dibbell, D. G., et al.: Hydrofluoric acid burns of the hand. J Bone Joint Surg [Am] *52*, 931 (1970)
Geldmacher, J., Scranowitz, P.: Die frühzeitige diagnostische Abgrenzung zweit- und drittgradiger Verbrennungen unter besonderer Berücksichtigung der verbrannten Hand. Med Welt 1918 (1969)
Haynes, B. W.: Early excision and grafting in third degree burns. Ann Surg 736 (1969)
Jacobitz, K., Buchartowski, W., Köhnlein, H. E., Seitz, H. D.: Eine neue Behandlungsmethode von Flußsäureverätzungen der Hand. Vortr. 18. Symposium, Deutschsprachige Arbeitsgemeinschaft für Handchirurgie. Erlangen 1977
Koslowski, L.: Pathophysiologie schwerer Verbrennungen. Chirurg *41*, 385 (1970)
Larson, D. L., et al.: Repair of the boutonnière deformity of the burned hand. J Trauma *10*, 481 (1970)
Maisels, D. O.: The middle slip boutonnière deformity in burned hand. Brit J Plast Surg *18* 117 (1965)
Millesi, H.: Behandlungsergebnisse nach elektrischen Verbrennungen der Hände. Klin Med *22*, 400 (1967)
Mittelbach, H. R.: Zur Chemoprophylaxe und -therapie der Wundinfektion, besonders der Verbrennungswunde. Ther Ggw *109*, 1761 (1970)
Moeschlin, S.: Klinik und Therapie der Vergiftungen, 5. Aufl. Stuttgart: Thieme 1972
Müller, F. E.: Die Behandlung der verbrannten Hand. Unfallmed. Tagg. Heft *6*, 39 (1969)
Müller, F. E.: Hautplastiken in der Wiederherstellungschirurgie nach Verbrennungen. Chirurg *41*, 398 (1970)
Rustemeier, M.: Thermische Verletzungen der Hand bei Behandlung mit Dextranomer (Debrisorb). Handchirurgie *13*, 156 (1981)
Schink, W.: Sofort- und Spätbehandlung thermischer Schäden der Hände. Münch Med Wochenschr *105*, 1452 (1963)
Seiffert, K. E.: Hautplastik bei der Versorgung frischer Verbrennungen. Chirurg *41*, 393 (1970)
Simon-Weidner, R., Dreher, R.: Zur Behandlung der Flußsäureverätzungen. Med Wochenschr *19*, 495 (1968)
Tempest, M. N.: Intravenöse Farbstoffinjektion zur klinischen Beurteilung der Lebensfähigkeit von Gewebe. Chir Praxis *5*, 265 (1961)
Thiele, W., Wild, H.: Die moderne Therapie der sog. „Flußverbrennungen". Praxis *51*, 1097 (1962)
Thiess, A. M.: Gesundheitsschädigungen und Vergiftungen durch Einwirken von Äthylenimin. Arch Toxicol (Berl) *21*, 67 (1965)
Wittels, W.: Der Verbrennungsunfall beim Kind. Paediatr Praxis *3*, 290 (1967)
Zellner, P. R.: Die verbrannte Hand. Chirurg *41*, 403 (1970).

20 Handverletzungen bei Kindern

In operationstechnischer Hinsicht gelten beim Kind die gleichen Regeln wie in der Handchirurgie des Erwachsenenalters.

Indikationen und Behandlungstaktik folgen jedoch anderen Gesichtspunkten, je jünger das Kind ist. Sie werden von folgenden Faktoren beeinflußt:

20.1 Alter

Je jünger das Kind, desto schwieriger die Diagnose.
Die Vorgeschichte muß durch Dritte erhoben werden, die meist nicht einmal Unfallzeuge sind. Eine exakte Untersuchung ist erschwert, wenn nicht unter dem Eindruck der Verletzung völlig unmöglich. Brauchbare Angaben über Sensibilitätsverhältnisse sind nicht zu erhalten. Allenfalls am schlafenden Kind können diagnostische Hinweise auf Sehnenverletzungen gewonnen werden, wenn man die Haltung verletzter Finger mit den Nachbarfingern vergleicht. Lediglich die Röntgenuntersuchung bringt objektive Ergebnisse, wenn zum Vergleich die gesunde Seite herangezogen wird. So ist denn die Diagnose letztlich abhängig von einer subtilen operativen Versorgung, bei der wir uns vor dem Hautverschluß über die erhaltene Kontinuität von Nerven und Sehnen vergewissern müssen. Nur der Erfahrene besitzt dafür die nötigen Kenntnisse, zumal die feinen Strukturen bei der Beurteilung erhebliche Schwierigkeiten bereiten können.

20.2 Wachstum

Jugendlicher Knochen heilt schneller und kann Fehlstellungen ausgleichen. Die Wachstumspotenz jugendlichen Gewebes verbessert die Prognose wiederherstellender Eingriffe an Sehnen und Nerven. Sie begünstigt daher auch die globale Wiederherstellung aller verletzten Strukturen bei der Erstversorgung, zumal auch Hauttransplantate problemloser einheilen als bei Erwachsenen. Sehnen und Nerven bedürfen dringlicher Versorgung, um eine Fin-

geratrophie zu vermeiden. Reoperationen, insbesondere an den Sehnen, haben beim Kind eine bessere Prognose.
Nachteilig kann sich das Wachstum auf Narben auswirken, damit auch auf Narben an Transplantaträndern. Sie halten bei der raschen Größenzunahme von Hand und Fingern in den ersten Lebensjahren nicht Schritt mit dem unverletzten Weichteilmantel und führen dann zu Kontrakturen. Das gleiche gilt für dünne Transplantate. Regelmäßige Nachkontrollen über Jahre hinaus sind daher erforderlich, um rechtzeitig die Indikation zu Korrektureingriffen stellen zu können.

20.3 Kooperationsunfähigkeit

Mangels ausreichend entwickelter geistiger Kapazität, normale Anlagen vorausgesetzt, können kleine Kinder nur schwer einer gezielten Übungsbehandlung zugeführt werden. Dieser Mangel wird jedoch dadurch völlig kompensiert, daß sich das Kind ohne äußere Hemmungen nur durch den Spiel- und Bewegungstrieb selbst rehabilitiert. *(Rentenneurotiker gibt es bei Kindern nicht, auch keine Sudeck-Erkrankung!).*

Daraus ergibt sich, daß gerade beim Kind der Behandlungserfolg mit dem operativen Akt steht oder fällt. Eingriffe im Kindesalter müssen daher von Erfahrenen durchgeführt werden.

20.4 Verband und Immobilisation

Die kleinen anatomischen Verhältnisse und der Bewegungsdrang insbesondere kleiner Kinder bereiten beim Anlegen eines sicheren Verbandes und bei der Immobilisation nicht geringe Schwierigkeiten, zumal berücksichtigt werden muß, daß kindliches Gewebe durch jedweden Druck ungleich mehr gefährdet ist als das der Erwachsenen. Wir bevorzugen daher in der postoperativen Phase die Lagerung des Kindes auf einer T-förmigen, sehr gut gepolsterten Kramer-Schienenanordnung, auf der Rumpf und abgespreizte Arme durch breite elastische Binden fixiert werden. Die Fingerspitzen müssen dabei zur ständigen Überprüfung der Durchblutungsverhältnisse *unbedingt* sichtbar bleiben. Später wird ein gepolsterter Oberarmgipsverband verwendet.

Zusammenfassend gilt für die Versorgung von Verletzungen im Kindesalter:
1. Der Behandlungserfolg steht oder fällt mit dem operativen Behandlungsakt.

2. Operationen nur durch den Erfahrenen.
3. Allgemeinnarkose und Blutsperre sind unerläßlich.
4. Globale Wiederherstellung aller verletzten Strukturen bei der Erstversorgung ist unter Ausnutzung der günstigen Wachstumstendenz jugendlichen Gewebes anzustreben.
5. Bei der Übungsbehandlung muß der Spieltrieb des Kindes ausgenutzt werden.
6. Langjährige Überwachung zur Vermeidung von Funktionsausfällen durch Narbenkontrakturen ist erforderlich.

Literatur

Freilinger, G.: Zur Handchirurgie im Kleinkindesalter. Bruns Beitr Klin Chir *211*, 348 Narbenkontrakturen und ihre Bedeutung für die Handchirurgie. Langenbecks Arch Chir *299*, 112 (1961)

Mittelbach, H. R., Gelbke, H.: Zur operativen Behandlung von Fehlbildungen an der Hand. Chirurg *39*, 404 (1968)

Stelling, F. H.: Surgery of the hand in the child. J Bone Joint Surg (Am) *45*, 623 (1963)

Wakefield, A. R.: Hand injuries in children. J Bone Joint Surg (Am) *46*, 1226 (1964)

21 Sudeck-Erkrankung (Extremitätendystrophie)

Die Literatur über dieses Krankheitsbild füllt Bände. Schon die Definition bereitet Schwierigkeiten. Es kann hier nicht der Ort sein, sich mit theoretischen Problemen auseinanderzusetzen.

Praktisch wichtig ist,

- daß diese neurogene (bisweilen auch psychogene!), abakterielle, entzündliche Durchblutungsstörung auf dem Boden einer individuellen Disposition auch durch ein Trauma ausgelöst werden kann,
- daß sie durch Schmerzen potenziert wird,
- daß sie *alle* Gewebe befällt,
- daß sie in den Stadien I und II rückbildungsfähig ist,
- daß sie aber im Stadium III zur völligen Gebrauchsunfähigkeit der Hand – zur Handruine – führen kann.

Der Ablauf einer sich über Wochen und Monate hinziehenden Dystrophie ist durch drei Stadien gekennzeichnet:
Stadium I: Mehrdurchblutung
Stadium II: Minderdurchblutung
Stadium III: Der Funktionsminderung angepaßte Minderdurchblutung.

Jedem Stadium ist ein charakteristisches klinisches Bild zuzuordnen:

Stadium I
Subjektiv: Hitzegefühl, Bewegungsschmerzen.
Objektiv: Schwellung, Rötung, lokale Temperaturerhöhung, Hyperhydrosis, Gelenkkapselverdickung mit Funktionsstörungen der Gelenke, Muskelschwund, diffuse Knochenatrophie.

Stadium II
Subjektiv: Kältegefühl.
Objektiv: Kühle Blässe der Haut, Glanzhaut, Bestehenbleiben der Funktionsausfälle, fleckige Knochenentkalkung.

Stadium III
Bleibende Funktionsausfälle durch Gelenkversteifungen bei zarter, aber sonst harmonischer oder zahlenmäßig verringerter, aber verstärkter Knochenbälkchenzeichnung.

21.1 Diagnose

Schon die ersten subjektiven und objektiven Zeichen einer abakteriellen Entzündung im Verlaufe der Behandlung einer Handverletzung sind verdächtig auf die Entwicklung einer Dystrophie und müssen daher sehr ernst genommen werden.

> **Wer bei entsprechender klinischer Symptomatik erst durch die Knochenatrophie aufmerksam wird, kommt mit seiner Diagnose und damit auch mit seiner Behandlung um Wochen zu spät.**

Differentialdiagnose: Traumatisches Handrückenödem
Auftreten nach Bagatelltraumen und charakterisiert durch eine derbe, kaum eindrückbare Schwellung am Handrücken, die auf die Finger übergreifen kann. Röntgenologisch fehlt eine fleckförmige Demineralisation. Die Schwellung ist stets verdächtig auf einen Artefakt (Selbststau, Klopfödem). *Differentialtherapie:* Ruhigstellung im zirkulären Gipsverband. Bei Selbstbeschädigung verschwindet das Ödem, bleibt es bestehen, muß eine Biopsie aus Haut-Unterhaut-Gewebe erfolgen, um dermatologische Krankheitsbilder abzugrenzen.

21.2 Behandlung

Die beste Therapie ist die Prophylaxe
durch eine am Unfalltag einsetzende und konsequent weitergeführte aktive Übungstherapie.
Ist es jedoch zur Auslösung einer Dystrophie gekommen, so muß sich unser Handeln nach dem Krankheitsverlauf ausrichten.

Stadium I
Alle Maßnahmen zielen auf Schmerzausschaltung und Herabsetzung der Mehrdurchblutung ab. Vorsichtige aktive Übungsbehandlung kann hier schon nützlich sein.

1. Ruhigstellung unter Hochlagerung der Gliedmaße.
   Funktionsstellung beachten!
2. Medikamentöse Behandlung:
   – vegetative Blockade,
   – Antiphlogistika.
3. Hydrotherapie:
   Temperaturabsteigende Teilbäder, zuerst des gesunden Armes unter Ausnutzung der konsensuellen Reaktion, dann des erkrankten Armes,
   – Eiswasserbäder des erkrankten Armes, falls sie toleriert werden.
4. *Aktive* Übungsbehandlung,
   die sich streng unterhalb der Schmerzgrenze halten muß.
   Jede passive Übungsbehandlung ist ebenso zu unterlassen wie eine lokale Wärmeanwendung.

Stadium II
Die Therapie zielt darauf ab, die Minderdurchblutung zu korrigieren und die Gelenkfunktionen wieder zu gewinnen.

1. Medikamentöse Behandlung:
   – vegetative Blockade,
   – Durchblutungsfördernde Medikamente (Hydergin).
2. Hydrotherapie:
   – Temperaturansteigende Teilbäder, Beginn mit dem gesunden Arm zur Ausnutzung der konsensuellen Reaktion.
   – Warme (nicht heiße!) Wirbelbäder.
3. *Aktive* Übungsbehandlung unterhalb der Schmerzgrenze.

Stadium III
Nach klassischer Definition gelten in diesem Stadium die Funktionsausfälle als irreversibel. Trotzdem darf versucht werden, durch Hydrotherapie, Krankengymnastik, vorsichtige Lockerung der Gelenke und Quengelbehandlung noch eine Besserung zu erzielen.

Vor operativen Interventionen wird gewarnt! Mißerfolge werden dem Arzt, nicht aber der Krankheit angelastet.

Die Übergänge zwischen den Stadien I und II sind fließend, alle therapeutischen Maßnahmen dürfen nicht schematisch verordnet werden, sie müssen sich an ihrem Erfolg orientieren. *Eine Verkennung der Situation kann jederzeit einen Rückfall in das Stadium I provozieren!*

21.3 Prognose

Dauernde Funktionsbehinderungen jedweden Ausmaßes sind nicht selten, zumal die Behandlung große Geduld bei Patient und Arzt erfordert. Die Prognose ist daher mit Vorsicht zu stellen.

Literatur

Blumensaat, C.: Der heutige Stand der Lehre vom Sudeck-Syndrom. Hefte Unfallheilkd. *51* (1956)

Rossak, K.: Diagnose, Therapie und Begutachtung der Sudeck'schen Erkrankung. Unfallmed. Tagg. Heft 7, 141 (1969)

Sudeck, P.: Kollaterale Entzündungszustände (sog. akute Knochenatrophie und Dystrophie der Gliedmaßen) in der Unfallheilkunde. Hefte Unfallheilkd *24* (1928)

Thorban, W.: Das Sudeck'sche Syndrom der Hand. Hefte Unfallheilkd *75,* 139 (1963).

22 Das Kompartment-Syndrom an Hand und Arm

Mangeldurchblutung durch äußere Einflüsse führt zum Untergang von Muskelsubstanz mit fibrösem Ersatz und narbiger Schrumpfung, die an Fingern und Hand typische Kontrakturen hinterlassen. Ursächlich spielen Traumen eine herausragende Rolle, sei es durch direkte Muskelschädigung infolge elektrischen Stromes oder Zerquetschung, durch überschießendes Ödem des Muskels bei Erschöpfung der Dehnungsreserven von Faszie und Haut, sei es durch einen schnürend angelegten Verband.

22.1 Diagnose und Differentialdiagnose

Wir müssen zunächst die seltenere Volkmann-Kontraktur des Vorderarmes, die nicht mit einer kombinierten Medianus-Ulnaris-Lähmung verwechselt werden darf, von der häufigeren ischämischen Kontraktur der kleinen Handmuskeln streng unterscheiden.

Die Volkmann-Kontraktur führt zur Krallenhand mit Adduktion des Daumens an die Seite des Zeigefingers, bietet also an der Hand ein Lähmungsbild mit Binnenmuskel-Minusstellung. Vermehrte Beugung im Handgelenk öffnet die kontrakten Finger (Abb. 212).

Die lokale ischämische Kontraktur der Hand zeigt aus anatomischen Gründen ein völlig anderes, nichtsdestoweniger charakteristisches Bild. Die narbige Schrumpfung der kleinen Handmuskeln hat eine leichte Grundgelenksbeugung der Langfinger (Binnenmuskel-Plusstellung) mit Streckung im Mittel- und Endgelenk, eine Verstärkung der Hohlhandwölbung und am Daumen eine Adduktion in die Hohlhand zur Folge. Durch diese Fehlstellung ist nicht nur der Faustschluß, sondern auch die Öffnung der Hand zum Ergreifen größerer Gegenstände gestört (Abb. 213).

Die Kontraktur der Hand kann sich auf einzelne Finger oder den Daumen beschränken und dadurch die Diagnose erschweren. Gegen andere Kontrakturen wird sie klinisch dadurch abgegrenzt, daß die erhaltene gleichzeitige Beugung aller drei Fingergelenke von einer auch passiven Beugeunfähigkeit abgelöst wird, wenn das Grundgelenk passiv in Streckstellung fixiert wird. Intraoperativ bietet die betroffene Muskulatur eine Graugelbfärbung

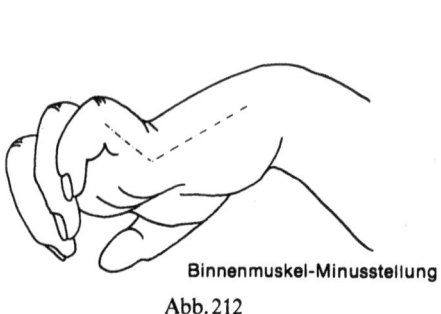 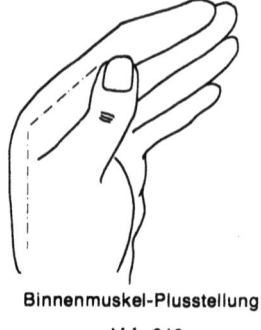

Abb. 212 Binnenmuskel-Minusstellung   Abb. 213 Binnenmuskel-Plusstellung

mit charakteristischer narbig-fibröser Umwandlung, die einen Irrtum ausschließt. Die drohende Kontraktur kündigt sich durch unerträglichen und (glücklicherweise!) auch medikamentös nur schwer zu dämpfenden Ischämieschmerz an. Dennoch wird das Einsetzen dieser Komplikation häufig genug nicht beachtet oder übersehen, und prophylaktische oder therapeutische Sofortmaßnahmen werden unterlassen!

22.2 Prophylaxe

- Schnürende Verbände vermeiden.
- Zirkuläre Gipsverbände sofort bis auf den letzten Faden spalten.
- Hochlagerung.
- Ödembehandlung.
- Übungsbehandlung.

22.3 Behandlung des drohenden Kompartment-Syndroms

- Gips oder Verband entfernen.
- Spaltung von Haut und Faszien (Lacertus fibrosus, Vorderarmfaszie, Karpalkanal, Muskelbinden der kleinen Handmuskeln).

22.4 Behandlung des ausgebildeten Kompartment-Syndroms (Volkmannsche Ischämische Muskelkontraktur)

22.4.1 Konservative Behandlung

Übungstherapie unter krankengymnastischer Anleitung und unterstützt durch passive Maßnahmen mit Quengeln.
Konservative Maßnahmen gehen grundsätzlich sowohl bei der Volkmann-Kontraktur als auch bei der lokalen Kontraktur der Hand operativen Maßnahmen voraus.

22.4.2 Operative Behandlung

Lokale Kontraktur der Hand

Neben der *Desinsertion der Interossei* von den Mittelhandknochen und der *Tenotomie der Interosseussehnen (beide rezidivbelastet)* bieten sich die *Exstirpation der kontrakten Interossei* und die *Ausschneidung der schrägen Fasern der Seitenzügel der Streckaponeurosen (Littler)* an (Abb. 214, 215).

Volkmann-Kontraktur

Ausschneidung der vernarbten Muskulatur, Besserung der Kontrakturen durch Desinsertion der gesamten Beugemuskulatur des Unterarmes, Neurolyse zur Verbesserung der Sensibilität und Ersatzoperationen zur Wiedergewinnung ausgefallener Funktionen.
Am *Daumen* muß die gesamte kontrakte Muskulatur entfernt werden. Nach Beseitigung der Muskelkontraktur ist hier nicht selten eine Erweiterung

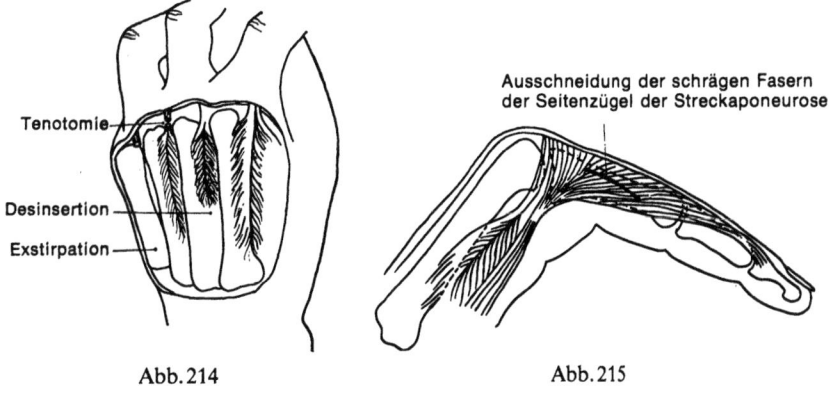

Abb. 214   Abb. 215

der Hautdeckung des ersten Zwischenfingerraumes durch gestielte Hautlappen erforderlich.

Bei der voll ausgebildeten ischämischen Kontraktur gibt es nur eine Defektheilung!

22.5 Nachbehandlung

- Ruhigstellung der Grundgelenke in Streckstellung für 2 Wochen, sofortige aktive Betätigung der Mittel- und Endgelenke.
- Intensive krankengymnastisch angeleitete und ärztlich überwachte Übungsbehandlung.
- Quengel und Nachtschienen.

22.6 Prognose

Beide Formen der ischämischen Kontraktur, sind sie voll ausgebildet, lassen auch nach der Wiederherstellungsoperation keine vollständige Wiedergewinnung der Funktion erwarten.

> **Merke: Die frühzeitige Erkennung und damit Verhütung eines drohenden Kompartment-Syndroms bewahrt den Verletzten vor schweren bleibenden Funktionsausfällen und den Arzt vor dem Haftpflichtprozeß!**

Literatur

Buck-Gramcko, D.: Die ischämische Kontraktur der Hand. Chir Praxis *13*, 75 (1969)
Düben, W.: Volksmannsche und lokale ischämische Kontraktur der Hand. Langenbecks Arch Chir *299*, 109 (1961)
Harris, C., Riordan, D.C.: Intrinsic contracture in the hand and its surgical treatment. J Bone Joint Surg [Am] *36*, 10 (1954)
Jones, D.A.: Volkmann's ischemia. Surg Clin North Am *50*, 329 (1970)
Reill, P.: Folgezustände des Kompartment-Syndroms an der oberen Extremität und ihre operative Behandlung. Unfallheilkunde *85*, 153 (1982)
Scaglietti, O.: Sindromi cliniche immediate e tardive de lesion; vasculari nelle fratture degli arti. Riforma Med. *71*, 749 (1957)
Zancolli, E.: Cirugia de la mano. Musculos intrinsecos. Prensa Med Argent *43*, 1299 (1956)
Zancolli, E.: Tendon transfers after ischaemic contracture of the forearm. Am J Surg *109*, 356 (1956).

23 Begutachtung der verletzten Hand

Eine unfallgeschädigte Hand begutachten heißt nicht nur, einen anatomischen Zustand durch Feststellung von Fingerverlusten und Registrierung von Bewegungsausschlägen befundmäßig erfassen. Mindestens ebenso wichtig ist es, sich ein Bild darüber zu verschaffen.
- welche Funktionen erhalten geblieben sind,
- welche Funktionen verlorengegangen sind,
- was diese Funktionsverluste für den einzelnen Verletzten bedeuten.

Man muß sich darüber im klaren sein, daß unter diesem Gesichtspunkt mit den „natürlichen Greifformen" nur ein – allerdings elementarer – Teil der Leistungen erfaßt wird, deren eine unversehrte Hand fähig ist. Macht man wenigstens diese Greifformen zur Grundlage einer Begutachtung, so ist man auf dem Wege zu einer funktionellen Betrachtungsweise und damit Beurteilung der Hand schon ein gutes Stück weitergekommen.

Diese „natürlichen Greifformen" stellen aber nur eine Abstrahierung der vielfältigen Positionen dar, die die Hand zur Erfüllung ihrer Aufgaben einnehmen kann, geboren aus der Notwendigkeit, eine funktionell-anatomische Systematisierung herbeizuführen.

Der elementare Vorgang des Greifens erlangt seine Vervollkommnung erst durch das hochentwickelte Tastgefühl der Hand. Erst die anatomische Befähigung, als Greiforgan zu wirken, *und* der Tastsinn erlauben es der Hand, Leistungen durch Training zu erbringen, seien es spezielle Fertigkeiten einer gesunden Hand, seien es Ersatzgriffe einer geschädigten Hand.

Greifvermögen und Sensibilität sind Grundvoraussetzungen der hochwertigen Handfunktion – der Geschicklichkeit –, die sich erst aus der Fähigkeit der gleichzeitigen Ausführung mehrerer Greifformen, der Fähigkeit, fließend von einer Greifform zur anderen überzugehen, der Fähigkeit zu voneinander unabhängigen Fingerbewegungen und aus der Fähigkeit zu schnellem Richtungswechsel des Bewegungsablaufes der Finger ergibt.

Eine mehr anatomisch ausgerichtete Betrachtungsweise hat in der Vergangenheit dazu geführt, daß sich für die Einschätzung von Fingerverlusten gewisse Richtsätze herauskristallisiert haben, während Störungen der funktionellen Einheit von Bewegung und Gefühl weniger Beachtung gefunden haben. Wenn auch in der Rechtsprechung niemals Mindest- oder Höchstsätze zementiert worden sind, vielmehr in der Beurteilung den besonderen Verhältnissen Spielraum gelassen wurde, ging und geht bis heute die Praxis von der ärztlichen wie von der Verwaltungsseite vielfach doch den bequemeren Weg der Schematisierung. Das hat dazu geführt, daß die Diskussion über die Bewertung von Unfallfolgen an der verletzten Hand mit dem Raumgreifen einer mehr funktionellen Betrachtungsweise seit mehr als einem Jahrzehnt vor allem von ärztlicher Seite verstärkt in Gang gekommen ist *(Seeger und Zrubecky, Pieper)* und auch schon Ergebnisse gezeigt hat, die von Verwaltungsseite akzeptiert werden.

Wer eine Hand zu begutachten hat, der möge zunächst einen subtilen anatomischen und funktionellen Status aufnehmen. Dem Röntgenbild, welches der Gutachter selbst interpretieren muß, kommt dabei, wie stets in der Begutachtung von Schädigungsfolgen, besondere Bedeutung zu, da gerade bei Handverletzungen der Vergleich mit der gesunden Seite eine meist sehr zuverlässige Beurteilung des eingetretenen Schadens erlaubt. Vergleichsaufnahmen der unverletzten Seite sind auch unter dem Eindruck der Strahlenschutzbestimmungen (Cave Schwangerschaft!) und der Bemühungen um Kostendämpfung vielfach unumgänglich. Hat sich der Gutachter so einen Überblick über das Leistungsvermögen der Hand verschafft, dann kann er getrost einstweilen die Richtsätze zum Maßstab seiner Beurteilung machen, die in der Begutachtungsliteratur für Fingerverluste angegeben sind. Sie sind keineswegs bindend, lassen bei Begründung auch einen Spielraum nach oben und sind im großen und ganzen auch nach neuzeitlichen handchirurgischen Gesichtspunkten zumindest für den allgemeinen Arbeitsmarkt vertretbar. Wenn man dann den Einfluß von Fingerteilverlusten unter Berücksichtigung der Stumpfverhältnisse und von Bewegungs-, Gefühls- und Durchblutungsstörungen auf die Funktion des Fingers und der ganzen Hand damit vergleicht, wenn man sich fragt, ob der verbliebene funktionelle Gebrauchswert größer oder kleiner ist als beim Totalverlust, so wird man unter Heranziehung von Funktionsprüfungen auch in diesen tabellarisch nicht faßbaren Situationen zu einer Patient und Kostenträger gerecht werdenden Beurteilung kommen.

Die Hand besitzt erhebliche, im täglichen Leben und am Arbeitsplatz noch ungenutzte Leistungsreserven, die im Falle einer Verletzung mobilisiert werden, zunächst eine nach Maß und Zahl objektivierbare Besserung und im Verlauf von Monaten bis Jahren durch Training von Ersatzgriffen und Gewöhnung eine erstaunliche Anpassung herbeiführen können.

Im Rentenverfahren den Nachweis einer mit Zahlen zu belegenden Besserung zu führen und diese Besserung mit ihren Konsequenzen auch dem Verletzten verständlich zu machen, ist bis zum Ablauf des zweiten Unfalljahres, also bis zur Feststellung der ersten Dauerrente, relativ leicht. Später sieht der Verletzte nur schwer ein, warum seine „Dauerrente" nun doch keine Dauerrente sein soll. Eine Besserung nur mit Anpassung und Gewöhnung zu begründen, wird zwar dem Kostenträger, nicht aber dem Patienten einleuchten. Daraus resultiert nicht selten ein Sozialgerichtsverfahren, durch das der Verletzte in eine völlig unnötige Märtyrerrolle gedrängt werden kann. Um das zu vermeiden, hat es sich als zweckmäßig erwiesen, bei leichteren Verletzungen für die geschätzte Minderung der Erwerbsfähigkeit eine *Gesamtvergütung* vorzuschlagen, sofern spätestens bis zur Festsetzung der ersten Dauerrente damit gerechnet werden kann, daß die Minderung der Erwerbsfähigkeit unter 20% sinken wird. An eine laufende Rentenzahlung kann man sich nur zu leicht gewöhnen, eine einmalige größere Summe jedoch tröstet in unserer so materiell eingestellten Zeit über manches hinweg!

Bei allen Schäden, die mit Sicherheit eine auf Dauer über 20% liegende Minderung der Erwerbsfähigkeit erwarten lassen, erscheint die richtige Einschätzung der Zukunftssituation wichtig. Dann kann man gleich bei der ersten Rentenfestsetzung zu einer Einschätzung der Minderung der Erwerbsfähigkeit kommen, die später nicht mehr geändert werden muß.

Juristische Erörterungen gehören nicht hierher. Nur eine Frage muß noch angeschnitten werden, weil sie auch ein *ärztliches* Problem ist, nämlich die Frage der Duldungspflicht funktionsverbessernder operativer wie rein diagnostischer Eingriffe. Der Begriff des zumutbaren Eingriffes ist in der Rechtsprechung mehr oder weniger klar umrissen. Diese Tatsache befreit den Arzt aber nur scheinbar von seiner Verantwortung. Es kann keinem Zweifel unterliegen, daß eine unter dem Druck Dritter herbeigeführte Behandlung das Verhältnis Arzt-Patient von vornherein belastet. Um so mehr muß der Arzt dem Patienten gegenüber klar zum Ausdruck bringen, daß eine Operation nicht ohne seine Einwilligung durchgeführt werden kann. Ob dem Patienten aus der Verweigerung eines vorgeschlagenen Eingriffes wirtschaftliche Nachteile entstehen, ist nicht Sache des Arztes. Seine Aufgabe ist es vielmehr, einem Verletzten unter Appellierung an seine Vernunft einen Eingriff zur Verbesserung seiner funktionsgestörten Hand vorzuschlagen und zu erläutern. Stimmt er zu, dann steht einer Operation nichts im Wege. Sie wird auch wohl den gewünschten Erfolg haben. Ob man das auch in der Regel von einem erzwungenen Eingriff sagen kann, dürfte zu bezweifeln sein. Aus diesem Grunde tut man gut daran, Eingriffe abzulehnen, zu deren Anzeige nicht auch der Wunsch und der Wille des Patienten beigetragen haben.

Was für den funktionsverbessernden operativen Eingriff gilt, ist für den diagnostischen Eingriff erst recht bedeutsam! Nicht selten werden vom Auftraggeber des Gutachtens diagnostische Eingriffe erwartet. Von den zahlreichen, in den letzten Jahren möglich gewordenen Untersuchungsverfahren

(Angiographien, Arthrographien, Skopien der verschiedensten Arten, Punktionen) kommen an der Hand praktisch nur die arterielle und venöse Angiographie sowie die Punktion und Arthrographie des Handgelenks in Frage. Man fährt gut dabei, das jeweilige Risiko einer solchen Untersuchung sehr streng gegen den Nutzen abzuwägen, da man therapeutisch als Gutachter zunächst nur beratend tätig wird und sich fast immer durch exakte Anamnese- und Befunderhebung auch rein klinisch ein umfassendes Urteil bilden kann. Nil nocere gilt besonders für den Gutachter, auch wenn mit zusätzlichen Untersuchungen manchmal eine Diskrepanz zwischen subjektiven Beschwerden und objektivem klinischem Befund ausgeräumt werden könnte. Aufklärung und Einholung der Einwilligung des Patienten ist hier ganz besonders sorgfältig zu betreiben.

Literatur

Lindemann, K.: Die soziale Bedeutung der Hand. Hefte Unfallheilkd *75*, 82 (1963)
Pieper, W.: Die Begutachtung der verletzten Hand. Unfallmed. Tagg. H *6*, 97 (1969)
Reischauer, F.: Das sogenannte traumatische Handödem als Modell der Analyse von Selbstbeschädigung. Hefte Unfallheilkd *48*, 185 (1955)
Schönberger, A.: Die unfallverletzte Hand im Spiegel der Rechtsprechung. Berufsgenossenschaft *1* (1963)
Seeger, B., Zrubecky, G.: In welcher Höhe wird der funktionelle Gebrauchswert der Hand durch die Versteifung der einzelnen Gelenke des Daumens herabgesetzt? Monatsschr Unfallheilkd *63*, 361 (1960)
Witt, A. N.: Die Problematik der Beurteilung der funktionsgestörten Hand. Hefte Unfallheilkd *75*, 126 (1963)
Zrubecky, G.: Minderung der Funktion, Rentenhöhe nach Handverletzungen. Orthopäde *5*, 46 (1976).

24 Zur Aufklärungspflicht des Arztes

Der Begriff des „zumutbaren Eingriffes" entstammt der gesetzlichen Unfallversicherung, die dem Verletzten neben Rechten auch eine Pflicht, nämlich die Pflicht zur Schadensminderung (freilich in einem sehr begrenzten Rahmen!) auferlegt. Es wurde bereits darauf hingewiesen, daß die Durchführung einer Operation letztlich von der Einwilligung des Patienten abhängig ist. Die Erlangung dieser Einwilligung setzt ärztlicherseits eine Aufklärung des Verletzten über die typischen Gefahren, Komplikationsmöglichkeiten und auch über die Erfolgsaussichten voraus. Das gilt für die Versorgung einer frischen Verletzung, besonders für plastisch-wiederherstellende Maßnahmen, erst recht aber für die Durchführung zumutbarer Eingriffe im Sinne der gesetzlichen Unfallversicherung. Es kann sich als sehr nützlich erweisen, wenn man diese Aufklärung in Gegenwart Dritter vornimmt, dem Verletzten den geplanten Eingriff anhand von Skizzen erläutert und diese Zeichnungen archiviert!

Der Chirurg tut gut daran, diese Aufklärungspflicht ernst zu nehmen, denn mangelnde oder gar unterlassene Aufklärung erfüllen einen Tatbestand im strafrechtlichen Sinne (§§ 223ff StGB), der natürlich zivilrechtliche Konsequenzen haben kann.

> **Merke:** Eingehende Aufklärung unter Zeugen ist wichtig. Dokumentation des Aufklärungsgespräches ist unerläßlich.

Wir lassen uns grundsätzlich von jedem Patienten unserer Klinik die erfolgte Aufklärung und die daraufhin erteilte Einwilligung zur Operation schriftlich auf einem Vordruck bestätigen. Natürlich schützt uns auch diese Willenserklärung des Patienten nicht vor eventuellen strafrechtlichen Konsequenzen beim Mißlingen eines Eingriffes oder bei Eintritt von Komplikationen, sie befreit aber den Arzt von der Beweislast der vorgenommenen Aufklärung im Prozeß, ein Vorteil, den man nicht hoch genug einschätzen kann.

Literatur

Deutsch, E.: Reform des Arztrechts. Ergänzende Regeln für das ärztliche Vertrags- (Standes-) und Haftungsrecht. NJW *31*, 1657 (1978)
Spann, W.: Ärztliche Rechts- und Standeskunde. München: Lehmanns 1962.

25 Bücher und Monographien zur Handchirurgie

Andina, F.: Die freien Hauttransplantationen. Berlin, Heidelberg, New York: Springer 1970
Bailey, D. A.: The infected hand. London: Lewis 1963
Biesalski, K., Mayer, L.: Die physiologische Sehnenverpflanzung. Berlin: Springer 1916
Biemer, E., Duspiva, W.: Rekonstruktive Mikrogefäßchirurgie. Berlin, Heidelberg, New York: Springer 1980
Boyes, J. H.: Bunnell's surgery of the hand, 4th ed. Philadelphia: Lippincott 1964
Bürkle de la Camp, H., Schwaiger, M. (Hrsg.): Handbuch der gesamten Unfallheilkunde. Stuttgart: Enke 1963
Buff, H. U.: Hautplastiken. Stuttgart: Thieme 1952
Bunnell, St.: Surgery of the hand. Philadelphia: Lippincott 1944
Bunnell, St., Böhler, J.: Die Chirurgie der Hand. Wien: Maudrich 1958
Bunnell, St.: Surgery of the hand, 5. Aufl. *(Hrsg. J. H. Boyes).* Philadelphia: Lippincott 1970
Chase, R. A., Laub, D. R.: Die Hand. Bern, Stuttgart: Huber 1968
Converse, J. M. (Hrsg.): Reconstructive plastic surgery. Philadelphia. London: Saunders 1964
Crenshaw, A. H. (Hrsg.): Campbell's operative orthopaedics. St. Louis: Mosby 1963
Ender, J., Krotscheck, H., Simon-Weidner, R.: Die Chirurgie der Handverletzungen. Wien: Springer 1956
Eriksson, E.: Atlas der Lokalanaesthesie. 2. Aufl. Berlin, Heidelberg, New York: Springer 1980
Flynn, J. E. (Hrsg.): Hand surgery. Baltimore: Williams & Wilkins 1966
Gelbke, H.: Wiederherstellende und plastische Chirurgie. Stuttgart: Thieme 1963
Häuptle, O.: Die aseptischen Chondro-Osteonekrosen. Berlin: de Gruyter 1954
Heim, U., Pfeiffer, K. M.: Periphere Osteosynthesen. Berlin, Heidelberg, New York: Springer 1972
Hilgenfeldt, O.: Operativer Daumenersatz und Beseitigung von Greifstörungen bei Fingerverlusten. Stuttgart: Enke 1950
Hoffmann, H., Cedercreutz, C.: Operationstechnik bei frischen Handverletzungen. Stuttgart: Enke 1968
Kanavel, A. B.: Infections of the hand, 7. Aufl. Philadelphia: Lea & Febiger 1940
Iselin, M.: Chirurgie de la main. Livre du chirurgien. Paris: Masson 1955
Iselin, M.: Atlas de chirurgie de la main. Paris: Flammarion 1958
Kaplan, E. B.: Functional and surgical anatomy of the hand, 2. Aufl. Philadelphia: Lippincott 1965
Klapp, R., Beck, H.: Das Panaritium. Leipzig: Hitzel 1953
Lange, M.: Die menschliche Hand. Stuttgart: Enke 1956
Lanz, T. von, Wachsmuth, W.: Praktische Anatomie, Bd. I, 3. Berlin, Göttingen, Heidelberg: Springer 1959
Lexer, E.: Die freien Transplantationen. Stuttgart: Enke 1924
Littler, J. W.: Principles of reconstructive surgery of the hand. Philadelphia, London, Toronto: Saunders (1977)

Marx, H. H. (Hrsg.): Medizinische Begutachtung, 3. Aufl. Stuttgart: Thieme 1977
McMinn, R. M. H., Hutchings, R. T.: A colour atlas of d'Aubigné, R., Benassy, J., Ramadier, J.: Chirurgie orthopédique des paralysies. Paris: Masson 1956
Moberg, E.: Dringliche Handchirurgie. Stuttgart: Thieme 1964
Moberg, E.: Orthesen in der Handtherapie. Stuttgart, New York: Thieme 1982
Moore, D. C.: Regional block. Springfield: Thomas 1965
Müller, F. E. (Hrsg.): Verbrennungskrankheit. Stuttgart, New York: Schattauer 1969
Mumenthaler, M., Schliack, H.: Läsionen peripherer Nerven, Stuttgart: Thieme 1965
Nigst, H.: Die Chirurgie der peripheren Nerven, Stuttgart: Thieme 1955
Nigst, H., Buck-Gramcko, D., Millesi, H.: Handchirurgie. Stuttgart: Thieme 1981
Pannike, A.: Osteosynthese in der Handchirurgie. Berlin, Heidelberg, New York: Springer 1972
Schink, W.: Handchirurgischer Ratgeber. Berlin, Göttingen, Heidelberg: Springer 1960
Schink, W., Schäfer, H. P.: Die Stanzverletzungen. Hefte Unfallheilkd *74* (1963)
Schönberger, A.: Der Arbeitsunfall im Blickpunkt spezieller Tatbestände. Berlin: Schneider 1965
Skoog, T.: The surgical treatment of burns. Stockholm, Göteborg: Almquist an d. Wiksell 1963
Stockhusen, H., Hilgenfeldt, O.: Neue Erkenntnisse in der modernen Chirurgie der Hand. Suttgart: Enke 1970
Stucke, K., Bayreuther, H.: Die Chirurgie des Sägeunfalls. Hefte Unfallheilkd *49* (1955) Terminology for hand surgery, Brentwood: Westbury 1970
Verth, M. zur: Behandlung der Verletzungen und Eiterungen an Fingern und Hand, 2. Aufl. Berlin: Springer 1936
Watson-Jones, R.: Fractures and joint injuries, 4. Aufl. Baltimore: Williams & Wilkins 1955
Wilhelm, A.: Die Gelenkdenervation und ihre anatomischen Grundlagen. Hefte Unfallheilkd *86* (1966)
Witt, A. N.: Sehnenverletzungen und Sehnenmuskeltransplantation. München: Bergmann 1953
Zenker, R., Heberer, G., Hegemann, G.: Allgemeine und spezielle chirurgische Operationslehre. Bd. X/3: Die Operationen an der Hand (Hrsg. v. *W. Wachsmuth, A. Wilhelm*). Berlin, Heidelberg, New York: Springer 1972
Zrubecky, G.: Die Hand, das Tastorgan des Menschen, Stuttgart: Enke 1960
Zrubecky, G.: Derzeitige Grenzen bei der planmäßigen Versorgung schwerer Handverletzungen. Hefte Unfallheilkd *83* (1965)

26 Sachverzeichnis

Achter-Aufstellnaht 101
Allgemeinnarkose 34
– bei Kindern 43
Alloarthroplastik 109
Amputation 64
–, Daumen 69, 175
–, karpo-metakarpale 77
–, Langfingergrundglied 70
–, Langfingermittelglied 70
–, primäre 66
–, sekundäre 66
–, Unterarm 77
–, Versorgung der Gefäß-Nerven-Bündel 68
–, Versorgung der Haut 66
–, Versorgung der Knochen 68
–, Versorgung der Sehnen 68
Amputationsneurom 68, 86
–, Therapie 86
Anästhesie 34
–, Kinder 43
–, Verkehrstüchtigkeit 34
Anatomie, funktionelle 1
Antibiotika 53, 215, 224
Arthrodese bei Knochendefekten 109
–, Fingergelenke 97, 152
–, temporäre 84, 94
Arthroplastik 108, 153
Aufklärungspflicht 261
Aufleseprobe 15
Ausziehdrahttechnik 114
–, Lengemann 101, 102, 115
–, Bunnell 114, 115

Befunddokumentation 9
Begutachtung 257
–, Gesamtvergütung 259
–, Minderung der Erwerbsfähigkeit 259
Bennett-Fraktur 150
–, konservative Behandlung 150

–, operative Behandlung 150, 151
Beugesehnenchirurgie 112
–, Zoneneinteilung 113
Beugesehnendurchtrennung 117, 120, 123, 124, 179
–, Primärnaht im Niemandsland 115, 120
Beugesehnennaht 114, 115
–, Blockierung nach Bsteh 115
–, Bunnell 114, 115
–, Dychno-Bunnell 115
– Kirchmayr 115
–, Lengemann 115
–, Nachbehandlung 116
–, Schnürsenkeltechnik 115
Beugesehnenplastik 121, 123
Beugesehnentransplantat 121, 123
–, distale Anheftung 114, 122
–, Längenbestimmung 122
–, Nachbehandlung 122
–, proximale Anheftung 114, 115
Beugesehnenverletzung 112
–, Behandlungstaktik 119
–, Daumenballen 123
–, Handgelenk 124
–, Hohlhand 123
–, Kleinfingerballen 123
–, Niemandsland 120
Bewegungsapparat 3
Binnenmuskel, Minusstellung 254
–, Plusstellung 254
Bißverletzungen 223
Bleihand 32
Blutleere 28, 29
Blutsperre 27, 28, 29, 37
Bohrdrahtarthrodese, temporäre 84, 94
Bohrdrahtosteosynthese 83, 84, 142, 148, 150

Connexus intertendinei 101, 104

Daumen 2, 4
–, Amputation 175
–, Beugesehnenverletzung 179
–, Gelenkverletzungen 177
–, Grundgliedbruch 146
–, Knochenbrüche 146, 176
–, kurze Muskeln 4
–, lange Muskeln 4
–, narbige Adduktionskontraktur 180, 243
–, rezidivierende Luxation im Sattelgelenk 177
–, Sattelgelenksarthrodese 177, 178
–, Sattelgelenksarthrose 177, 177
–, Sesambeinbruch 146
–, Strecksehnenverletzung 178
–, unstabiles Grundgelenk 134, 177
–, unstabiles Sattelgelenk 177
Daumenersatz 181
–, Hilgenfeldt 183
–, Indikation 181
–, Nicoladoni 184
–, primärer 182
Daumengrundgelenk, Bandschäden 134
–, Distorsion 133
–, Indikation zur Arthrodese 136, 137
–, Riß des ulnaren Seitenbandes 133, 134
– Riß des radialen Seitenbandes 133, 134
Daumenverletzungen 175
Diagnostik 1, 8
Dorsalponeurose 105
–, Defektverletzung 107, 109
–, frische Durchtrennung 105, 106
–, veraltete Durchtrennung 106, 107, 108

Elektrotherapie 24
Epiphysenlösung 145
–, Endglied 84
Epithelzyste, traumatische 98
Erfrierung 242
Erysipel 224
Erysipeloid 224
Exartikulation
–, Finger 71
–, Handgelenk 77

Fahnenlappen 56, 57
Fallhand 194
Faserknorpelplatte, volare 6, 7, 129
Faustgips 164, 165
Fernplastik 53, 60, 90

–, Fingerendglied 85
Fibrocartilago palmaris 6, 7, 129
Fingerbrüche 138
–, deform verheilte 152
–, Operationstechnik 142
–, Osteosynthesematerial 142
Fingerendglied, Defektwunden 85
Fingerendgliedbruch 83
Fingerendgliedverletzungen 81
Fingergelenk
–, Anatomie 129
–, Distorsion 129, 130, 132
–, dorsale Verrenkung 131
–, Kapselbandschäden 130
–, –, Behandlung 131
–, –, veraltete 130
–, veraltete dorsale Verrenkung 132
–, Verrenkung 130
–, –, palmare 132
Fingerkuppenabszeß 218
Fingerlappenplastiken 56, 57, 58, 59, 60
–, gekreuzte 59
Fingerspitzengefühl 81
Fowler-Plastik 107
Frakturostitis 222
Fremdkörper, Verletzungen mit Spritzpistolen 208
–, Verletzungen mit Tintenstift 209
Fremdkörperverletzungen 206
–, Diagnose 206
–, infizierte 207
–, nichtinfizierte 207
–, Operationsindikation 206
–, Quecksilbereinsprengung 208
Funktionsstellung 20
Furunkel 223

Gefäß-Nerven-Bündel, Verletzung am Finger 123
Gefäßverletzung am Handgelenk 126
– in der Hohlhand 123
Gelenk, distales, Interphalangeal- 6
–, Kugel- 6
–, Metakarpophalangeal- 6
–, proximales Interphalangeal- 6
–, Radiokarpal- 6
–, Sattel- 6
–, Scharnier- 6
Gelenkeiterung 222
Gelenkmeßtechnik 17

Gelenkstabilität, Prüfung 10
Gipsrevers 140
Gnosis, taktile 6, 15
Greifformen 2, 64, 74, 257
–, natürliche 64, 257
–, primäre 2
–, sekundäre 64, 74
Greifspaltbildung 75
Griff
–, Grob- 3
–, Haken- 3
–, Kraft- 2
–, Präzisions- 2
–, Schlüssel- 3
–, Spitz- 3
Guyon-Loge 161, 187, 191
–, Dekompression bei Quetschung 207

Hämatom
–, Fingerbeere 84
–, subunguales 81
Handgelenksarthrodese bei Karpusverletzungen 170
–, Indikation 170
–, Technik 171
Handoperation, Vorbereitung 46
Handrückenödem
–, sog. traumatisches 250
Handverletzung
–, aufgeschobene Erstversorgung 47
– bei Kindern 246
–, chemische 229, 231, 239
–, Dringlichkeit mit aufgeschobener Operation 47
– elektrische 231
–, offene 46
–, Sofortversorgung 47
–, thermische 229
Handwurzel 159
–, Frakturen 159
–, Röntgendiagnostik 160
–, Verrenkungen 168
–, Verrenkungsbrüche 168
Handwurzelluxation
–, frische, Behandlung 169
–, veraltete, Behandlung 169
Handwurzelluxationsfraktur
–, frische, Behandlung 169
–, veraltete, Behandlung 169
Hautdesinfektion 46

Hautgefühl 6
Hautnekrose
–, Behandlung 61
–, partielle bei Verbrennung 230
–, totale bei Verbrennung 230
Hautplastik, Indikation am Endglied 86
Hilgenfeldt-Lappen 199
Hohlhandlappen, gestielter 57

Infektabwehr, lokale 48
Infektionen an der Hand 211
–, allgemeine Therapie 212
–, Antibiotika 215, 224
–, Differentialdiagnose 224
–, dorsaler subaponeurotischer Raum 220
–, dorsaler subkutaner Raum 220
–, Handbäder 216
–, Hypothenarraum 220
–, Parona-Raum 220
–, primär phlegmonöse 223
–, pyogene 211
–, Röntgentherapie 216
–, Schnittführung 214, 217, 218, 221
–, Spüldrainage 219, 221
–, Thenarraum 220
–, tiefer Hohlhandraum 220
–, Wiederherstellung nach 225
Insellappen, neurovaskulärer 89, 199
Instrumentarium 30
Interdigitalphlegmone 221
Interosseus hood 105

Kahnbein 160
–, Behandlungstaktik 162, 163
–, Bruch 160
–, Formen 162
–, frische Fraktur 162
–, konservative Behandlung 164
–, operative Behandlung 164
–, Pseudarthrose 162, 163, 166
– radiale Verrenkung 168
– Röntgendiagnostik 160
–, Styloidektomie 165
–, zweigeteiltes 166
Kapselbandschäden der Fingergelenke 129
–, Behandlungsindikationen 136
–, Diagnose 130
–, Nachbehandlung 136
Karbunkel 223

Karpalkanal 161, 186, 189, 203
Karpaltunnel 186
Keilosteotomie 154
Kinderverletzungen 246
Klauenhand 195
–, Differentialdiagnose 195
Kleinertgips 116
Knochenbrüche 138
–, Diagnose 138
–, Reposition 138
–, Ruhigstellung 139
–, Überwachung des Heilverlaufs 140
–, Übungsbehandlung 140
Knocheneiterung 222
–, Röntgenuntersuchung 223
Knopflochphänomen 105, 244
Kombinationsverletzungen 49
–, Handgelenk 124
Kompartment-Syndrom 202, 253
Kompressionsverband 55
– bei Verbrennungen 233
Kontraktur
–, Binnenmuskel 12, 253, 254
–, ischämische 195, 255
–, Diagnose 253
–, konservative Behandlung 255
–, operative Behandlung 255
–, Prognose 256
–, Prophylaxe 254
–, lokale ischämische 255
–, Volkmann- 12, 255
Krallenhand 195
Krallennagel 83
Krüppelnagel 83

Langfinger 2
Langfingergrundgelenk
–, Strecksteife 129, 135
–, operative Behandlung 135
Langfingergrundgliedbruch 141
Langfingermittelgliedbruch 141
Lappennekrose 60, 90
Lappenstiel, Deckung mit Spalthaut 59
–, Durchtrennung 59, 88
Leitungsanästhesie 34, 36
–, Handgelenk 37
– intravenöse 42
–, Mittelhand 37
–, N. medianus 38
–, N. radialis 37, 38

–, N. ulnaris 38, 39
–, Oberst 36
–, selektive 34
–, subaxilläre 39
– supraklavikuläre 41
–, vollständige 34
Ligamentum palmarium 7
– metacarpeum transversum profundum 4
– collaterale 7
Lokalanästhesie 34
–, Komplikationen 35, 43
–, Subklaviapunktion bei Kreislaufkollaps 44
–, Therapie bei Komplikationen 43, 45
Lunatummalazie 171
Lunula 81, 82
Luxation 168
–, Lunatum- 168
–, perilunäre 168
–, periscapho-lunäre 168
–, peritriquetro-lunäre 169
–, transscapho-lunäre 169
–, transscapho-translunäre 169

Medianuslähmung 195, 196, 197
–, hohe 196
–, periphere 197
–, Schwurhand 195
Mikrochirurgie 77, 126
Mikrokoagulation 32
Mitella 21
Mittelhandbrüche 138, 146, 149
–, Behandlungstaktik 147
–, deform verheilte 152
–, operative Behandlung 147
–, Osteosynthesematerial 142
Mittelhandfinger 75
Motorik
–, Technik der Bewegungsprüfung 12
Muskelgleichgewicht 20
Muskelverletzung 123, 202
Musculus
– abductor pollicis brevis 5
– abductor pollicis longus 5
– adductor pollicis 4
– extensor carpi 4
– – – radialis brevis 4
– – – radialis longus 4
– extensor digitorum 5
– – pollicis brevis 4

– – pollicis longus 4
– – –, frische Verletzung 178
– – –, alte Verletzung 179
– flexor carpi radialis 4
– – digitorum profundus 5
– – – superficialis 5
– – pollicis brevis 5
– – – longus 5
– – –, Verletzungen 179
– opponens pollicis 5
Musculi
– interossei 5
– lumbricales 5
Muskulatur
–, Hypothenar- 4, 5
–, Thenar- 4

Nachamputation 64, 85
Nagelreplantation 82
Nageltrepanation 82
Nagelverlust 82
Nahplastik, gestielte 53, 56
–, – am Endglied 88, 89
Naht auf Entfernung 101
Nahtmaterial 30
Naviculare bipartitum 166
Nervenchirurgie 117
Nervendruckschaden 186
–, Diagnose 187
–, N. medianus 186, 189
–, N. radialis 187
–, N. ulnaris 187, 190
–, Operationsindikation 188
–, Röntgenuntersuchung 187
Nervenersatzplastik 194
–, allgemeine Indikation 194
– bei hoher Medianuslähmung 196
– bei hoher Radialislähmung 196
– bei kombinierter peripherer Medianus-Ulnaris-Lähmung 198
– bei Opponenslähmung 197
– bei peripherer Ulnarislähmung 197
–, Kontraindikation 196
–, motorische, Indikation 194
–, sensible, Indikation 195
–, sensible, Technik 198
Nervennaht
–, epineurale 117
–, Faszikelnaht 118
–, Umscheidung 118

Nervenschäden, Ersatzplastiken 194
Nervenschädigung, typische Ausfälle 13
Nervenverletzung 124
–, Behandlungstaktik 117
Nervus medianus 4, 5, 14, 186, 189
– –, Dekompression 189, 203, 204
– –, Freilegung am Handgelenk 189
– –, Lähmung 10, 196, 197
Nervus radialis 14, 187
– –, Druckschaden 32, 187
Nervus ulnaris 4, 5, 14, 187, 190, 191
– –, Dekompression 191, 203, 204
– –, Freilegung am Ellenbogengelenk 191
– –, Freilegung am Handgelenk 191
– –, Lähmung 10
Neutral-O-Messung 17
Niemandsland 111, 113, 115, 120, 123, 179, 180
Ninhydrinprobe 15

Ohnhänder 66
Organgefühl 8, 183
Os
– hamatum 160
– lunatum 6, 160
– pisiforme 160
– scaphoideum 6, 160, 162
– trapezium 150
– triquetrum 6

Panaritium articulare 222
–, Kragenknopf 217
–, kutanes 217
– ossale 222
–, subkutanes, Endglied 218
–, subkutanes, Mittel- und Grundglied 218
– tendovaginosum 218
Paronychie 216
Plexusanästhesie, supraklavikuläre 41
–, Gefahren 42
PMMA-Kette 216
Primärnaht, Haut 51, 52
–, verzögerte 51, 53
Profundussehne
–, isolierte Durchtrennung 122
–, knöcherner Ausriß am Endglied 96
–, Verletzung im Endgliedbereich 95, 96
Profundussehnenplastik
–, einzeitige 121
–, zweizeitige 122

Prothetik, Alloarthoplastik der Fingergelenke 109
– bei Ohnhändern 66
Pseudarthrose
–, Finger 152, 155
–, Kahnbein 162, 166

Quecksilbereinsprengung 208
Quengelbehandlung 22
Quetschverletzung 202
–, geschlossene 204
–, offene 202
–, Sofortversorgung 202

Radialislähmung 187, 194
–, hohe 196
Rehabilitation 22, 25
Replantation 77
–, Behandlung des Amputats 79
–, Behandlung des Stumpfes 78
–, Prognose 78
–, Überlebenszeit der Amputate 79
Retinaculum flexorum 4, 189, 190
Reverdin-Läppchen 54, 55
Röntgenuntersuchung 10, 18
–, Kahnbein 160
–, Schichtaufnahmen 160
–, zentrale Handgelenksaufnahmen 161
Rotationslappen 57, 59

Schmerzausschaltung 34
Schmerzbekämpfung 61
Schnittführung 31
Schwielenabszeß 221
Schwurhand 195
Sehnenblockade 156
Sehnendurchtrennung, Diagnose 13
–, typische Ausfälle 13
Sehnenhäubchen 105
Sehnennaht, Dychno-Bunnell 115
–, Kirchmayr 115
–, Lengemann- 115
–, Pulvertaft 114
Sehnenscheidenphlegmone 218
Sensibilität 6
–, Oberflächen- 6
–, Radialis- 7
–, Tiefen- 8
Sensibilitätsprüfung 14
Spalthautlappen 54

Spaltnagel 83
Spaltvertiefungsoperation 75
Spritzpistolenverletzung 208
Strecksehnendurchtrennung 100
–, Grundgelenksbereich 104
–, Handgelenk 103
–, Handrücken 104
Strecksehnennaht 101, 102
–, fortlaufende 103
–, Lengemann- 92, 101
Strecksehnenverletzung, gedeckte 92
–, offene, am Endglied 92
–, veraltete, am Endglied 94
Stützapparat 3
–, dynamische Elemente 4
–, fixierte, zentrale Einheit 4
Sudeck-Erkrankung 249
–, Behandlung 250
–, Diagnose 250
–, Differentialdiagnose 250
–, Prognose 252
Superfizialissehne
–, isolierte Durchtrennung 123

Tatzenhand 204
Technik, atraumatische 27, 50, 113
Tenodese am Endgelenk 97
Tetanusprophylaxe 47
Thiersch-Lappen 54
Tintenstiftverletzung 209
Tollwut 224
Tractus intermedius 105
Transplantatabstoßung 90
Transplantation, freie 53
Trommlerlähmung 179

Übungsbehandlung 21, 22
Ulnarislähmung 10, 187, 195, 197
–, periphere 197
Umfangmessung 17

Verband
–, Gips- 20, 60
–, Schienen- 20, 60
Verbrennungen 229
–, Äthylenimin 242
–, allgemeine Therapie 229, 232, 234
–, Beugeseite 238
–, Debridement 234
–, Diagnose 230

–, geschlossene Wundbehandlung 234
–, Fluorwasserstoff 240
–, Hauttransplantation 235, 237, 238
–, iatrogene Schäden 234
–, Infektion 233, 236
–, Keloid 236
–, Koagulationsnekrose 229
–, Kolliquationsnekrose 229
–, konservative Behandlung 234
–, Kontraktur 236
–, Lokalbehandlung 232, 233, 234, 235
–, Nachbehandlung 236, 239
–, Ödem 233
–, offene Wundbehandlung 234
–, Sekundärthrombose 233
–, Streckseite 238
–, Wiederherstellungschirurgie 243

Visierlappen 57
Vitalfärbung 11, 231, 232
Vollhautlappen 54
VY-Plastik 56, 57, 88, 89

Wiederherstellungsoperation, globale 49
Willkürmotorik 34
Wundausschneidung 50, 51
Wundheilung, primäre 46
Wundnaht 51, 52
–, Entfernung 61
–, Technik 51, 52
Wundverschluß, plastischer 53

Z-Plastik 56
Zweipunktediskriminierung 14

W. Blauth, F. Schneider-Sickert

Handfehlbildungen

Atlas ihrer operativen Behandlung

1976. 426 überwiegend farbige Abbildungen.
XIII, 394 Seiten
Gebunden DM 440,-. ISBN 3-540-07780-4

Inhaltsübersicht: Einleitung. - Syndaktylien. - Periphere Hypoplasien. - Numerische Variationen. - Metrische Variationen. - Hypoplasien und Aplasien von Fingergelenken. - Gelenkdysplasien. - Symbrachydaktylien. - Spalthand. - Angeborener umschriebener Riesenwuchs der Hand. - Pollex flexus congenitus. - Kamptodaktylie. -Hypoplasien und Aplasien des Radius („radiale Klumphand"). - Hypoplasien und Aplasien der Ulna („ulnare Klumphand"). - Hereditäre multiple Exostosen. -Enchondromatose. - Schrifttum. - Sachverzeichnis.

In diesem Atlas werden 85 Operationen an mißgebildeten Händen dargestellt. Die große Variabilität und relative Seltenheit der Deformitäten macht ein derart breites Angebot von Behandlungsmethoden notwendig, denn die meisten Operateure kommen nur zu begrenzten eigenen Erfahrungen. Etwa 340 Zeichnungen informieren über die jeweiligen Techniken in allen wesentlichen Phasen vom Hautschnitt bis zum Wundschluß. Die Abbildungen gehen überwiegend aus Originaloperationsphotos hervor. Nur erprobte Verfahren fanden Eingang.

In Einleitungen zu den jeweiligen Mißbildungstypen werden die zur Einordnung und Operation wichtigen morphologischen Details beschrieben und allgemeine Behandlungsrichtlinien gegeben. Hier fehlen ebensowenig Angaben zu Indikationen, Zeitpunkt und postoperativen Behandlungsmaßnahmen wie Hinweise auf Gefahren und Fehlermöglichkeiten.

Damit wird dem handchirurgisch Interessierten ein Überblick, dem nur gelegentlich mit Fehlbildungsproblemen konfrontierten Operateur ein Nachschlagewerk und dem erfahrenen Handchirurgen ein breit angelegtes Kompendium geboten, das auch für den nicht ganz übereinstimmenden Einzelfall ein Angebot übertragbarer Methoden enthält.

Der Atlas wendet sich in erster Linie an operativ tätige Orthopäden, Allgemeinchirurgen, Kinderchirurgen, Handchirurgen und Vertreter der plastischen Chirurgie.

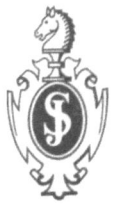

Springer-Verlag
Berlin
Heidelberg
NewYork

P. Jacobs

Röntgenatlas der Hand

Aus dem Englischen übersetzt von G. Kaiser, M. Kaiser
1975. 300 Abbildungen. IX, 223 Seiten
Gebunden DM 84,-. ISBN 3-540-06792-2

C.F. Brunner, B.G. Weber
Besondere Osteosynthesetechniken
1981. 91 Abbildungen. X, 198 Seiten.
Gebunden DM 168,-. ISBN 3-540-10776-2

Die Frakturenbehandlung bei Kindern und Jugendlichen
Herausgeber: B.G. Weber, C. Brunner, F. Freuler
Unter Mitarbeit zahlreicher Fachwissenschaftler
Korrigierter Nachdruck 1979. 462 Abbildungen. X, 414 Seiten.
Gebunden DM 278,-. ISBN 3-540-08299-9

J. Guyot
Atlas of Human Limb Joints
Illustrations by J.L. Vannson
Translated from the French by R.A. Elson
1981. 113 figures. X, 252 pages.
Cloth DM 239,-. ISBN 3-540-10380-5

U. Heim, K.M. Pfeiffer
Periphere Osteosynthesen
unter Verwendung des Kleinfragment-Instrumentariums der AO
2., neubearbeitete und erweiterte Auflage. 1981. 215 Abbildungen in über 500 Einzeldarstellungen. X, 416 Seiten.
Gebunden DM 198,-. ISBN 3-540-10729-0

Die Operationen an der Hand
Herausgeber: W. Wachsmuth, A. Wilhelm
1972. 393 zum großen Teil farbige Abbildungen. XXIV, 641 Seiten.
(Allgemeine und Spezielle Operationslehre, Band 10, Teil 3)
Gebunden DM 720,-; Subskriptionspreis Gebunden DM 576,-.
ISBN 3-540-05752-8
Vertriebsrechte für Japan: Igaku Shoin Ltd., Tokyo

A. Pannike
Osteosynthese in der Handchirurgie
1972. 167 Abbildungen. XI, 124 Seiten.
Gebunden DM 72,-. ISBN 3-540-05894-X

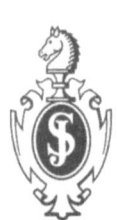

Springer-Verlag
Berlin
Heidelberg
New York

Verletzungen des Ellbogens
14. Reisensburger Workshop 19.–21. Februar 1981
Herausgeber: C. Burri, A. Rüter
Unter Mitarbeit zahlreicher Fachwissenschaftler
1982. 213 Abbildungen. XIII, 325 Seiten. (Hefte zur Unfallheilkunde, Band 155). DM 98,-. ISBN 3-540-11028-3

Verzeichnis von Informations- und Behandlungszentren für Vergiftungen in der Bundesrepublik Deutschland (Stand vom März 1979)

K = Kinderklinik, I = Medizinische Klinik, ● = kein 24-Stunden-Dienst

K **Berlin:** Beratungsstelle für Vergiftungserscheinungen an der Universitäts-Kinderklinik, KAVH. **030/3023022.** Heubnerweg 6, 1000 Berlin 19

I Reanimationszentrum der Freien Universität Berlin im Klinikum Charlottenburg. **030/3035466/ 2215/436, Zentrale: 30351.** Spandauer Damm 130, 1000 Berlin 19

K **Bonn:** Universitäts-Kinderklinik und Poliklinik Bonn, Informationszentrale gegen Vergiftungen. **02221/213505, Zentrale: 217051.** Fernschreiber: 8869546 KLBO D. Adenauerallee 119, 5300 Bonn

I **Braunschweig:** Medizinische Klinik des Städtischen Krankenhauses. **0531/62290, Zentrale: 691071.** Salzdahlumer Str. 90, 3300 Braunschweig

I **Bremen:** Kliniken der Freien Hansestadt Bremen, Zentralkrankenhaus St. Jürgen-Straße, Klinikum für innere Medizin – Intensivstation –. **0421/4975268, diensthabender Arzt: 4973688.** St.-Jürgen-Straße, 2800 Bremen 1

K **Freiburg:** Universitäts-Kinderklinik, Freiburg, Informationszentrale für Vergiftungen. **0761/ 2704361, Pforte: 2704301, Zentrale: 2701.** Mathildenstr. 1, 7800 Freiburg

K, ● **Göttingen:** Universitätskinderklinik und Poliklinik. **0551/Zentrale: 396210/11 (Vermittlung an den diensthabenden Arzt), Poliklinik: 396239.** Fernschreiber: UniGö 96703. Humboldtallee 38, 3400 Göttingen

I **Hamburg:** II. Medizinische Abteilung des Krankenhauses Barmbek, Giftinformationszentrale. **040/6385346/345.** Rübenkamp 148, 2000 Hamburg 60

K **Homburg/Saar:** Universitäts-Kinderklinik Homburg-Saar, Informationszentrale für Vergiftungen. **06841/162257/162846, Zentrale: 161.** 6650 Homburg/Saar

I **Kiel:** Zentralstelle zur Beratung bei Vergiftungsfällen an der I. Medizinischen Universitätsklinik Kiel. **0431/5973268, Zentrale: 5971, Pförtner: 5972444/2445.** Fernschreiber der Landesregierung (Innenmin.): 299871 Ireg d (Kennwort: Vergiftungszentrale). Schittenhelmstr. 12, 2300 Kiel

I **Koblenz:** Städtisches Krankenhaus, Kemperhof, Koblenz, I. Medizinische Klinik. **0261/46021 App. 648.** Fernschreiber der Stadtbibliothek: 862699 Mo.–Fr. 7.30–18.00 Uhr, Mi.–16.00 Uhr, Sa. 7.30–12.30 Uhr. Koblenzer Straße 115, 5400 Koblenz

I **Ludwigshafen:** Städtische Krankenanstalten Ludwigshafen, Entgiftungszentrale I. Medizinische Klinik. **0621/503431, Zentrale: 5031.** Fernschreibanschluß der Städt. Berufsfeuerwehr 0464861. Bremserstr. 79, 6700 Ludwigshafen

I **Mainz:** Zentrum für Entgiftung und Giftinformation. II. Medizinische Klinik und Poliklinik der Universität. **06131/22333/192418, Zentrale: 191.** Langenbeckstr. 1, 6500 Mainz

I **München:** Giftnotruf München. Toxikologische Abteilung der II. Medizinischen Klinik rechts der Isar der Technischen Universität. **089/41402211.** Fernschreiber: 05·24404 klire d. Ismaninger Str. 22, 8000 München 80

I **Münster:** Medizinische Klinik und Poliklinik. **0251/83667, Zentrale: 831, Pforte: 836201 und 836202.** Westring 3, 4400 Münster
Spezielle toxikologische Fragen: Institut für Pharmakologie und Toxikologie der Westfälischen Wilhelms-Universität, **835510**

I **Nürnberg:** II. Medizinische Klinik der Städtischen Krankenanstalten, Toxikologische Abteilung. **0911/3982451.** Fernschreiber: 06·22903 stnbg d. Flurstr. 17, Abholfach, 8500 Nürnberg 5

K, ● **Papenburg:** Marienhospital, Kinderabteilung. **04961/2044 Zentrale (Vermittlung an den diensthabenden Arzt).** 2990 Papenburg

MIX
Papier aus verantwortungsvollen Quellen
Paper from responsible sources
FSC® C105338

If you have any concerns about our products,
you can contact us on
ProductSafety@springernature.com

In case Publisher is established outside the EU,
the EU authorized representative is:
**Springer Nature Customer Service Center GmbH
Europaplatz 3, 69115 Heidelberg, Germany**

Printed by Libri Plureos GmbH
in Hamburg, Germany